W0229317

© VCH Verlagsgesellschaft mbH, D-6940 Weinheim (Bundesrepublik Deutschland), 1987

Vertrieb:

VCH Verlagsgesellschaft, Postfach 1260/1280, D-6940 Weinheim (Bundesrepublik Deutschland)

USA und Canada: VCH Publishers, Suite 909, 220 East 23rd Street, New York, NY 10010-4606 (USA)

Großbritannien und Irland: VCH Publishers (UK) Ltd., 8 Wellington Court, Wellington Street, Cambridge CB1 1HW (Großbritannien)

Schweiz: VCH Verlags-AG, Postfach, CH-4020 Basel (Schweiz)

ISBN 3-527-15340-3

Diagnostische Entscheidungs- prozesse mit dem EMG

von Bastian Conrad und Reiner Benecke

edition medizin

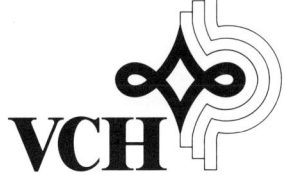

Prof. Dr. med. Bastian Conrad
Prof. Dr. med. Reiner Benecke
Abt. Klinische Neurophysiologie
Georg-August-Universität
Robert-Koch-Straße 40
D-3400 Göttingen

In diesem Buch enthaltene Dosierungsangaben wurden mit aller Sorgfalt überprüft. Dennoch übernehmen Autoren und Verlag – auch im Hinblick auf mögliche Druckfehler – keine Gewähr für die Richtigkeit. Dem Leser wird empfohlen, sich vor einer Medikation in jedem Fall über Indikationen, Kontraindikationen und Dosierung anhand des Beipackzettels oder anderer Unterlagen des Herstellers zu unterrichten. Das gilt insbesondere bei selten verwendeten oder neu auf den Markt gekommenen Präparaten.

Lektorat: Silvia Osteen
Herstellerische Betreuung: Elke Littmann

CIP-Kurztitelaufnahme der Deutschen Bibliothek:

Conrad, Bastian:
Diagnostische Entscheidungsprozesse mit dem EMG/
von Bastian Conrad u. Reiner Benecke. –
Weinheim : Ed. Medizin, VCH, 1987.
　ISBN 3-527-15340-3

NE: Benecke, Reiner :

© VCH Verlagsgesellschaft mbH, D-6940 Weinheim (Federal Republic of Germany), 1987
Alle Rechte, insbesondere die der Übersetzung in andere Sprachen, vorbehalten. Kein Teil dieses Buches darf ohne schriftliche Genehmigung des Verlages in irgendeiner Form – durch Photokopie, Mikroverfilmung oder irgendein anderes Verfahren – reproduziert oder in eine von Maschinen, insbesondere von Datenverarbeitungsmaschinen, verwendbare Sprache übertragen oder übersetzt werden. Die Wiedergabe von Warenbezeichnungen, Handelsnamen oder sonstigen Kennzeichen in diesem Buch berechtigt nicht zu der Annahme, daß diese von jedermann frei benutzt werden dürfen. Vielmehr kann es sich auch dann um eingetragene Warenzeichen oder sonstige gesetzlich geschützte Kennzeichen handeln, wenn sie nicht eigens als solche markiert sind.
All rights reserved (including those of translation into other languages). No part of this book may be reproduced in any form – by photoprint, microfilm, or any other means – nor transmitted or translated into a machine language without written permission from the publishers. Registered names, trademarks, etc. used in this book, even when not specifically marked as such, are not to be considered unprotected by law.

Satz: Filmsatz Unger, D-6940 Weinheim
Druck: Colordruck Kurt Weber GmbH, D-6906 Leimen
Bindung: Josef Spinner, Großbuchbinderei GmbH, D-7583 Ottersweier

Printed in the Federal Republic of Germany

Vorwort

Im deutschen und angelsächsischen Sprachraum liegen verschiedene EMG-Bücher vor, die sich sowohl mit den theoretischen Grundlagen als auch mit der Erfassung und Interpretation elektromyographischer und elektroneurographischer Parameter befassen. Ein Kliniker, der sich in die neurophysiologische Diagnostik einarbeiten möchte, wird jedoch die Erfahrung machen müssen, daß es nicht einfach ist, die theoretischen Kenntnisse in die Praxis umzusetzen.

Zunächst ist häufig ein Mangel an Kenntnissen über Anatomie und Erkrankungen des peripheren Nervensystems zu überbrücken, die bei der Durchführung der Elektromyographie und der Elektroneurographie in besonderem Maße erforderlich sind. Im klinischen Alltag ist man weiterhin mit Patienten konfrontiert, die sich entweder noch im Initialstadium der Erkrankung befinden oder individuelle Symptomkonstellationen (auch mit Mehrfachdiagnosen) zeigen, die häufig mit den in Lehrbüchern vorgegebenen Konstellationen nicht auf Anhieb vereinbar sind.

Das Umsetzen von Wissen in die Praxis wird auch dadurch erschwert, daß die elektromyographische Untersuchung und die Bestimmung der Nervenleitgeschwindigkeiten nie einem starren Schema folgen und ein stereotyper routinemäßiger Untersuchungsgang nicht angegeben werden kann. Vielmehr hat die Untersuchung jedes einzelnen Patienten ihren eigenen, unverwechselbaren Plan. Das wesentliche Element bei der sinnvollen und ökonomischen Durchführung der Elektrodiagnostik des Muskels und des Nervs ist die Interaktion zwischen klinisch-neurologischer und klinisch-neurophysiologischer Untersuchung. Diesen Prinzipien folgend, versucht dieses Buch die elektromyographische und elektroneurographische Diagnostik in Form von realen Kasuistiken zu vermitteln, die in der Zeit von 1980 bis 1985 in der Abteilung für Klinische Neurophysiologie Göttingen gesammelt wurden.

Es war nicht das Bemühen der Autoren, ausschließlich eindeutige oder exemplarische Fälle vorzustellen, sondern es wurden auch Fälle berücksichtigt, die durch unzureichende anamnestische Angaben, schwer einzuordnende klinische Untersuchungsbefunde und teilweise auch kontroverse klinisch-neurophysiologische Befunde charakterisiert waren.

Dieses Buch soll sowohl den Kliniker ansprechen, der sich in die klinisch-neurophysiologischen Techniken einarbeiten möchte, als auch denjenigen, der bereits in der Elektromyographie und Elektroneurographie tätig ist, sich aber bei komplexeren Fällen durch Vergleich des eigenen Falles mit anderen bei den von uns dargelegten Fällen Rat holen will.

Im ersten Teil werden wesentliche Grundlagen zu Durchführung und Interpretation von Elektromyographie und Elektroneurographie kurz zusammengefaßt.

Diese Zusammenfassung soll dem Leser dazu dienen, Wissen zu überprüfen, um ggf. umfangreichere Werke zu den oben angegebenen Teilgebieten erneut zu studieren.

Im zweiten Teil werden die Fälle in einer Form dargelegt, die den tatsächlichen sequentiellen Ablauf bei der Untersuchung eines Patienten widerspiegelt. Die Falldarstellungen werden durch Vermittlung theoretischer Kenntnisse ergänzt, die einen unmittelbaren Bezug zu der jeweiligen Kasuistik haben. Die Autoren gingen dabei von dem didaktischen Konzept aus, daß durch diese Art der Präsentation sowohl das Erlernen als auch das Verstehen einer klinisch-neurophysiologischen Untersuchung durch Schaffung assoziierender Gedächtnisbrücken erleichtert werden.

Es sei allen, die an der Entstehung dieses Buches Anteil hatten, Dank gesagt, besonders Frau B. Napieralski für die Erstellung der Abbildungen und Frau G. Bonder für die umfangreichen Schreibarbeiten. Gleichfalls danken wir der edition medizin für die jederzeit konstruktive Unterstützung bei der Gestaltung dieses Buches.

B. Conrad
R. Benecke

Inhalt

II Verzeichnis der Fälle nach Leitsymptomen

A   Obere Extremität

B   Untere Extremität

C Generalisierte Prozesse

Verzeichnis der Fälle nach Diagnosen

A   Obere Extremität

B   Untere Extremität

C *Generalisierte Prozesse*

Abkürzungen

ALS	amyotrophe Lateralsklerose
Ampl.	Amplitude
ASR	Achillessehnenreflex
bds.	beidseitig
BSR	Bizepssehnenreflex
CK	Kreatinphosphokinase
DD	Differentialdiagnose
dist.	distal
DML	distale motorische Latenz
Einzelosz.	Einzeloszillationen
EMG	Elektromyographie
FA	Faszikulationspotentiale
Fi	Fibrillationspotentiale
FNV	Finger-Nase-Versuch
HF	„high frequency discharges" (pseudomyotone Entladungen)
HSMN	hereditäre sensomotorische Neuropathie
KG	Kraftgrad
li.	links
M.	Musculus
M. abd. dig. V	Musculus abductor digiti minimi
M. abd. hall.	M. abductor hallucis
M. abd. poll. brev.	M. abductor pollicis brevis
M. ext. carpi rad.	M. extensor carpi radialis
M. ext. carpi uln.	M. extensor carpi ulnaris
M. ext. dig.	M. extensor digitorum
M. ext. dig. brev.	M. extensor digitorum brevis
M. ext. poll. brev.	M. extensor pollicis brevis
M. flex. dig. prof.	M. flexor digitorum profundus
M. flex. dig. sup.	M. flexor digitorum superficialis
M. flex. poll. long.	M. flexor pollicis longus
M. inteross. I	M. interosseus I
Mm.	Musculi
mot.	motorisch
MSAP	Muskelsummenaktionspotential
MUAP	„motor unit action potential" (Aktionspotential einer motorischen Einheit)

N.	Nervus
N. cut. antebrach. lat.	Nervus cutaneus antebrachii lateralis
NLG	Nervenleitgeschwindigkeit
(P)	pathologischer Wert
prox.	proximal
PSR	Patellarsehnenreflex
PSW	positive scharfe Wellen
R.	Ramus
re.	rechts
sens.	sensibel
SNAP	sensibles Nervenaktionspotential
TSR	Trizepssehnenreflex

In Untersuchungsbefunden verwendete Symbole

Skalierung der Spontanaktivität im EMG (Fi und PSW)

∅	keine pathologische Spontanaktivität (5 verschiedene Positionen)
+	eine PSW oder ein Fi pro Position (an mindestens 2 Insertionsstellen)
+ +	mehrere PSW und/oder Fi pro Position (gelichtet)
+ + +	PSW und/oder Fi mit kontinuierlicher Interferenz

Charakterisierung der Aktionspotentiale motorischer Einheiten
(Analyse von 10 Einzelpotentialen bei leichter Innervation)

mittlere Dauer:	n normal; ↑ verlängert; ↓ verkürzt
mittlere Amplitude:	n normal; ↑ vergrößert; ↓ reduziert
Form:	n normal; p pathologisch vermehrte Phasenzahl

(Große Buchstaben bedeuten eine eingehende Untersuchung mit Analyse von 20 MUAPs pro Muskel)

∅:   nicht auswertbar

I Allgemeine Grundlagen

A Grundsätzliches zur elektromyographischen Untersuchung

Die elektromyographische Untersuchung unter Einschluß der Elektroneurographie unterscheidet sich grundsätzlich von anderen elektrophysiologischen Untersuchungsmethoden wie EEG, EKG, evozierte Potentiale oder Elektronystagmographie. Sie ist keine „Laborleistung", die man etwa einer medizinisch-technischen Assistentin übertragen könnte. Sie ist vielmehr die logische Erweiterung, Fortsetzung oder Ausdehnung einer klinisch-neurologischen Untersuchung.

Voraussetzung für eine elektromyographische Untersuchung ist eine klinische **Arbeitshypothese.** Diese benötigt präzise neurologische Kenntnisse. Eine sinnvolle elektromyographische Untersuchung ohne klinische (speziell neurologische) Erfahrung ist schwer denkbar. Gute elektromyographische Kenntnisse dürfen nie dazu verführen, die neurologische Untersuchung zu vernachlässigen, da sonst eine befriedigende Arbeitshypothese nicht erstellt werden kann.

Bei der elektromyographischen Untersuchungstechnik sind wesentlich mehr Variablen zu berücksichtigen als bei anderen elektrophysiologischen Untersuchungen. Die elektromyographischen Befunde sind u.a. davon abhängig, was der Patient tut und wie er mitarbeitet, was der Untersucher tut, wie die Elektrode im Moment der Ableitung plaziert ist und welche akustischen Signale er registriert. Die Komplexität der Variablen kann nur während der Untersuchung sinnvoll interpretiert werden. Bei einer späteren Auswertung elektromyographischer Befunde von registrierten Kurven können alle Variablen nur schwer integriert werden.

Untersuchungsziel

Generell will und kann die elektromyographische Untersuchung allein keine Diagnose, sondern nur Informationen über das gegenwärtige pathophysiologische Zustandsbild von Muskel, Nerv, motorischer Endplatte bzw. des Zentralnervensystems liefern.

Grob schematisch können mit der elektromyographischen **Untersuchung** 3 Aspekte beleuchtet werden: Prozeßlokalisation, Prozeßdynamik, Prozeßspezifikation (Abb. 1). Diese Aspekte können nicht losgelöst voneinander, sondern nur in enger gegenseitiger Verflechtung betrachtet werden.

Untersuchungen zur **Prozeßlokalisation** liefern einen Beitrag zum Ort der Schädigung. Die logische Einengung der Lokalisation geht — wie die neurologische Untersuchung — von generellen Lokalisationsprinzipien (z. B. supranukleär

— nukleär, neurogen — myogen) zu spezielleren (z. B. nukleär, radikulär, peripher, lokalisiert, ubiquitär).

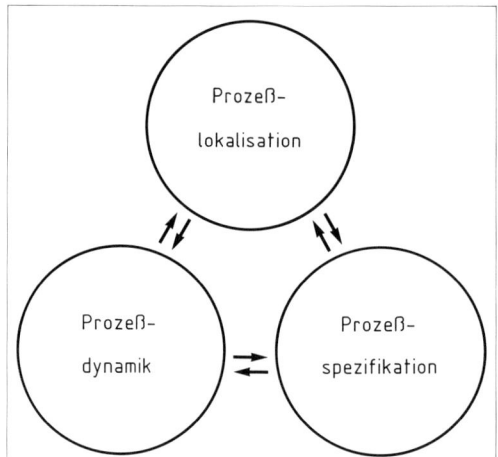

Abb. 1.   Ziele der elektromyographischen Untersuchung

Fragen zur **Prozeßdynamik** folgen i. allg. logisch der Prozeßlokalisation. Bei der Erfassung der Prozeßdynamik interessiert z. B. das Ausmaß, die Akuität bzw. Regenerationstendenz der Störung des Nervs und des Muskels. Sie stellt einen wichtigen Faktor bei der Beurteilung der Prognose dar. Wichtige Hinweise für die Prozeßdynamik ergeben sich dabei häufig aus der elektromyographischen Verlaufsbeobachtung. Der Beitrag der elektromyographischen Untersuchung zur Abschätzung der Prozeßdynamik ist oft größer als der Beitrag zur Prozeßlokalisation, der zumindest in einem Teil der Fälle auch durch die neurologische Untersuchung geklärt werden kann.

Schließlich leistet die elektromyographische Untersuchung einen Beitrag zur **Prozeßspezifikation** (z. B. myotone und myasthene Erkrankungen).

Untersuchungsplanung

Da die elektromyographische Untersuchung logischerweise nur eine Ausdehnung, Verlängerung bzw. Verfeinerung der klinischen (neurologischen, orthopädischen, neurochirurgischen, pädiatrischen) Untersuchung darstellt, hat sie mit einer klinischen Untersuchung, d. h. mit der Erhebung einer exakten Anamnese sowie eines eingehenden Befunds mit spezifischer Untersuchung von Motorik (Kraft, Tonus, Beweglichkeit), Reflexstatus, Sensibilität und Koordination zu beginnen.

Erst von der klinischen Untersuchung kann abhängig gemacht werden, ob, wo und mit welchen Detailmethoden vorgegangen werden soll, d. h. erst mit Hilfe der klinischen Ergebnisse kann — wie bereits erwähnt — eine vernünftige Arbeitshypothese aufgestellt werden. Diese legt fest, welches Untersuchungsziel (s. oben!) vorrangig ist und welches elektrophysiologische Vorgehen anzustreben ist. Der **Untersuchungsplan** umfaßt u. a. die Art und die Reihenfolge des Vorgehens, z. B. hinsichtlich elektrischer Reizungen, Oberflächenregistrierung, Nadelregistrierung, Elektrodenplazierung usw.

Es gelingt i. allg. nicht, sich auf einen mitgelieferten neurologischen Befund zu verlassen, da graduierte Befunde, wie z. B. Ausmaß einer Parese bzw. einer Kraftleistung, Ausmaß einer Reflexabschwächung, Art und Ausdehnung einer Sensibilitätsstörung vom Untersucher selbst abgeschätzt und beurteilt werden müssen.

Für die Untersuchungsplanung werden neben der anamnestischen und klinischen Befunderhebung auch laborchemische und radiologische Befunde in komplexer Weise mit der elektromyographischen Untersuchung interagieren müssen.

Der große Vorteil der klinisch-elektromyographischen Interaktion ergibt sich aus der Möglichkeit, daß in rascher Folge klinische und neurophysiologische Befunde an einem Patienten erhoben werden können, wobei erst die Kombination der Verfahren die hohe Effektivität bei der Erfassung von Prozeßspezifikation, Prozeßdynamik und Prozeßlokalisation bei Schädigung des peripheren Nervensystems und der Muskulatur ausmacht.

Aus den oben angegebenen Gründen ergibt sich, daß zum Erlernen der Elektromyographie und der Elektroneurographie nicht nur eine Kenntnis der jeweiligen Untersuchungstechniken und der Interpretation der erhobenen Befunde sowie eine solide klinische Grundausbildung gehören, sondern daß es insbesondere darauf ankommt, das **interaktionelle Denken und Interpretieren** zu schulen. Nach der Erfahrung der Autoren sind die elektroneurographischen und elektromyographischen Untersuchungstechniken verhältnismäßig rasch zu erlernen. Größere Schwierigkeiten treten jedoch bei dem Versuch auf, die erworbenen methodischen Grundkenntnisse in die Praxis zu übertragen.

Aufgrund dieser Erfahrungen sollen im folgenden lediglich die wichtigsten Grundlagen zur Durchführung der Elektromyographie und Elektroneurographie zusammengefaßt werden. Zu diesen Themenkreisen liegen umfangreiche Monographien mit erschöpfenden Literaturangaben vor, über die bei Bedarf eine Erweiterung der Grundlagenkenntnisse erworben werden kann.

Das wichtigste Element beim Erlernen der Elektromyographie und der Elektroneurographie, die Schulung des interaktionellen Denkens, wird in **Teil II** in Form von realen Falldemonstrationen vermittelt.

Nadelelektromyographische Diagnostik

Indikationen und Kontraindikationen

Eine Elektromyographie ist immer dann indiziert, wenn allein durch die Anamnese und die Erhebung des klinischen Befundes oder durch andere, leichter durchzuführende Untersuchungsverfahren keine ausreichende Sicherheit über wichtige Aspekte des diagnostischen Entscheidungsprozesses besteht. Diagnostische Unsicherheiten beziehen sich sowohl auf die Spezifität des Prozesses als auch auf seine Lokalisation und Dynamik. So ist es z. B. bei einer Muskelparese oder bei Vorliegen von Sensibilitätsstörungen allein auf der Basis des neurologischen Befunds nicht immer leicht erkennbar, ob es sich um eine Läsion der Vorderhornzelle, der Nervenwurzel, des Plexus, des peripheren Nervs, der neuromuskulären Übertragung oder der Muskelfaser selbst handelt.

Über die Prozeßlokalisation hinaus ist die Elektromyographie geeignet, zur Prozeßspezifikation beizutragen, und sie liefert bei einigen Erkrankungen recht spezifische Veränderungen, die eine Einengung der Diagnosestellung ermöglichen.

Bei gesicherten Schädigungen des peripheren Nervensystems werden Diagnosen wahrscheinlicher oder unwahrscheinlicher, wenn der Prozeß generalisiert oder fokal in Erscheinung tritt, wenn die Schädigung mit einer axonalen Degeneration oder einer segmentalen Demyelinisierung einhergeht, ein Inkrement oder ein Dekrement des Muskelsummenaktionspotentials bei repetitiver Nervenreizung auftritt oder wenn myotone Serien beobachtet werden. Die Elektromyographie kann schließlich auch hilfreich bei der Abgrenzung organischer Prozesse gegen psychogene Funktionsstörungen sein.

Die Elektromyographie ist immer wertvoll, wenn es um die Erfassung der Prozeßdynamik geht. Ein Wechsel im Verteilungsmuster (z. B. von einer fokalen Schädigung zu einer generalisierten Schädigung, quantitativ erfaßbare Zunahme neurogener und myogener Schädigungszeichen im EMG und der Nachweis von Regenerationsvorgängen im Muskel) kann auch diagnostisch wegweisend und zudem bei gesicherten Diagnosen von prognostischem Wert sein.

Eine nadelelektromyographische Untersuchung kann kontraindiziert sein oder ist unter Berücksichtigung des Nutzen-Risiko-Verhältnisses in Frage zu stellen, wenn Patienten, die mit Antikoagulanzien behandelt werden, untersucht werden sollen. Bei dieser Patientengruppe sollte immer der laborchemische Befund vorliegen. Eine routinemäßige elektromyographische Untersuchung ist bei Patienten mit Hämophilie oder schweren Thrombozytopenien ($<20\,000$ Thrombozyten/cm^3) zumeist kontraindiziert. Bei Patienten mit weniger gravierenden Blutungsneigungen sollte daran gedacht werden, daß das Blutungsrisiko davon abhängt, welche Muskeln elektromyographiert werden sollen. So ist z. B. die elektromyographische Untersuchung der Mm. glutaei und des M. psoas major weitaus gefährlicher als die Untersuchung der kleinen Hand- und Fußmuskeln. Hier kann durch Ausübung eines lokalen Drucks nach Entfernung der Nadel in der Regel eine rasche Blutstillung erreicht werden.

Das Argument, daß durch eine elektromyographische Untersuchung die Aussagekraft einer CK-Bestimmung im Serum entscheidend gemindert sei, trifft nur bedingt zu. Man sollte jedoch wissen, daß nach einer elektromyographischen Untersuchung eine CK-Erhöhung mit einer Latenz von 2 h und dann etwa anhaltend für 2 Tage vorliegen kann. In der Regel wird man die Bestimmung der CK, wenn sie eine hohe diagnostische Validität mit sich bringt, vor Durchführung der Elektromyographie vornehmen oder, wenn dies versäumt wurde, die CK-Bestimmung frühestens 2 Tage nach der elektromyographischen Diagnostik nachholen.

Die elektromyographische Diagnostik kann die Beurteilung einer Muskelbiopsie erschweren, wenn sie aus einem untersuchten Muskel entnommen wird. In der Praxis ist es jedoch sehr leicht möglich, daß man bei Verdacht auf eine Myopathie diejenigen Muskeln ausspart, die für eine muskelbioptische Untersuchung geeignet sind.

Technische Voraussetzungen

Zur Durchführung einer elektromyographischen Untersuchung benötigt man ein EMG-Gerät sowie Reiz- und Ableitelektroden.

Die auf dem Markt angebotenen EMG-Geräte genügen heute durchweg den technischen Anforderungen. In der Regel wird bei den handelsüblichen Geräten mehr angeboten als unbedingt gebraucht wird; meist wird nur in Ausnahmefällen eine mehrkanalige Registrierung der elektromyographischen Aktivität benötigt.

Für nicht unbedingt hilfreich halten die Autoren die Entwicklung, daß mehr und mehr feste Ableitprogramme in die Apparaturen integriert werden, die zur Durchführung bestimmter Teilabschnitte im Rahmen der elektromyographischen Diagnostik fixe Kippgeschwindigkeiten und Verstärkungen vorgeben. Dies mag für den erfahrenen elektromyographierenden Arzt eine Vereinfachung der Untersuchung bedeuten, für den Lernenden besteht jedoch die Gefahr, daß er zu wenig über die Beeinflussung der elektromyographischen Aktivität durch Faktoren wie Verstärkung, Kippgeschwindigkeit und Filterwahl erfährt. Die Autoren haben die Erfahrung gemacht, daß der Nachteil eines ständigen Arbeitens mit Parametermenüs dazu führt, daß die weniger geschulten Ärzte dann nur mit einem ganz bestimmten Gerät umgehen können und zumindest initial hilflos sind, wenn Untersuchungen mit einem andersartigen Gerät durchgeführt werden sollen.

Wichtiger als die Möglichkeit, mehrkanalig abzuleiten oder Ableitmenüs zur Verfügung zu haben, sind einerseits die Möglichkeit zur internen Triggerung des Oszillographen durch das abgeleitete elektromyographische Signal selbst in Kombination mit einer Verzögerungsleitung sowie variable Speichermöglichkeiten des EMG-Signals auf dem Oszillographenschirm, z. B. mit einer vertikalen Stufenschaltung, die es erlaubt, zum Vergleich das Signal mehrfach untereinander aufzunehmen. Diese Techniken erleichtern die Identifizierung und Ausmessung von Aktionspotentialen einzelner motorischer Einheiten erheblich.

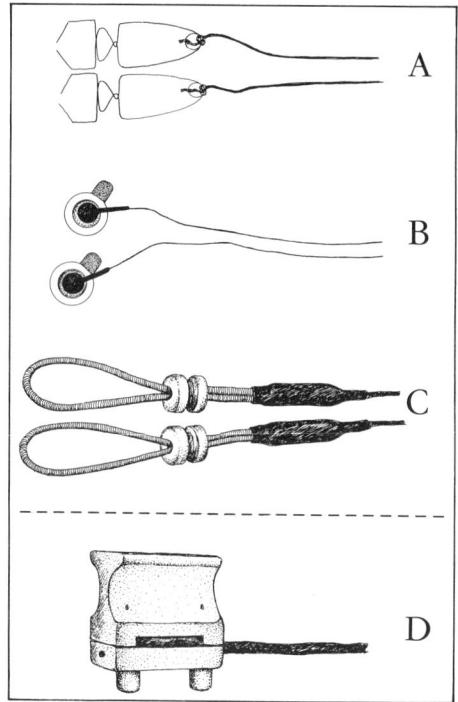

Abb. 2 A–D.   Gebräuchliche Ableit-**(A–C)** und Reizelektroden **(D).**
A Klemmelektroden, **B** Napfelektroden, **C** Ringelektroden, **D** Reizblockelektrode

Zur Ableitung werden in den eigenen Laboratorien dünne koaxiale Nadelelektroden (intramuskuläre Ableitung) mit einem Durchmesser von 0,42 mm und Oberflächenklemmelektroden benutzt (Abb. 2). Dieser Typ von Oberflächenelektroden besitzt den praktischen Vorteil, daß immer ein guter Hautkontakt hergestellt werden kann und daß sie schnell befestigt werden können. Als Erdelektrode wird eine mit einer Feder versehene Schnappklemme aus Kunststoff benutzt, in die eine Metallplatte eingearbeitet ist. Wichtig ist, daß diese Metallplatte angefeuchtet wird (nasser Tupfer).

Die benutzten Verstärker sollten Frequenzen zwischen 5 Hz und 10 kHz amplitudengetreu übertragen. Bei der Analyse der Spontanaktivität sollte eine Verstärkung von 0,05–0,1 mV/cm und eine Zeitablenkung von 5 oder 10 ms/cm gewählt werden. Bei Analyse einzelner Muskelaktionspotentiale benutzen wir eine Verstärkung von 0,1–0,2 mV/cm und eine Zeitablenkung von 5 oder 10 ms/cm. Bei Beurteilung des Interferenzbildes hat sich eine Verstärkung von 1 mV/cm und eine Kippgeschwindigkeit von 100 ms/cm bewährt. Die hier angegebenen Kippgeschwindigkeiten und Verstärkungen sind die in unseren Laboratorien am meisten benutzten, häufig werden jedoch — insbesondere bei der Analyse einzelner motorischer Einheiten — abweichende Parameter gewählt, um bei oft sehr variabler Konfiguration der Muskelaktionspotentiale eine optimale Darstellung und Ausmessung zu gewährleisten.

Durchführung der nadelelektromyographischen Untersuchung — Untersuchungsgang

Allgemeine Aspekte

Wichtig ist die vollständige Information des Patienten. Er muß wissen, worauf es bei der Untersuchung ankommt, warum sie durchgeführt wird und was er zu leisten hat. Der Patient muß, anders als bei der EEG- oder EKG-Untersuchung, gezielter mitarbeiten, d. h. Muskeln aktiv und selektiv innervieren bzw. entspannen. Nur eine ausreichende Information ermöglicht dem Patienten die sinnvolle Mitarbeit und motiviert ihn zugleich.

Ein weiterer wichtiger Punkt ist die Lagerung des Patienten. Hiervon hängt häufig ab, wie gut der Patient entspannen kann. Wenn möglich, sollte eine liegende Position versucht werden. Bei Wurzelläsionen ist häufig die seitliche Lagerung im Liegen indiziert. Bei streng lokalisierten Prozessen, wie z. B. beim Karpaltunnelsyndrom, kann auch ohne Schwierigkeiten im Sitzen untersucht werden.

Schließlich ist auf eine konstante Raumtemperatur (i. allg. ca. 24–25 °C) und auf den Erwärmungszustand des Patienten, d. h. auf die Hauttemperatur zu achten.

Spezielle Aspekte

Die Untersuchung eines Muskels erfolgt über eine in den Muskel eingestochene konzentrische Ableitelektrode.

Die Schmerzen sind geringer, wenn man mit einem sicheren Stich sofort in das Muskelgewebe vordringt. Bei der Untersuchung voluminöser Muskeln kann senkrecht zur Oberfläche eingestochen werden, bei flachen Muskeln sticht man mit einem zur Oberfläche spitzen Winkel ein. Bei einem Einstich, der nahezu parallel zur Muskeloberfläche erfolgt, besteht die Gefahr, daß vermehrt freie Nervenendigungen erregt und dadurch Schmerzen ausgelöst werden.

Untersuchungsschritt 1 (Spontanaktivität)

Der nahezu wichtigste Moment bei der elektromyographischen Diagnostik ist das unmittelbare Eindringen der Nadel in das Muskelgewebe. Dabei beginnt bereits der 1. Schritt der elektromyographischen Diagnostik, die Beurteilung der Spontanaktivität. Die Identifikation einer pathologischen Spontanaktivität (z. B. PSW und Fi) wird insbesondere bei schmerzempfindlichen Patienten dadurch erschwert, daß nach Insertion in den Muskel eine Willkürinnervation als Ausdruck einer Schreck- oder Abwehrreaktion entsteht.

Die Suche nach Spontanaktivität sollte an mehreren verschiedenen Positionen der Nadel erfolgen. Die Spontanaktivität, die nur bei vollständiger willkürlicher Entspannung des Muskels auswertbar ist, kann einfach durch Speicherung auf dem Oszillographenschirm erfolgen. In der Regel treten PSW und Fi sofort nach Erreichen der neuen Elektrodenposition auf. Bei der Suche nach Faszikulationspotentialen sollte man länger (bis zu 1 min) an einer Elektrodenposition verharren.

Untersuchungsschritt 2 (MUAP)

Während der Suche nach pathologischer Spontanaktivität beginnt bereits der 2. Schritt der elektromyographischen Untersuchung, die Analyse der Aktionspotentiale einzelner motorischer Einheiten. Um nicht eine unnötig hohe Zahl von Einstichen durchzuführen, sollte die Analyse der MUAP bereits an den Orten erfolgen, an denen nach pathologischer Spontanaktivität gesucht wurde. Bei nur wenigen Erkrankungen ist es notwendig, durch Positionierung der Nadelelektrode an mehreren Stellen im Muskel die von vielen Autoren geforderten 20 motorischen Einheiten zu erfassen und auszuwerten. In Abhängigkeit von der Kooperation des Patienten gelingt mit wenigen Einstichen die Identifizierung und Messung von 5–10 Aktionspotentialen. Häufig reichen die Informationen mit dieser reduzierten Analyse aus, um z. B. einen neurogenen Prozeß zu erkennen. Dies gilt insbesondere dann, wenn der Nachweis von pathologischer Spontanaktivität in einem bestimmten Muskel bereits geleistet worden ist.

Eine Analyse von 20 Aktionspotentialen je Muskel sollte nur dann angestrebt werden, wenn ausschließlich über den Nachweis einer pathologischen Potentialkonfiguration die Identifikation eines neurogenen oder myopathischen Prozesses möglich wird. Weiterhin sind umfangreichere Potentialanalysen dann wertvoll, wenn eine Beschreibung der Prozeßdynamik (z. B. progrediente Reinnervation) von Wichtigkeit ist.

Bei der Identifikation und Ausmessung einzelner Potentiale geht man so vor, daß eine submaximale isometrische Innervation des Muskels derart dosiert wird, daß lediglich einzelne motorische Einheiten registriert werden. Mit der aufsteigenden Flanke dieses Potentials wird der Kathodenstrahl (Kombination mit einer Verzögerungsleitung, 5 oder 10 ms) getriggert. Bei Geräten mit einer 4- oder 8fachen vertikalen Stufenschaltung ist die motorische Einheit in der Regel mehrfach mit wiederkehrender Potentialkonfiguration zu erkennen. Häufig gelingt es − auch bei gleichzeitiger Ableitung von bis zu 4 Potentialen −, eine ausreichende Identifizierung und Ausmessung des Potentials durchzuführen. Die motorischen Einheiten werden bezüglich Dauer, Amplitude, Form und Phasenzahl analysiert. In einigen Fällen ist die wichtigste Information bei diesem Untersuchungsschritt, daß eine willkürliche Innervation motorischer Einheiten per se noch möglich ist. Dies gilt insbesondere für traumatische Nervenläsionen, wo die Frage beantwortet werden soll, ob eine inkomplette oder komplette Affektion vorliegt.

Untersuchungsschritt 3 (Interferenzbild)

Der 3. Schritt der routinemäßigen EMG-Untersuchung eines Muskels ist die Prüfung des Aktivitätsmusters bei maximaler Innervation an 2−3 verschiedenen Stellen. Wichtig bei der adäquaten Beurteilung des Interferenzmusters ist, daß der Patient maximal isometrisch innerviert. Bei der Analyse des Interferenzbildes wird beurteilt, ob während der gesamten Ableitung motorische Einheiten interferieren und niemals − auch nicht für kurze Zeit − elektrische Ruhe im Muskel zu beobachten ist und wie hoch die mittlere Amplitude des Interferenzbildes ist. Die Interferenzbilder können am besten am gespeicherten Oszillographenbild ausgewertet werden.

Elektroneurographische Diagnostik

Indikationen und Grenzen

Abgesehen von Myopathien und Störungen der neuromuskulären Übertragung sind pathologische Befunde bei Ableitung aus dem Muskel sekundäre Folge von Schädigungen im Bereich des peripheren Nervensystems. Daraus ergibt sich, daß neurogene Veränderungen im EMG zur Prozeßlokalisation und -spezifikation in der Regel eine Diagnostik der peripheren Leitungsstrukturen nach sich ziehen.

Elektromyographie und Elektroneurographie bilden deshalb eine diagnostische Einheit.

Die Bestimmung der motorischen und sensiblen NLG läßt erkennen, ob eine generalisierte Erkrankung des peripheren Nervensystems vorliegt (Polyneuropathie). Sie ist in der Lage, bei Schädigung nur eines Nervs den Ort der Läsion einzugrenzen und läßt über eine Amplitudenmessung des MSAP nach elektrischer Reizung des zugehörigen Nervs und der NLG eine Quantifizierung von Nervenläsionen zu.

Aus den Veränderungen des MSAP und der NLG kann in Kombination mit dem nadelelektromyographischen Befund häufig entschieden werden, ob es sich bei dem Prozeß im Bereich der peripheren Nerven um eine primär axonale oder um eine primär demyelinisierende Schädigung handelt.

Deutliche Herabsetzungen der Nervenleitgeschwindigkeiten sprechen für eine Schädigung der Myelinscheide, während normale Nervenleitgeschwindigkeiten bei deutlich reduzierten motorischen Summenaktionspotentialen für eine axonale Schädigung sprechen. Es muß jedoch berücksichtigt werden, daß bei ausgeprägten axonalen Schädigungen auch eine Reduktion der Nervenleitgeschwindigkeit dann resultieren kann, wenn alle schnelleitenden Nervenfasern durch den axonalen Prozeß funktionslos geworden sind und somit die Bestimmung der Nervenleitgeschwindigkeiten ausschließlich über eine Reizung von Nervenfasern mit langsamer Geschwindigkeit erfolgt. Eine solche Situation ist vor allem dann anzunehmen, wenn gleichzeitig die Amplitude des MSAP reduziert ist.

Bei traumatischen Nervenläsionen ist die Elektroneurographie in der Lage, zwischen einer Neurotmesis, einer Axonotmesis und einer Neurapraxie zu unterscheiden. Unter einer Neurotmesis versteht man eine vollständige Durchtrennung des gesamten Nervs. In dieser Situation führt eine elektrische Reizung eines Nervs proximal der Durchtrennung zu keinerlei ableitbaren Muskelantwortpotentialen in Muskeln, die distal der Läsion liegen. Bei einer Axonotmesis sind die Hüllstrukturen des Nervs erhalten, so daß im Gegensatz zur Neurotmesis spontane regenerative Vorgänge ablaufen können. Ist die Axonotmesis im Rahmen eines Nervs nicht komplett, so kann bei proximaler Reizung noch ein kleines motorisches Summenaktionspotential abgeleitet werden. Bei einer vollständigen Axonotmesis eines Nervs ist initial die Unterscheidung von einer Neurotmesis elektroneurographisch nicht möglich. Erst wenn sich während der Verlaufsbeobachtungen Regenerationsvorgänge zeigen, wird die Unterscheidung möglich. Bei der Neurapraxie liegt ein umschriebener Leitungsblock in einem begrenzten Teil des Nervs vor. Die Schädigung geht auf eine Affektion der Myelinscheiden bei erhaltenen Axonstrukturen zurück. Wie bei der Neurotmesis und bei der Axonotmesis wird man auch in diesem Fall bei proximaler Reizung in distalen Muskeln keine MSAPs ableiten können. Bei der Neurapraxie ist jedoch − im Gegensatz zu der

Neurotmesis und der Axonotmesis — eine Erregung der Muskeln durch eine Reizung des Nervs distal der Affektion möglich.

Die Grenzen der elektroneurographischen Diagnostik sind darin zu sehen, daß nur Nerven untersucht werden können, die eine ausreichend oberflächliche Lage haben und damit entweder leicht mit Oberflächenelektroden oder zumindest Nadelelektroden gereizt und abgeleitet werden können. Weiterhin ist zu fordern, daß sich in dem untersuchten Nerv eine ausreichend hohe Zahl von Nervenfasern befindet, so daß sich ihre Nervenaktionspotentiale am besten durch einen Einzelreiz, zumindest aber durch Aufsummierung vieler Reizantworten gegen das Hintergrundrauschen abheben. Die letztgenannten Kriterien sind insbesondere bei feinen Hautnerven nicht mehr erfüllt. Die Zugänglichkeit von peripheren Nerven ist vor allem in proximalen, wirbelsäulennahen Abschnitten gering. So sind Reizungen von Nervenwurzeln oder Plexusanteilen nur mit hohen, schmerzhaften Reizstärken und zumeist weniger fokussiert durchführbar.

Messung motorischer und sensibler Nervenleitgeschwindigkeiten

Motorische Nervenleitgeschwindigkeit

Bei der Messung der motorischen Nervenleitgeschwindigkeit wird der gemischte Nerv an mindestens 2 Punkten elektrisch gereizt. Bei der Reizung befindet sich die Kathode ableitnah, während die Anode — je nach benutztem Reizblock — etwa 2–3 cm proximal (ableitfern) ebenfalls direkt über dem Nerv plaziert wird. Abgeleitet wird von einem Muskel, der distal von dem gereizten Nerv innerviert wird. Bei der Ableitung mit Oberflächenelektroden wird die aktive Elektrode direkt über dem Muskelbauch befestigt, während die indifferente Elektrode am besten im Bereich der Übergangszone Muskel–Sehne plaziert wird. Bei dieser Anordnung der Ableitelektroden erhält man eine biphasische Konfiguration des MSAP, wobei initial eine Negativität auftritt, die eine höhere Amplitude als die sich anschließende Positivität zeigt.

Bei der Reizung des gemischten Nervs (aufgrund der Ableitung vom Muskel werden aber nur die motorischen Nervenfasern gemessen und registriert) ist eine supramaximale Reizstärke zu wählen. Die Bestimmung der supramaximalen Reizstärke erfolgt unter Beobachtung der Amplitude des MSAP bei ansteigender Reizintensität. Die supramaximale Reizstärke ist dann erreicht, wenn weitere Erhöhungen der Reizstärke zu keinerlei Veränderungen der Amplitude des MSAP mehr führen (Abb. 3).

Insbesondere bei schmerzempfindlichen Patienten und Patienten mit besonderer Abneigung gegen elektrische Reize steht man vor dem Problem, ob man die supramaximale Reizstärke durch sukzessive Reizstärkenerhöhung bestimmt oder

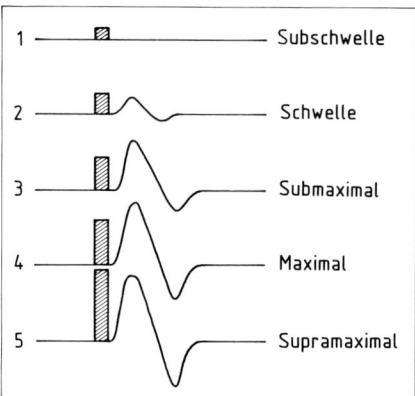

Abb. 3. Definitionen der Reizstärke in bezug auf die Reizantwort.
Die Höhe der schraffierten Säule zeigt schematisch die ansteigende absolute Reizstärke
(1–5); die biphasischen Potentiale sind Summenaktionspotentiale des Muskels

ob man aufgrund gewisser Erfahrungswerte bereits beim ersten Reiz eine hohe
− wahrscheinlich supramaximale − Reizstärke wählt. Nach der Erfahrung der
Autoren ist es grundsätzlich günstiger, die Reizstärke langsam bis zum supramaximalen Wert zu steigern (etwa 4–5 Reize), da häufig ein einziger, meist auch gleich
supramaximaler Reiz zu einer ausgeprägten Schreckreaktion und Schmerzempfindung führt, die dann eine weitere Untersuchung erschweren oder nicht mehr
zulassen. Die Reizfrequenz zur Bestimmung der supramaximalen Reizstärke sollte
1/s nicht übersteigen. Um eine unnötig hohe Reizintensität zu vermeiden, ist
immer auf einen guten Haut-Elektroden-Kontakt zu achten. Weiterhin sollten die
Reizorte sorgfältig gewählt werden, so daß eine Reizung unmittelbar über dem
Nerv stattfindet. Ein falscher Reizort wird dadurch angezeigt, daß bereits hohe
Schwellenreizstärken vorliegen und daß weiterhin Kontraktionen auch von Muskeln beobachtet werden, die von benachbarten Nerven versorgt werden.

Bei der Berechnung der motorischen Nervenleitgeschwindigkeit im Bereich
eines definierten Nervenstücks müssen zunächst die Latenzen bei proximaler und
bei distaler Reizung bestimmt werden. Da der Kathodenstrahl bei der Bestimmung der Nervenleitgeschwindigkeit zum Zeitpunkt der Reizung getriggert wird,
mißt man die Latenzen vom Startpunkt des Kathodenstrahls bis zum Beginn des
MSAP. Nach Reizung an nur einem Punkt des Nervs kann nach Messung der Latenz zunächst noch nicht die Nervenleitgeschwindigkeit ermittelt werden. Die Latenz resultiert nicht nur aus der Zeit, die die Fortleitung der Erregung entlang des
Nervs braucht, sondern schließt die Übertragungszeit an der neuromuskulären
Synapse mit ein. Weiterhin ergäbe sich die Schwierigkeit, die Länge der Nervenstrecke exakt zu definieren. Insbesondere wird es häufig nicht gelingen, festzule-

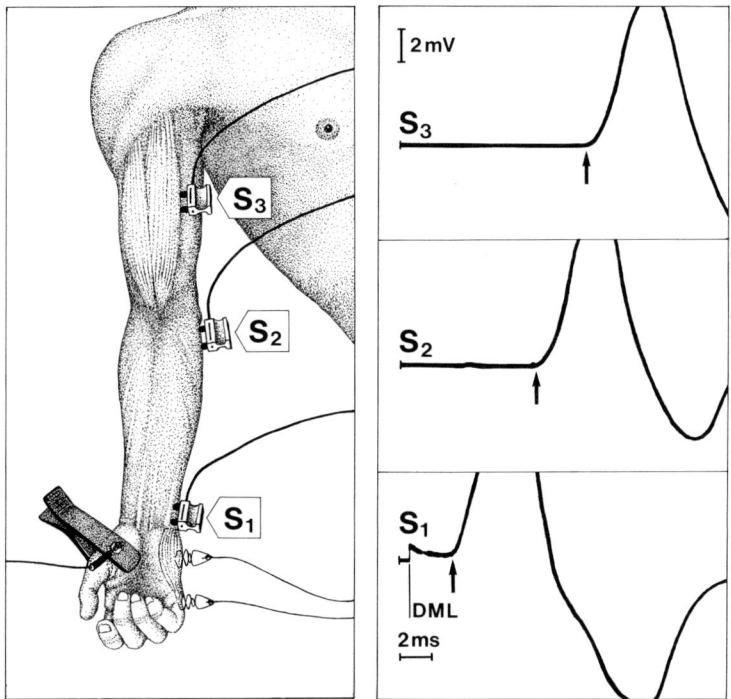

Abb. 4. Bestimmung der fraktionierten motorischen Nervenleitgeschwindigkeit des N. ulnaris. Als Reizorte werden S_1 (Handgelenk), S_2 (unterhalb des Ellenbogens) und S_3 (10 cm oberhalb des Ellenbogens) gewählt. Das Muskelantwortpotential (MSAP) wird vom Kleinfingerballen (Hypothenar) abgeleitet.

gen, an welcher Stelle − vor allen Dingen in langgestreckten Muskeln − die Innervationszone liegt. Um diese Schwierigkeiten zu eliminieren, wird der Nerv grundsätzlich auch an einer zweiten Stelle gereizt (Abb. 4). Zur Bestimmung der motorischen Nervenleitgeschwindigkeiten wird die Latenz nach distaler Reizung von der Latenz nach proximaler Reizung subtrahiert und unter Zugrundelegung der Nervenstrecke die Nervenleitgeschwindigkeit in m/s bestimmt:

$$\text{Mot. NLG} = \frac{\text{Distanz}}{\text{Latenz (prox.)} - \text{Latenz (dist.)}} \, \text{m/s}$$

Die Nervenstrecke wird in der Regel von Kathode zu Kathode gemessen. Bei der Bestimmung der Latenzen wird jeweils bis zum Fußpunkt des MSAP gemessen. Die auf dem gespeicherten Oszillographenbild gemessene Latenz ist abhängig von der Verstärkung und den Filtereigenschaften des Verstärkers. Generell wird man bei höherer Verstärkung den Fußpunkt des MSAP früher messen. Wichtig ist, daß man sowohl bei proximaler als auch bei distaler Reizung die gleiche Verstärkung eingestellt hat, so daß man davon ausgehen kann, daß an identischen Punkten gemessen worden ist. Bewährt hat es sich, eine Bandbreite des Verstärkers von 5 Hz–10 kHz zu wählen; die Amplitude sollte — je nach abgeleitetem Muskel — zwischen 0,5 und 2 mV/cm liegen; die Kippgeschwindigkeit liegt — je nach gemessener Nervenstrecke und vorliegender Nervenleitgeschwindigkeit — in der Regel zwischen 1 und 5 ms/cm.

Insbesondere bei distalen Nervenkompressionssyndromen (z. B. Karpaltunnelsyndrom, distale Ulnariskompression) besteht nicht die Möglichkeit, die Nervenleitgeschwindigkeit mit Hilfe von Reizen an 2 Nervenpunkten zu bestimmen. Hier ist man zur Kalkulation der Leitungszeit auf die sog. distale motorische Latenz (DML) angewiesen. Bei der Bestimmung der DML ist, wie oben bereits erläutert, die benutzte Verstärkung zur Registrierung des MSAP von besonderer Bedeutung. Mit hoher Verstärkung mißt man kürzere Latenzen, mit niedriger Verstärkung relativ längere Latenzen. Wenn nicht eigene Normgrenzen für die DML benutzt werden, sondern fremde, von anderen Autoren publizierte, sollte immer überprüft werden, ob die im Labor benutzte Verstärkung mit der in den entsprechenden Originalarbeiten benutzten übereinstimmt.

Für die routinemäßige Bestimmung der motorischen Nervenleitgeschwindigkeit haben sich Ableitungen mit Oberflächenelektroden bewährt. Man wird dann und wann auch Nadelelektroden zur Registrierung des motorischen Antwortpotentials verwenden, wenn die Amplitude aufgrund eines neurogenen Prozesses sehr niedrig ist und das Signal-Rausch-Verhältnis ungünstig wird. In diesen Fällen ist dann häufig mit Nadelelektroden noch ein ausreichend scharfer Abgang des motorischen Antwortpotentials zu erkennen.

Ein weiterer Parameter, der mit der Bestimmung der motorischen NLG eng assoziiert ist, ist die Dauer, Amplitude und Konfiguration des MSAP nach elektrischer Reizung. Die Dauer des MSAP liefert eine Information über die Dispersion der motorischen Nervenleitgeschwindigkeiten innerhalb aller erregten Efferenzen. Es sei daran erinnert, daß mit der konventionellen Bestimmung der motorischen Nervenleitgeschwindigkeit immer die Nervenleitgeschwindigkeit der schnellstleitenden Fasern bestimmt wird. Die langsamer leitenden Efferenzen repräsentieren sich über die Dauer des MSAP und die Konfiguration. Die Amplitude des MSAP wird entweder von der Grundlinie zur negativen Spitze oder von der negativen Spitze zur positiven Spitze gemessen. Die Dauer wird von der ersten Deflektion bis zur endgültigen Rückkehr zur Grundlinie bestimmt.

Sensible Nervenleitgeschwindigkeit

Bei Bestimmung der sensiblen Nervenleitgeschwindigkeiten wird — im Gegensatz zur Bestimmung von motorischen Nervenleitgeschwindigkeiten — direkt vom

Nerv und nicht vom Erfolgsmuskel abgeleitet. Daraus ergibt sich, daß bei Bestimmung der Nervenleitgeschwindigkeit in einem Nervenabschnitt die Reizung an nur einem Ort ausreicht. Die Bestimmung der sensiblen Nervenleitgeschwindigkeit kann, je nach Anordnung von Reiz- und Ableitelektroden und Wahl der gereizten Nervenstruktur, auf verschiedene Arten durchgeführt werden:

1. Bestimmung der Nervenleitgeschwindigkeit von rein sensiblen Hautnerven (z.B. N. suralis, Ramus superficialis des N. radialis).
   a) Die Reizung erfolgt peripher, bei orthodromer Erregungsleitung wird das SNAP proximal abgeleitet (orthodrome Methode).
   b) Die Reizung erfolgt proximal, nach antidromer Erregungsleitung erfolgt die Ableitung des SNAP distal (antidrome Methode).
2. Bestimmung der Nervenleitgeschwindigkeit von sensiblen Nerven, die in einen gemischten Nerv einmünden (z.B. N. medianus, N. ulnaris).
   a) Die Reizung erfolgt distal, nach orthodromer Erregungsleitung wird das SNAP über den gemischten Nerv proximal abgeleitet (orthodrome Methode).
   b) Der gemischte Nerv wird proximal gereizt, nach antidromer Erregungsleitung wird das SNAP distal von sensiblen Hautnerven abgeleitet (antidrome Methode).
3. Bestimmung der Nervenleitgeschwindigkeit durch Reizung und Ableitung von gemischten Nerven (z.B. N. medianus am Unterarm).
   a) Die Reizung erfolgt distal, die Ableitung proximal oder
   b) die Reizung erfolgt proximal und die Ableitung distal.

Obwohl bei Reizung und Ableitung von einem gemischten Nerv sowohl sensible als auch motorische Anteile gereizt und erregt werden, kann dennoch davon ausgegangen werden, daß mit dieser Methode die Nervenleitgeschwindigkeit schnellleitender sensibler Nervenfasern bestimmt wird. Es hat sich gezeigt, daß die Nervenleitgeschwindigkeit der niederschwelligen Afferenzen rascher ist als die der niederschwelligen Efferenzen. Die Afferenzen leiten etwa 5–10% schneller als die Efferenzen. Diese Prämissen gelten jedoch nur für intakte Nervenstrukturen. Insbesondere bei Polyneuropathien mit vorwiegender Affektion sensibler Leitungsstrukturen wird diese Methode unbrauchbar. Trotz ausgeprägter demyelinisierender Veränderung der sensiblen Nervenfasern wird man noch normale Nervenleitgeschwindigkeiten über eine Erregung und Ableitung von motorischen Efferenzen messen. Auch bei Polyneuropathien, die sowohl die Efferenzen als auch die Afferenzen betreffen, ist die Methode nur von begrenzter Validität.

Für die routinemäßige Reizung und Ableitung zur Bestimmung der sensiblen Nervenleitgeschwindigkeit haben sich Oberflächenelektroden bewährt. Das Verfahren bleibt damit nicht invasiv und führt dennoch zu reproduzierbaren Ergebnissen. Nur gelegentlich wird eine Ableitung von SNAPs mit Nadelelektroden erforderlich. Das ist insbesondere dann der Fall, wenn von einem tiefer liegenden Nerv abgeleitet werden soll oder wenn aufgrund kleiner Amplituden des SNAP nach axonaler Degeneration oder Dispersion das Signal-Rausch-Verhältnis ungünstig wird. In dieser Situation ist man zusätzlich häufig darauf angewiesen, die „Averaging-Technik" zu benutzen. Mit der Averaging-Technik ist es zudem auch möglich, späte, kleinamplitudige Potentialkomponenten sicher darzustellen.

In unseren Laboratorien werden 2 Typen von Oberflächenelektroden zur Ableitung benutzt: Bei Ableitung von sensiblen Nervenfasern der Finger und der Zehen haben sich Ringelektroden bewährt, bei Ableitung im Bereich der Hand und des Fußes verwenden wir wegen der einfachen Handhabung Klemmelektroden.

Zur Reizung wird — wie bei der Bestimmung der motorischen Nervenleitgeschwindigkeit — ein Reizblock benutzt, wobei Kathode und Anode 2–3 cm von-

Tabelle 1.   Normgrenzen motorischer Leitfunktionsparameter. Obere Normgrenzen für DML (ms), untere Normgrenzen für NLG (m/s), MSAP (mV)

Nerv *Leitungsstrecke*	DML	NLG	MSAP
N. medianus			
Unterarm	4,2 ms	48 m/s	8 mV
Ellbogen	–	50 m/s	8 mV
N. ulnaris			
Unterarm	3,5 ms	49 m/s	8 mV
Ellbogen	–	50 m/s	8 mV
N. radialis			
Unterarm	3,4 ms	52 m/s	– Nadel[a]
N. femoralis			
(15 cm)	4,6 ms	–	–
(30 cm)	7,2 ms		
N. peronaeus			
Unterschenkel	5,6 ms	40 m/s	5 mV
Knie	–	40 m/s	–
N. tibialis			
Unterschenkel	6,0 ms	41 m/s	8 mV

[a] Als Zielmuskel dient der M. extensor indicis proprius, von dem zur Vermeidung der Mitregistrierung volumengeleiteter Aktivitäten mit Nadelelektroden abgeleitet wird. Eine Amplitudenangabe ist bei dieser Technik nicht sinnvoll

Tabelle 2. Normgrenzen sensibler Leitfunktionsparameter

Nerv *Leitungsstrecke*	Distale Latenz	NLG	SNAP
N. medianus Finger-Handgelenk	3,6 ms	45 m/s	7 µV
N. ulnaris Finger-Handgelenk	3,2 ms	44 m/s	6 µV
Handgelenk-Ellbogen	–	52 m/s	2 µV
N. radialis Daumen-Unterarm	–	46 m/s	–
N. suralis Mall. lat.-Unterschenkel	4,2 m	40 m/s	5 µV
N. saphenus		38 m/s	2 µV
N. peronaeus superficialis	3,3 ms	40 m/s	5 µV

– Es liegen keine verbindlichen Normgrenzen vor

einander entfernt sind. Wie bei der Bestimmung der motorischen Nervenleitgeschwindigkeit gilt, daß die Kathode ableitnah positioniert wird (s. Abb. 2).

Insbesondere bei Bestimmung der distalen sensiblen Nervenleitgeschwindigkeiten des N. medianus und N. ulnaris hat sich die Benutzung der antidromen Methode bewährt. Die SNAPs – in diesem Fall abgeleitet mit Ringelektroden – zeigen höhere Amplituden als diejenigen, die von den gemischten Nerven am Handgelenk abgeleitet werden können. Ein „averaging" ist aufgrund der hohen Amplituden auch bei Affektion der sensiblen Nervenstrukturen zumeist nicht erforderlich. Bei antidromer Reiztechnik weisen die SNAPs eine biphasische Potentialkonfiguration auf. Die distale sensible Latenz wird zum Fußpunkt der ersten großen Negativität gemessen. Bei orthodromer Reiztechnik zeigt das SNAP, abgeleitet von den gemischten Nerven, eine triphasische Konfiguration. In diesem Fall wird die Latenz bis zur Spitze der ersten positiven Komponente gemessen. Die Dauer des SNAP wird von der ersten Deviation von der Grundlinie bis zu dem Punkt bestimmt, wo der abfallende Schenkel der negativen Potentialkomponente die Grundlinie wieder schneidet. Andere Autoren bestimmen die Dauer des SNAP von der ersten Ablenkung von der Grundlinie bis zur endgültigen erneuten Rückkehr zur Grundlinie. Diese Art der Bestimmung der Dauer des SNAP führt jedoch zu ungenaueren Messungen, da die terminale Potentialkomponente die Grundlinie häufig mit einer trägen Nachschwankung erreicht. Die Amplitude des SNAP wird bei antidromer Methode von der negativen Spitze zur Grundlinie gemessen, bei orthodromen SNAPs kann entweder genauso vorgegangen werden oder die Amplitude von der negativen bis zur positiven Spitze gemessen werden.

Bei Ableitung von SNAPs hat sich eine Verstärkung von 5–10 µV pro cm und ein Bandpass von 10 Hz bis 2 kHz bewährt. Die Erdelektrode sollte zwischen den Reiz- und Ableitelektroden positioniert werden.

Biologische Variabilität von Nervenleitgeschwindigkeiten

Die Normgrenzen der motorischen und sensiblen Leitfunktionsparameter sind in den Tabellen 1 und 2 angegeben. Die motorische und die sensible Nervenleitgeschwindigkeit sind bei Gesunden – meist auch in stärkerem Ausmaße bei Patienten mit Affektion des peripheren Nervensystems – von Faktoren wie Lebensalter und Temperatur der Leitungsstrukturen abhängig. Geringere und meist kaum signifikante Beeinflussungen gehen von dem Geschlecht und von tageszeitlichen Schwankungen aus.

Die Nervenleitgeschwindigkeit ist in entscheidendem Maße abhängig von dem Reifungsgrad im Rahmen der Myelinisierung peripherer Nerven. Deutlich geringere Nervenleitgeschwindigkeiten werden bis zum 5. Lebensjahr gemessen, danach liegen Werte vor, die den Nervenleitgeschwindigkeiten bei Erwachsenen entsprechen. Die Nervenleitgeschwindigkeiten nehmen dann – etwa jenseits des 40. Lebensjahres – wieder ab. Nach dem 60. Lebensjahr sind die Nervenleitgeschwindigkeiten etwa um 10 m/s geringer als bei jungen Erwachsenen. Bezüglich der exakten Interaktion zwischen Lebensalter und Nervenleitgeschwindigkeit sei auf umfangreiche systematische Originalarbeiten verwiesen.

Bedeutsam sind auch die Effekte der Temperatur auf die Nervenleitgeschwindigkeit. Die Nervenleitgeschwindigkeit ist höher bei höherer Temperatur und niedriger bei niedrigerer Temperatur. Zwischen 29 und 38 °C nimmt die Nervenleitgeschwindigkeit proportional um etwa 2,5 m/s pro Grad C zu. Eine ähnliche Proportionalität wird für die DML beobachtet. Die DML des N. medianus und N. ulnaris nimmt von 29 bis 38° um etwa 0,3 ms pro Grad zu. Aufgrund dieser deutlichen Beeinflussung der Nervenleitgeschwindigkeit durch die Temperatur ist bei elektroneurographischen Untersuchungen immer auf eine ausreichende Erwärmung der Extremitäten zu achten. Normale Temperaturen des Nervs können dann angenommen werden, wenn die oberflächliche Hauttemperatur 34 °C oder mehr beträgt. Eine Aufwärmung der Extremitäten kann durch Wasserbäder oder durch Infrarotlampen erfolgen. Aus Zeitgründen wird man manchmal auf eine solche Erwärmung verzichten müssen. In diesen Fällen kann man so vorgehen, daß man den gemessenen Wert um 5% pro Grad C unter 34 °C erhöht. Immer dann, wenn jedoch aufgrund klinischer und elektromyographischer Vorbefunde allenfalls eine leichte Affektion der peripheren Leitungsstrukturen vermutet wird, sollte auf jeden Fall eine adäquate Aufwärmung der Extremitäten erfolgen.

B Klinisch-neurophysiologische Syndrome

Mit dem Begriff „klinisch-neurophysiologische Syndrome" soll zum Ausdruck gebracht werden, daß bestimmte Konstellationen von klinischen und neurophysiologischen Befunden als gewichtiges Indiz für eine bestimmte Prozeßlokalisation sprechen. Bestimmte Konstellationen sind darüber hinaus in der Lage, auch Hinweise für eine Prozeßspezifikation zu liefern. Auch wenn endgültige Diagnosen mit exakter Festlegung der Prozeßlokalisation und -spezifikation erst nach Erhalt von weiteren Befunden — z. B. muskelbioptische, laborchemische, radiologische Untersuchungsbefunde — möglich sind, so haben dennoch die Symptome der klinisch-neurophysiologischen Syndrome Indiziencharakter und können wegweisend für eine ökonomische Diagnosestellung sein.

Fokale Syndrome

Radikulopathien

Isolierte Affektionen einzelner Nervenwurzeln stellen den häufigsten Läsionstyp des peripheren Nervensystems dar. Am häufigsten liegen Wurzelkompressionen im unteren Lumbalbereich und im lumbosakralen Übergangsbereich vor. Seltener sind sie im Zervikalbereich, im Thorakalbereich stellen sie eine Rarität dar. Am häufigsten liegen den Wurzelkompressionen Bandscheibenvorfälle zugrunde, es können aber auch andere degenerative Veränderungen im Bereich der Wirbelkörper und der Zwischenwirbelgelenke Ausgangspunkt einer Wurzelkompression sein. Konstitutionelle Faktoren wie enger Spinalkanal erhöhen das Risiko, an einer Wurzelkompression zu erkranken.

Bei Kompression einer Nervenwurzel kommt es in der Regel zu Schmerzen, die in eine Extremität ausstrahlen. Weiterhin tritt eine Parese in den Kennmuskeln einer Nervenwurzel, eine Abschwächung oder ein Verlust von Kennreflexen sowie Sensibilitätsstörungen im entsprechenden Dermatom auf. Die Schmerzen werden bei einer Radikulopathie durch Manöver intensiviert, die entweder zu einer mechanischen Dehnung der Wurzeln — wie beim Lasègue- oder beim Valsalva-Versuch — oder zu einer Einengung des Foramen intervertebrale führen. Wenn alle oben genannten klinischen Symptome vorliegen, gestaltet sich die Diagnosestellung einfach.

Häufig dominieren jedoch Schmerzen. Ausgestanzte Paresen in dem entsprechenden Myotom lassen sich oft nicht nachweisen. Kennreflexe stehen bei einigen

Wurzelkompressionen nicht zur Verfügung und Sensibilitätsstörungen sind diffus und lassen sich nicht sicher einem Dermatom zuordnen. Insbesondere in dieser klinischen Situation ist die Elektromyographie von hoher klinischer Validität.

Mit Hilfe der elektromyographischen Diagnostik lassen sich grundsätzlich neurogene Schädigungszeichen objektivieren; ferner ist eine Identifizierung der komprimierten Wurzel möglich. Pathologische elektrophysiologische Befunde werden in Abhängigkeit vom Schweregrad der Wurzelkompression und der Akuität des Prozesses beobachtet. Im Zentrum der elektrophysiologischen Diagnostik steht der Nachweis von pathologischer Spontanaktivität in den Kennmuskeln einer Nervenwurzel. Jedoch sind PSW und Fi frühestens etwa 14 Tage nach erlittener Wurzelkompression nachweisbar. In den ersten Tagen nach der Läsion stehen andere elektrophysiologische Untersuchungsverfahren zur Verfügung, die eine Wurzelkompression nachweisen können. Bereits in den ersten Tagen ist eine Verlängerung der H-Reflex-Latenz zu beobachten. Diese Methode ist jedoch lediglich bei einem Wurzelkompressionssyndrom S_1 mit Ableitung des H-Reflexes aus dem M. triceps surae mit Gewinn anwendbar.

Die Nadelelektromyographie zeigt in den ersten Tagen nach der Kompression bereits eine verringerte Anzahl von innervierbaren motorischen Einheiten mit einem resultierenden gelichteten Interferenzbild bei maximaler isometrischer Innervation. Ab dem 4. Tag wird nach Abschluß der Waller-Degeneration eine meßbare Minderung des MSAP in den paretischen Muskeln beobachtet. Nach etwa 7–10 Tagen sind erstmals PSW und Fi in der paravertebralen Muskulatur sichtbar. Der Nachweis von pathologischer Spontanaktivität in den paraspinalen Muskeln beweist nicht nur eine axonale Degeneration, sondern ist auch hilfreich bei der klinisch häufig nicht einfachen Abgrenzung gegen Läsionen des Plexus. Nach etwa 14 Tagen ist dann die pathologische Spontanaktivität auch in den distalen Kennmuskeln der jeweiligen Wurzeln abzuleiten. Die Wahl des Myotoms orientiert sich an dem klinischen Befund. Da häufig — auch bei Bandscheibenvorfällen in nur einer Höhe — 2 oder mehr Wurzeln betroffen sein können, sollte stets auch das Myotom oberhalb und unterhalb der primär angenommenen Läsion untersucht werden. Beim frischen Wurzelkompressionssyndrom ist eine detaillierte Analyse der MUAPs entbehrlich, nur bei chronischen Wurzelkompressionen und fehlendem Nachweis von pathologischer Spontanaktivität gelingt es manchmal, über eine detaillierte Potentialanalyse in den Kennmuskeln eine Wurzelaffektion zu objektivieren.

Plexusläsionen

Traumatisch bedingte Läsionen des Plexus brachialis sind weitaus häufiger als Läsionen im Rahmen eines Thoracic-outlet-Syndroms (Skalenussyndrom, kostoklavikuläres Syndrom, Hyperabduktionssyndrom, Kompression durch Halsrippen) oder als chronisch-progrediente Kompressionen bei Lungenspitzenneoplasien oder auch als Affektionen im Rahmen einer neuralgischen Schulteramyotrophie.

Auch im Bereich des Plexus lumbosacralis stehen traumatisch bedingte Läsionen im Vordergrund. Eine Neuritis ist im Bereich des Plexus lumbosacralis noch seltener als im Bereich des Plexus brachialis. Engpaßsyndrome kommen im Bereich des Plexus lumbosacralis quasi nicht vor. Bedeutsam sind jedoch tumoröse Prozesse, die von benachbarten Organen ausgehen und sekundär den Plexus lumbosacralis komprimieren. Im Gegensatz zum Plexus brachialis kommen Läsionen im Bereich des Plexus lumbosacralis im Rahmen von generalisierten Gefäßprozessen oder auch beim Diabetes mellitus vor.

Läsionen im Bereich des Plexus brachialis oder des Plexus lumbosacralis können, insbesondere bei leichten Formen, lediglich Nervenfasern betreffen, die distal in einen einzigen Nerv einmünden, so daß die Abgrenzung gegen eine isolierte Läsion eines peripheren Nervs (z. B. N. femoralis) schwierig wird. Liegen ausgedehntere Läsionen vor, so werden in der Regel Paresen, Reflexausfälle und, weniger konstant, Sensibilitätsstörungen im Versorgungsgebiet multipler peripherer Nerven beobachtet. In dieser Situation kann dann klinisch die Abgrenzung gegen eine Radikulopathie schwierig werden, zumal radikulär anmutende Schmerzen auch bei Plexusläsionen häufig sind.

Im Zentrum der elektromyographischen Diagnostik steht bei Plexusläsionen der Nachweis von pathologischer Spontanaktivität, die nicht nur im Innervationsgebiet eines bestimmten Nervs oder einer Wurzel, sondern in Muskelgruppen zu beobachten ist, die von verschiedenen peripheren Nerven versorgt werden. Indiz für eine Läsion im Bereich des Plexus und gegen eine weiter peripher gelegene Affektion vieler Nerven ist das Betroffensein proximaler Muskeln. Auf eine Affektion im Bereich des Plexus brachialis deutet eine Denervationsaktivität im M. serratus anterior, im M. rhomboideus major et minor sowie in den Mm. pectorales hin. Im Bereich des Plexus lumbosacralis ist der Nachweis von pathologischer Spontanaktivität in den Mm. glutaei von Bedeutung. Eine Abgrenzung gegen eine Radikulopathie ist dann möglich, wenn pathologische Spontanaktivität auch in der paravertebralen Muskulatur gefunden wird. Das Fehlen von pathologischer Spontanaktivität in der paravertebralen Muskulatur spricht jedoch nicht gegen eine radikuläre Läsion, sondern kann auch auf eine inkomplette Affektion der Vorderwurzel hinweisen.

Ergänzende Informationen für die Abgrenzung der Radikulopathie versus Plexusläsion liefert die Elektroneurographie. Da bei einer Radikulopathie die afferenten Nervenfasern zumeist präganglionär betroffen sind, bleibt der distale Abschnitt morphologisch und funktionell intakt, so daß trotz klinisch eindeutiger

Sensibilitätsstörung unauffällige NLGs und SNAPs beobachtet werden können. Bei Läsionen im Bereich des Plexus jedoch findet man — ähnlich wie bei Läsionen peripherer Nerven — herabgesetzte sensible NLGs und amplitudenreduzierte SNAPs.

Die Verteilung der pathologischen Spontanaktivität in verschiedenen Muskelgruppen kann in Verbindung mit dem klinischen Befund einen entscheidenden Beitrag zur Prozeßlokalisation leisten. Bei einer Sonderform der Plexusaffektionen, der Strahlenspätschädigung, werden im EMG Befunde erhoben, die bereits Hinweise auf die Prozeßspezifität liefern. Bei radiogenen Plexusläsionen werden charakteristische periodische Serienentladungen in Kombination mit Fi und PSW sowie Faszikulationen beobachtet. Klinisch können feine Myoklonien damit assoziiert sein.

Singuläre Nervenläsionen

Das klinische Bild bei Läsion einzelner peripherer Nerven hängt zunächst davon ab, ob es sich um die Schädigung eines rein sensiblen Hautnervs, eines rein motorischen Nervs oder um die Schädigung eines gemischten Nervs handelt. Bei Läsion rein sensibler Hautnerven stehen Kribbelparästhesien, Dysästhesien und Hyp- bzw. Anästhesien im Vordergrund der Beschwerdesymptomatik. Klinisch ist weiterhin von Bedeutung, daß viele sensible Hautnerven vegetative Nervenfasern enthalten, deren Affektionen zu Schweißsekretionsstörungen, Schmerzen und trophischen Störungen der Haut sowie anderer versorgter Bindegewebe führen.

Bei Läsionen gemischter Nerven treten motorische Störungen hinzu. Je nach Schädigungsmechanismus wird man eine Parese der versorgten Muskeln und einen Verlust von Eigenreflexen in diesen Muskeln beobachten. Bei kompletten, z. B. traumatischen Nervenläsionen ist zumeist klinisch leicht zu entscheiden, welcher Nerv in welcher Höhe verletzt worden ist. Schwieriger wird die klinische Beurteilung, wenn Nervenläsionen inkomplett und in zumeist proximalen Muskeln Paresen nicht sicher erfaßbar sind. In dieser Situation sind im Gegensatz zur kompletten Läsion auch die Muskelatrophien häufig nicht erkennbar.

In Abhängigkeit von der Art des Schädigungsmechanismus treten verschiedene pathologische elektromyographische und neurographische Befunde bei Läsion peripherer Nerven auf. Bei einer kompletten traumatischen Durchtrennung eines Nervs (Neurotmesis) zeigt sich initial eine fehlende Willküraktivität in distal von der Läsionsstelle versorgten Muskeln. Pathologische Spontanaktivität in Form von PSW und Fi läßt sich akut zunächst noch nicht nachweisen; sie erscheint erstmals 10–14 Tage nach der Läsion und scheint in läsionsnahen Muskeln früher als in läsionsfernen Muskeln aufzutreten. Die elektrische Reizung des Nervs distal der

Läsionsstelle führt zu keinerlei Muskelantworten. Wird der Nerv proximal der vollständigen Durchtrennung gereizt, so zeigen Muskeln, deren versorgende Nervenfasern oberhalb der Läsionsstelle den Hauptstamm verlassen, unauffällige MSAPs und DMLs. Distal der Läsionsstelle sind SNAPs nicht mehr ableitbar.

Gleiche Befunde wie bei der kompletten Neurotmesis werden bei der kompletten Axonotmesis gefunden, bei der im Gegensatz zur Neurotmesis die Kontinuität der Hüllstrukturen des Nervs erhalten bleiben (z. B. Quetschung des Nervs).

Bei einer inkompletten Axonotmesis zeigen sich akut noch innervierbare motorische Einheiten und ein gelichtetes Interferenzbild. Die Konfiguration der MUAPs bleibt zunächst unauffällig. Pathologische Spontanaktivität wird ebenfalls erstmalig nach etwa 10–14 Tagen beobachtet. Bei Reizung des Nervs oberhalb und unterhalb der Läsion zeigt sich eine Minderung der Amplitude des MSAP mit normaler DML. Ausgangspunkt der normalen Nervenleitgeschwindigkeiten ist die Tatsache, daß bei der zugrundeliegenden „unsystematischen" Schädigung einige schnelleitende dicke Nervenfasern erhalten bleiben. Bei der Bestimmung der motorischen NLG und der DML wird immer die NLG der schnellstleitenden Nervenfasern gemessen. Die SNAPs zeigen bei einer inkompletten Axonotmesis ebenfalls eine Reduktion der Amplituden des SNAP bei normaler distaler Latenz.

Der in der Klinik häufigste Mechanismus der Schädigung eines peripheren Nervs ist die lokale Kompression infolge äußerer chronischer Druckeinwirkung oder infolge von Einengung durch innere, z. T. bindegewebige Strukturen. Als Paradefall dieses Läsionstyps ist das Karpaltunnelsyndrom zu nennen. Vorherrschend kommt es bei den lokalen Kompressionen zur fokalen Demyelinisierung, die erst im späteren Verlauf mit einer inkompletten Axonotmesis vergesellschaftet ist. Bei der fokalen Demyelinisierung erbringt das Nadel-EMG unauffällige Befunde. Mit Hilfe der Elektroneurographie läßt sich hingegen sowohl im Bereich des motorischen als auch im Bereich des sensiblen Anteils eine fokal deutlich herabgesetzte Nervenleitgeschwindigkeit feststellen. Bei chronischen Kompressionen entwickelt sich gelegentlich ein Leitungsblock (Neurapraxie). In dieser Situation imponiert klinisch eine Parese der Muskulatur, pathologische Spontanaktivität wird jedoch in den paretischen Muskeln nicht gefunden. Der Nachweis des Leitungsblocks gelingt erneut mit Hilfe der Elektroneurographie. Reizt man die Nervenfasern unterhalb der Kompressionsstelle, so zeigt sich eine unauffällige DML und eine regelrechte Amplitude der MSAPs. Reizt man jedoch den Nerv oberhalb der Kompressionsstelle, so wird eine pathologische DML bei geminderter Amplitude beobachtet. Entsprechende Befunde lassen sich für die afferenten Nervenfasern mit Hilfe der Elektroneurographie (antidrome Methode) nachweisen.

Im Rahmen von Regenerationsprozessen nach Neurotmesis mit anschließender Nervennaht, nach vollständiger und unvollständiger Axonotmesis sowie nach beseitiger chronischer fokaler Nervenkompression lassen sich elektromyographische und neurographische Befunde erheben, die die Dynamik der Erholung anzeigen und deshalb prognostische Bedeutung haben. Mit Hilfe der Nadelelektromyographie läßt sich bei der Neurotmesis eine Reinnervation von vorher denervierten Muskelfasern nachweisen. Die Nervenleitgeschwindigkeit der regenerierten Nervenfasern erweist sich zunächst deutlich herabgesetzt, bessert sich im weiteren Verlauf, erreicht aber niemals Normalwerte. Bei kollateralem Aussprossen von intakt gebliebenen Axonen bei inkompletter Axonotmesis zeigen sich Veränderungen in der Konfiguration der MUAPs. Charakteristischerweise kommt es zu einer Polyphasie der Potentiale, zu einer Erhöhung der Potentialdauer und häufig auch zu einer Erhöhung der Potentialamplitude. Fokale Demyelinisierungen als Folge chronischer Nervenkompressionen können sich nach operativen Entlastungen innerhalb von 2 bis 3 Monaten normalisieren (z. B. Karpaltunnelsyndrom) oder auch gelegentlich noch lange pathologisch bleiben (z. B. Ulnarisrinnensyndrom).

Faszikulationspotentiale als Ausdruck einer spontanen Erregung von peripheren Nervenfasern sind bei chronischen Kompressionen eines peripheren Nervs und nach Ablauf von Regenerationsvorgängen nicht selten zu beobachten.

Generalisierte Syndrome

Generalisierte Vorderhornprozesse

Generalisierte Vorderhornprozesse sind bei den verschiedenen Varianten der spinalen Muskelatrophien, bei der myatrophischen Lateralsklerose und als seltene Manifestation bei Morbus Hodgkin und der Makroglobulinämie Waldenström zu beobachten. Klinisch zeichnen sich chronisch-progrediente Vorderhornprozesse durch ein generalisiertes Faszikulieren (alle 4 Extremitäten), durch progrediente Muskelatrophien und Paresen, je nach zugrundeliegender Erkrankung, vorwiegend im Bereich der Extremitäten und/oder auch im Bereich der bulbären Muskulatur, durch Reflexausfälle im Bereich der paretischen Muskulatur bei Fehlen von Sensibilitätsstörungen aus.

Die elektrophysiologischen Befunde sind in der Lage, den neurogenen Ursprung des Prozesses nachzuweisen. Weiterhin liefern sie Indizien für die Prozeßlokalisation, in Einzelfällen kann jedoch eine Abgrenzung gegen eine multiple Radikulopathie schwierig sein. Erschwert wird die elektrophysiologische Diagnostik eines Vorderhornprozesses auch dann, wenn sich die Erkrankung in einem Anfangsstadium mit Befall nur weniger Muskelgruppen befindet. Folgende elektrophysiologische Befunde können als Hinweis für einen generalisierten Vorderhornprozeß dienen:

1. Generalisiertes Faszikulieren im Bereich aller 4 Extremitäten und ggf. auch bulbärer Muskeln.
2. Ausfall von motorischen Einheiten, der sich bei maximaler Willkürinnervation in Form eines gelichteten Interferenzmusters zeigt und bei der elektrischen Reizung der peripheren Nerven zu reduzierten Amplituden der MSAPs führt.
3. Veränderte Potentialkonfiguration der MUAPs mit deutlicher Verlängerung der mittleren Potentialdauer, Erhöhung der Potentialamplituden und Zunahme der Phasenzahl.
4. Unauffällige oder nur leicht (am häufigsten distal) herabgesetzte motorische und sensible Nervenleitgeschwindigkeiten.
5. Pathologische Spontanaktivität in Form von PSW und Fi. Bei sehr chronischen Vorderhornprozessen kann die Ausprägung der pathologischen Spontanaktivität gering sein. Auch nach Ablauf einer akuten Vorderhornerkrankung (z. B. Poliomyelitis) kann noch Jahrzehnte später pathologische Spontanaktivität beobachtet werden. In Kombination mit dem klinischen Verlauf muß entschieden werden, ob es sich hier um ein Residuum oder um eine nicht so seltene chronische Form der Poliomyelitis handelt.

Polyradikulopathien (Landry-Guillain-Barré-Syndrom)

Das klinische Bild der Polyradikulitis wird häufig von Parästhesien an den Füßen, später auch an den Händen bestimmt. Etwa gleichzeitig oder unmittelbar danach macht sich eine motorische Schwäche zunächst an den Beinen bemerkbar, die innerhalb von einem bis wenigen Tagen zu einer hochgradigen Parese bis hin zur Tetraplegie führen kann. Die Lähmungen können auch weiter aufsteigen und obere Zervikalsegmente betreffen. Im Gefolge kann es zur Atemlähmung kommen. Eine Mitbeteiligung der kaudalen Hirnnerven ist nicht so selten und manifestiert sich in der Regel in Form einer Schlucklähmung und einer beidseitigen Fazialisparese. Bei der Untersuchung imponiert eine Areflexie, in fortgeschrittenen Fällen werden Atrophien im Bereich der gelähmten Muskeln sichtbar. Die Sensibilitätsstörungen überschreiten nur selten das Stadium von Parästhesien; schwerere Hypästhesien, Minderung des Vibrationsempfindens und des Lagesinns sind selten.

Die elektrophysiologischen Befunde bei der Polyradikulitis treten in Abhängigkeit von der Schwere des Krankheitsbildes und in Abhängigkeit von der Latenz zwischen Auftreten der Erkrankung und Untersuchungszeitpunkt auf. Zu Beginn der Erkrankung ist zunächst nur ein Ausfall der motorischen Einheiten mit einem gelichteten Interferenzbild zu beobachten. Bei wenigen Fällen kann dies der einzige pathologische Befund bleiben. Aus pathophysiologischer Sicht handelt es sich bei diesen leichten Fällen offensichtlich um das alleinige Auftreten einer Neurapraxie im Bereich der Wurzelabschnitte. In dieser Situation zeigen die MSAPs auch unauffällige Amplituden.

Bei mittelschweren Fällen kommt es darüber hinaus zu einer deutlichen Verlangsamung vornehmlich der motorischen Nervenleitgeschwindigkeiten, manchmal distal betont (DML), weniger auch der sensiblen Nervenleitgeschwindigkeiten. Generell würde man annehmen, daß eine fokale Läsion im Wurzelbereich nicht zu einer Veränderung der distalen sensiblen Nervenleitgeschwindigkeiten führt, da die Läsion postganglionär liegt. Die klinische Erfahrung zeigt jedoch, daß häufig auch herabgesetzte sensible Nervenleitgeschwindigkeiten gefunden werden, so daß davon ausgegangen werden muß, daß der Prozeß nicht nur auf die Wurzeln, sondern auch auf periphere Anteile des Nervensystems ausgedehnt ist.

Bei schweren Polyradikulopathien tritt neben dem Leitungsblock und den herabgesetzten Nervenleitgeschwindigkeiten auch eine axonale Degeneration auf mit Nachweis von Fi und PSW in den paretischen Muskeln. In dieser Situation sind dann auch die Amplituden der MSAPs und der SNAPs gemindert.

Polyneuropathien

Das klinische Bild wird bei den Polyneuropathien davon bestimmt, ob primär eine distal-symmetrische Form, eine proximale, häufig asymmetrische Form oder eine Form im Sinne einer Mononeuritis multiplex vorliegt. Im Vordergrund der klinischen Symptomatik stehen zumeist Sensibilitätsstörungen, weiterhin imponieren Hypo- oder Areflexien, in der Regel werden erst bei fortgeschrittenen Fällen Paresen und Muskelatrophien beobachtet.

Die elektrophysiologischen Befunde hängen in entscheidendem Maße davon ab, ob es sich um eine primär demyelinisierende oder primär axonale Form der Polyneuropathie handelt. Mischformen mit Zeichen einer Demyelinisierung und einer axonalen Schädigung kommen häufig vor. In Frühfällen ist besonders die Messung der sensiblen Nervenleitgeschwindigkeiten und die Bestimmung der Amplituden der SNAPs von Bedeutung. Bei vorwiegend demyelinisierenden Formen wird man eine Herabsetzung der sensiblen Nervenleitgeschwindigkeiten, bei vorwiegend axonalen Formen eine Reduktion der Amplituden finden. Auch herabgesetzte motorische Nervenleitgeschwindigkeiten lassen sich nachweisen, ohne daß bereits klinisch eine Parese im Bereich der versorgten Muskeln vorliegen muß.

Bei Polyneuropathien mit axonaler Degeneration zeigen sich im EMG Fi und PSW sowie — je nach Chronizität der Polyneuropathie — Veränderungen der Potentialkonfiguration von MUAPs vom neurogenen Typ. Faszikulationen können bei Polyneuropathien auftreten, sind aber eher selten. Auch bei axonalen Polyneuropathien können herabgesetzte Nervenleitgeschwindigkeiten gefunden werden. Dies ist darauf zurückzuführen, daß bei einigen Polyneuropathien vorwiegend schnelleitende, dicke Axone betroffen sind, so daß die Messung der maximalen Nervenleitgeschwindigkeit anhand der langsam leitenden, verbliebenen Axone erfolgt.

Die elektrophysiologischen Befunde liefern in der Regel keine Hinweise auf die Prozeßspezifikation. Als Ausnahme können lediglich die neurale Muskelatrophie Charcot-Marie-Tooth und die Polyneuropathien bei Gammopathie gelten, bei denen ungewöhnlich geringe Nervenleitgeschwindigkeiten bis zu 5–10 m/s beobachtet werden können. Findet man solch deutlich herabgesetzte Nervenleitgeschwindigkeiten, so wird man unter Zuhilfenahme der Familienanamnese und der gezielten laborchemischen Untersuchungen sehr schnell zu einer spezifischen Diagnose kommen können.

Störungen der neuromuskulären Übertragung

Die häufigste Erkrankung aus diesem Formenkreis ist die Myasthenia gravis. Klinisch imponieren — je nach Manifestationstyp — Paresen nur im kranialen Bereich oder in generalisierter Form, die mit einer abnormen Ermüdbarkeit der Muskeln verbunden sind. Sensibilitätsstörungen werden vermißt. Zur Sicherung der Diagnose hat sich neben spezifischen laborchemischen Tests der Tensilon-Test bewährt.

Im Rahmen der elektrophysiologischen Diagnostik hat sich zur Sicherung der Diagnose die repetitive Nervenstimulation mit Beobachtung der Amplitudendynamik der MSAPs durchgesetzt. Standardisiert werden heutzutage der N. accessorius, der Plexus brachialis am Erb-Punkt und der N. ulnaris am Handgelenk repetitiv mit einer Frequenz von 3 Hz gereizt. Bei einer Myasthenia gravis ist, bei Vergleich des MSAP nach dem 1. Reiz mit dem MSAP nach dem 5. Reiz, eine Amplitudenminderung um mehr als 10% zu fordern. Dieser charakteristische Befund kann bei schwereren Formen sowohl im M. trapezius, M. deltoideus und M. abd. dig. V beobachtet werden, bei vielen Fällen ist ein Dekrement nur im proximalen Bereich nach Reizung des N. accessorius und des Plexus brachialis festzustellen.

Das Dekrement bei repetitiver Reizung ist keinesfalls spezifisch für die Myasthenia gravis. Es ist auch bei Patienten mit Poliomyelitis, Polyneuropathie, Myotonia congenita, myotonischer Dystrophie, Polymyositis und beim Lupus erythematodes beobachtet worden. Auch eine Reihe von Medikamenten ist in der Lage, ein Dekrement bei repetitiver Nervenreizung auszulösen.

Eine besondere Bedeutung nehmen die Erkrankungen der neuromuskulären Synapse ein, die zu einem Ansteigen der Amplitude (Inkrement) bei repetitiver supramaximaler Nervenstimulation führen.

Eine solche Konstellation wird beim myasthenen Syndrom (Lambert-Eaton) beobachtet. Erste klinische Symptome dieser Erkrankung sind eine allgemeine Muskelschwäche und vorzeitige Ermüdbarkeit der Beckenmuskulatur, die sich besonders beim Treppensteigen und beim Besteigen eines Stuhls manifestieren. Häufig wird auch initial über uncharakteristische Rückenschmerzen berichtet. Im Gegensatz zu der Muskelschwäche bei der Myasthenia gravis zeigen sich die Paresen beim Lambert-Eaton-Syndrom besonders ausgeprägt unmittelbar nach dem Aufstehen. Mit zunehmender Mobilisierung der Muskulatur bessert sich die Schwäche von Stunde zu Stunde. Auch fällt den Patienten auf, daß dann, wenn sie vorübergehend intensivere Muskelbelastungen durchführen, eine allgemeine Verbesserung der Muskelkraft eintritt. Obwohl die Paresen im Bereich der Beckengürtelmuskulatur am ausgeprägtesten sind, kann sich der Prozeß im weiteren Verlauf auf die distale Beinmuskulatur, die Schultermuskulatur und die Armmuskulatur ausdehnen. Nur selten wird ein Betroffensein der Hals- und Nackenmuskulatur sowie der von Hirnnerven versorgten Muskulatur beobachtet. Die elektromyographische Diagnostik kann bei Lambert-Eaton-Syndromen einen entscheidenden Beitrag zur Prozeßspezifikation leisten. Wenn periphere Nerven repetitiv mit einer Frequenz von 3/s gereizt werden, so zeigt sich das initiale MSAP deutlich amplitudengemindert, die folgenden MSAPs weisen – ähnlich wie bei der Myasthenia gravis – ein Dekrement auf. Werden jedoch Reizfrequenzen von 10 bis 50/s benutzt, so kommt es zu einem Anstieg des MSAP, in Extremfällen kann die Amplitude um den Faktor 20 ansteigen. Ein Anstieg der MSAPs kann auch dann beobachtet werden, wenn die Nervenreizung nach einer etwa 10 s andauernden kräftigen isometrischen Muskelkontraktion erfolgt.

Myopathien

Klinisch zeichnen sich die Myopathien, je nach Erkrankungstyp, durch eine Schwäche vorzugsweise in bestimmten Muskelgruppen oder in generalisierter Form aus. Häufig beobachtet man bei Myopathien, daß die Ausprägung der Paresen bereits erheblich ist, während Muskelatrophien nur diskret in Erscheinung treten. Diese Dissoziation zwischen Muskelschwäche und Atrophie hilft bei der Abgrenzung gegen neurogene Paresen, bei denen oft die umgekehrte Konstellation beobachtet wird. Aufgrund des Schädigungsprozesses im Bereich der quergestreiften Skelettmuskulatur und auch der intrafusalen Muskulatur der Muskelspindeln kommt es bei Myopathien häufig schon sehr früh zu einem Verlust der monosynaptischen Eigenreflexe. Sensibilitätsstörungen werden naturgemäß bei isolierten myopathischen Prozessen vermißt. Die wichtigsten Zusatzuntersuchungen bei der Myopathie sind die Bestimmungen der Kreatininphosphokinase (CPK) im Serum, die Ableitung des EKG und die Muskelbiopsie.

Bei der elektromyographischen Diagnostik können Fi und PSW beobachtet werden. Besonders häufig ist diese pathologische Spontanaktivität bei Myositiden, aber auch bei Muskeldystrophien wird sie — allerdings selten — festgestellt. Aufgrund von Frequenz- und Potentialkonfigurationen unterscheiden sich PSW und Fi bei neurogenen und bei myopathischen Prozessen nicht. Auch pseudomyotone Entladungen treten — ähnlich wie bei chronisch-neurogenen Prozessen — auf. Eine besondere Form der spontanen Entladungen sind die myotonen Serien, die insbesondere bei der Myotonia congenita und bei der dystrophischen Myotonie beobachtet werden. Myotone Serien im EMG sind gewichtige Indizien für die Diagnose einer myotonen Muskelerkrankung.

Im Zentrum der elektromyographischen Diagnostik stehen bei den Myopathien die Analysen von Dauer, Form und Amplitude der motorischen Einheiten. Charakteristisch sind bei Myopathien die Verkürzung der mittleren Potentialdauer, eine Verminderung der Potentialamplituden und eine vermehrte Polyphasie. Diese Charakteristika der motorischen Einheiten findet man bei ausgeprägten Myopathien, bei leichteren Formen sind häufig nicht alle Kriterien erfüllt.

Analysiert man das Interferenzbild bei maximaler isometrischer Kontraktion, so zeigt sich bei Myopathien ein dichtes Interferenzbild bei niedriger Amplitude des Aktivitätsmusters. Auffällig ist, daß auch schon bei submaximaler Muskelkontraktion häufig ein dichtes Interferenzbild beobachtet wird. Dieses Phänomen ist dadurch zu erklären, daß einerseits die Anzahl der intakten Muskelfasern pro motorischer Einheit reduziert ist und andererseits auch die erhaltenen Muskelfasern eine geringere Kraft aufbringen können. Im Sinne eines Kompensationsmechanismus kommt es offensichtlich bei den Myopathien zu einer — im Verhältnis zur geforderten Kraftleistung — vorzeitigen Rekrutierung motorischer Einheiten und zu einer Erhöhung der Entladungsfrequenz der Einheiten. Diese Kompensationsmechanismen kommen jedoch bei schwersten Myopathien nicht mehr zum Tragen, da die Anzahl noch funktionstüchtiger motorischer Einheiten nicht mehr ausreicht, um ein dichtes Interferenzbild zu produzieren.

A Obere Extremität

Fall Nr. 1

Nächtliche Brachialgie

(Karpaltunnelsyndrom)

Anamnese

Die 46jährige Bäuerin gibt an, seit mehr als einem halben Jahr unter einem schmerzhaften Schwellungs- und Taubheitsgefühl beider Hände zu leiden. In den letzten 4 Wochen hätten sich die Beschwerden erheblich verschlimmert. Sie wache häufig gegen Morgen mit einem schmerzhaften Kribbeln der rechten Hand auf (geringer auch links). Nach längerer Massage und nach Ausschütteln der Hand verspüre sie Linderung. Häufig seien diese Beschwerden auch mit Schmerzen verbunden, die in den Unterarm, gelegentlich bis in den Oberarm und die rechte Schulter ausstrahlten. Nach dem Aufstehen am Morgen seien die Finger häufig noch für einige Zeit „wie steif". Auf Befragen gibt sie an, daß ein Diabetes mellitus nicht bekannt sei.

Klinisch-neurologischer Befund

Hoffmann-Tinel-Klopfzeichen volar über dem Handgelenk bds. negativ; Daumenballen bds. symmetrisch entwickelt; keine Paresen der kleinen Hand- bzw. Unterarmmuskeln; Armeigenreflexe (Bizepssehnenreflex, Trizepssehnenreflex) bds. mittellebhaft; Trömner bds. schwach positiv. Diskrete Hypästhesie und Hypalgesie im Bereich der Fingerkuppen des 2. und 3. Fingers rechts.

Fragen zur Arbeitshypothese

1. Welches ist die wahrscheinlichste Diagnose?
2. Welche Differentialdiagnosen sind zu erwägen?
3. Wie ist die Bilateralität der Beschwerden zu werten?
4. Welche Bedeutung hat das Hoffmann-Tinel-Zeichen? Wie entstand der Name?

Antworten

zu 1   Die mit Abstand wahrscheinlichste Diagnose ist das Karpaltunnelsyndrom. Die hier vorliegende „Brachialgia paraesthetica nocturna" kann als weitgehend pathognomonisch für ein Karpaltunnelsyndrom gelten.

zu 2   Differentialdiagnostische Überlegungen ergeben sich aufgrund der klassischen Anamnese und des klinischen Befundes kaum. Eine radikuläre Läsion ist wenig wahrscheinlich: Eine C_6-Läsion würde eine Abschwächung des Bizepseigenreflexes erwarten lassen; eine C_7-Läsion kann zwar auch Schmerzen bzw. schmerzhafte Parästhesien im Bereich des 2.–4. Fingers hervorrufen, die Hypästhesie beträfe aber auch die Dorsalseite der Fingermittel- und -grundgelenke und einen angrenzenden Streifen über der Mittelhand; eine Abschwächung des Trizepseigenreflexes wäre ebenfalls zu erwarten, obwohl dieser Reflex, insbesondere bei älteren Patienten, häufig bds. schwach auslösbar ist und sich dadurch einer klinischen Wertung entzieht.

zu 3   In der Mehrzahl der Fälle liegt das Karpaltunnelsyndrom bds. (oft einseitig subklinisch) vor, wobei in der Regel die Gebrauchshand (zumeist also die rechte Hand) stärker betroffen ist. Diese Tatsache weist auf die ätiologische Bedeutung konstitutioneller Faktoren und/oder generalisierter Erkrankungen (z. B. rheumatische Erkrankungen, Stoffwechselkrankungen) hin.

zu 4   Unabhängig voneinander wiesen Hoffmann (Beklopfen entlang dem Nerv) und Tinel (Ausübung von Druck entlang dem Nerv) darauf hin, daß De- und Regenerationsprozesse an Axonen durch abnorme mechanische Erregbarkeit lokalisiert werden können. Das Hoffmann-Tinel-Zeichen ist bei der Diagnostik des Karpaltunnelsyndroms als nicht besonders zuverlässig anzusehen. Auch ein deutlich positiver Befund über dem Karpaltunnel (Klopfempfindlichkeit mit ausstrahlenden Parästhesien in das Medianusareal) ist immer noch ein niederrangiges Indiz, da es auch bei Gesunden häufig auslösbar ist (man prüfe es bei sich selbst!).

Ziele der EMG-Untersuchung

1. Nachweis einer isolierten chronischen Kompression (Demyelinisierung, axonale Degeneration) des N. medianus bds. im Karpaltunnel.
2. Ausschluß einer Polyneuropathie mit genereller oder bevorzugt distaler Herabsetzung der NLG (Untersuchung auch des N. ulnaris!).

Elektrophysiologischer Untersuchungsbefund

(Abkürzungen und Symbole s. S. XIII)

Elektroneurographie

Motorisch

	DML	NLG Ellbogen-Handgelenk S_2–S_1	MSAP (S_1)
N. medianus re.	5,8 ms (P)	47 m/s	13 mV
N. medianus li.	5,1 ms (P)	49 m/s	16 mV
N. ulnaris re.	2,1 ms	53 m/s	12 mV
N. ulnaris li.	2,3 ms	51 m/s	12 mV

Sensibel

	Dist. Latenz	NLG	SNAP
N. medianus re.	3,8 ms (P)	34 m/s (P)	10 µV
N. medianus li.	3,5 ms (P)	39 m/s (P)	20 µV
N. ulnaris re.	2,3 ms	49 m/s	35 µV
N. ulnaris li.	2,4 ms	51 m/s	33 µV

Elektromyographie

	Spontanaktivität Ruhe/ Insertion	*Mot. Einheiten* (leichte Innervation) Dauer	Ampl.	Form	*Interferenzbild* (max. Innervation)
M. abd. poll. brev. re.	∅	n	n	n	dicht
M. brachioradialis re.	∅	n	n	n	dicht
M. triceps re.	∅	n	n	n	dicht

Fragen zur EMG-Untersuchung

1. Welche elektrophysiologischen Befunde stützen die Diagnose eines Karpaltunnelsyndroms?
2. Welches Vorgehen ist für eine Routineuntersuchung ökonomisch?
3. Welche methodischen Grundvoraussetzungen sind zu beachten?
4. Welche Fehlermöglichkeiten müssen beachtet werden?
5. Welches sind die Vor- und Nachteile der antidromen gegenüber der orthodromen Ableitung des sensiblen Antwortpotentials?
6. Wann ist eine nadelelektromyographische Ableitung aus dem Thenar sinnvoll?
7. Wie erfolgt die Bestimmung der motorischen und sensiblen NLG des N. medianus?

Antworten

zu 1   Die Diagnose eines Karpaltunnelsyndroms wurde elektrophysiologisch gestützt a) durch die pathologisch verlängerte distal-motorische Latenz (DML). Als oberer Normwert können 4,3 ms gelten; b) durch die verlangsamte distale sensible NLG des N. medianus. Die untere Normgrenze für die sensible NLG liegt bei 44 m/s, entsprechend sind distale sensible Latenzen >3,5 ms pathologisch (Abb. 1.1).

zu 2   Das „ökonomische Vorgehen" besteht zunächst a) in der Bestimmung der distal-motorischen Latenz (Abb. 1.1 A). Sie ist rasch, einfach und für den Patienten wenig belastend meßbar.

Ist diese deutlich pathologisch und ggf. im Vergleich die distal-motorische Latenz zum M. abductor digit. V (N. ulnaris) normal (Differenz >1,5 ms: DD Polyneuropathie!), kann unter Berücksichtigung des klinischen Befundes auf die Bestimmung der sensiblen NLG des N. medianus verzichtet werden. Man muß aber wissen, daß andererseits Karpaltunnelsyndrome mit noch normaler distal-motorischer Latenz vorkommen.

b) In diesen Fällen muß die Bestimmung der sensiblen NLG (empfindlichste Methode zur Bestimmung des Karpaltunnelsyndroms) angeschlossen werden (Abb. 1.1 B). Hier ist diagnostisch zuerst die Latenz für die Berechnung der sensiblen NLG, daneben auch die Amplitude und Konfiguration des SNAP zu verwerten (abnorme Polyphasie, Amplitudenminderung). Auch hier sollte der Vergleich mit der distalen Latenz des N. ulnaris durchgeführt werden. Differenzen >0,75 ms sind wegweisend.

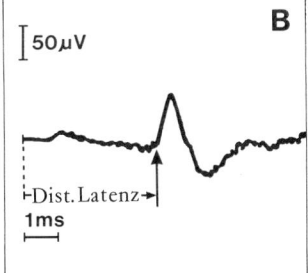

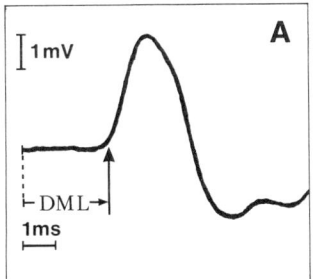

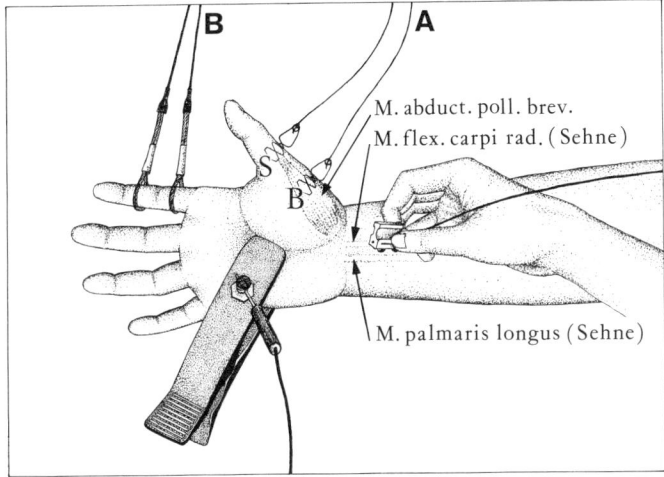

Abb. 1.1. Distale motorische (A) und sensible (B) Leitfunktion des N. medianus. Der Nerv wird 2 cm proximal des Handgelenks gereizt. *Motorische Leitfunktion* (A): Die Ableitelektroden (Klemmelektroden) werden über dem Muskelbauch (B) und der Sehne (S) des M. abduc. poll. brevis plaziert. *Sensible Leitfunktion* (B; antidrome Methode): Die Ringelektroden werden über den proximalen und distalen Interphalangealgelenken des 2., 3. oder beider Finger plaziert

c) Erst an dritter Stelle steht die nadelelektromyographische Ableitung aus dem M. abductor pollicis brevis, die allenfalls in etwa 30% aller Erstdiagnosen neurogene Schädigungszeichen als Zeichen einer axonalen Läsion erbringt.

zu 3 Die Position der Reizelektrode am Handgelenk sollte standardisiert werden, um sicher proximal der Druckschädigung zu reizen (2 cm proximal der distalen Handgelenksbeugefalte, s. Abb. 1.1). Die Ableitung über dem Thenar sollte lateral radialwärts erfolgen, Ableitung vom M. abductor poll. brevis (N. medianus), nicht vom M. opponens poll. (N. ulnaris)). Eine gelegentlich auftretende positive Vorzacke des Muskelantwortpotentials läßt sich zumeist durch Verlagerung der aktiven Elektrode beseitigen. Bei Auftreten der Vorzacke liegt die aktive Elektrode nicht über dem „motor point", d.h. dem Endplattenbereich (Abb. 1.2).

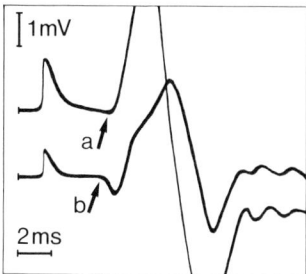

Abb. 1.2. Einfluß der Position der Ableitelektroden auf das Muskelsummenaktionspotential (MSAP) des M. abduc. poll. brevis. Liegt die differente Elektrode (B; Abb. 1.1) nicht über dem Endplattenbereich, kann eine positive Vorzacke auftreten (b)

zu 4 Man sollte sich stets vergewissern, daß eine supramaximale Nervenstimulation erreicht wird. Dies ist der Fall, wenn bei zunehmender Reizstärke keine weitere Zunahme der Amplitude des MSAP (und damit keine weitere Verkürzung der Latenz) bewirkt wird (Kurve a in Abb. 1.3). Ein schwerwiegender Fehler kann bei hoher Reizstärke in einer Mitreizung des N. ulnaris bestehen, dessen distale Latenz im M. opponens poll. einen Normalbefund über dem Thenar vortäuschen kann.

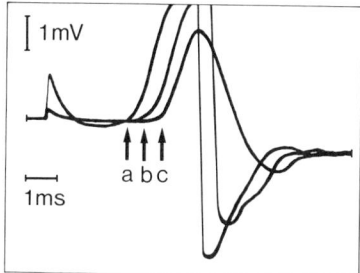

Abb. 1.3. Einfluß der Reizstärke auf die distale motorische Latenz (DML). Liegt keine supramaximale Reizstärke vor (d.h. nicht alle motorischen Nervenfasern werden erregt), kann eine längere, d.h. falsch-pathologische DML (b oder c) abgelesen werden

zu 5 Die antidrome Messung (s. Abb. 1.1 B) hat gegenüber der orthodromen aus der Sicht der Praxis entscheidende Vorteile. 1. Sie ist rascher durchzuführen.

2. Sie ist für den Patienten angenehmer. 3. In der Mehrzahl der Fälle ist die Aufsummierung („averaging") nicht notwendig. Ein Nachteil kann sein, daß eine Kontamination mit einem volumengeleiteten motorischen Antwortpotential auftreten kann (ggf. Mitregistrierung des MSAP auf einem 2. Kanal).

zu 6 Je deutlicher die distal-motorische Latenz bzw. die sensible Latenzantwort pathologisch verzögert ist (oder fehlt), um so wahrscheinlicher wird zumeist das Auftreten von pathologischer Spontanaktivität (d. h. Fibrillationspotentiale, positive scharfe Wellen, z. T. auch gruppierte rhythmische Entladungen). Durch Nachweis von Fi und PSW wird das auch für die prognostische Beurteilung wichtige Ausmaß von axonaler Degeneration abschätzbar.

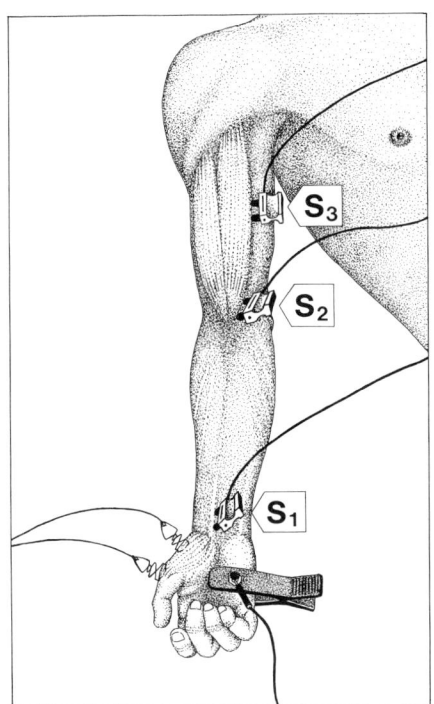

Abb. 1.4. Bestimmung der motorischen Leitfunktion des N. medianus

zu 7

A *Motorische Leitfunktion* (Abb. 1.4)
Die Ableitung erfolgt vom distalsten Zielmuskel des N. medianus, dem M. abductor poll. brevis (s. auch Abb. 1.1). Die distale Reizung (S 1) erfolgt am Handgelenk ulnar der Sehne des M. flexor carpi radialis (s. auch Abb. 1.1). Die proximale Rei-

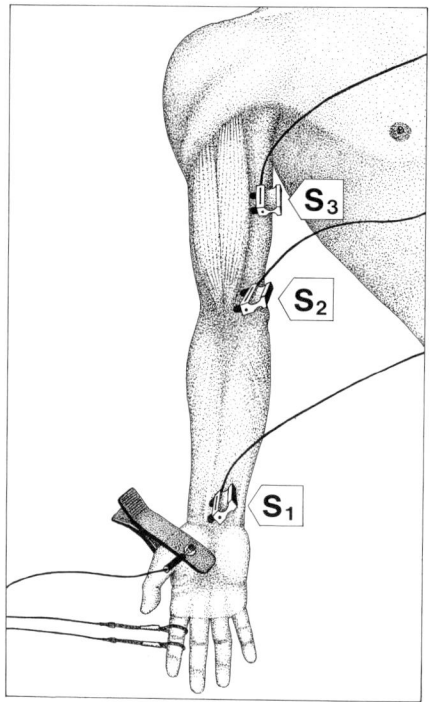

Abb. 1.5. Bestimmung der sensiblen Leitfunktion des N. medianus (antidrome Methode)

zung (S2) erfolgt in der medialen Ellenbogenbeuge medial vom Bizepsansatz. Fakultativ kann auch der Reizort S3 unterhalb der Axilla benutzt werden.

   B *Sensible Leitfunktion* (Abb. 1.5; antidrome Methode)
Die Ableitung erfolgt mit Oberflächen(ring)elektroden vom Zeigefinger, Mittelfinger oder von beiden gemeinsam. Es werden die gleichen Reizorte wie bei der Bestimmung der motorischen NLG benutzt.

Diagnose Karpaltunnelsyndrom beidseitig (rechtsbetont)

Fall Nr. 2

Taubheitsgefühl im Bereich des 5. Fingers

(Ulnarisrinnensyndrom)

Anamnese

Ein 44jähriger Lehrer beobachtete seit 3 Wochen ein sich allmählich verstärken-
des Kribbeln und Taubheitsgefühl im Bereich des 5. Fingers rechts und des Haut-
areals über dem Hypothenar. Gelegentlich bemerkte er Schmerzen an der Ellbo-
geninnenseite rechts, z. T. auch an der ulnaren Unterarmkante, bis zum 5. Finger
ausstrahlend. Sein Beruf bringe es mit sich, daß er viel schreiben müsse. Er habe
den Eindruck, daß es ihm zunehmend Schwierigkeiten bereite, einen Bleistift fest-
zuhalten. Keine Beschwerden von seiten der Schulter-Nacken-Region; intermittierend abnormes Kältegefühl in der gesamten Hand.

Klinisch-neurologischer Befund

Diskrete Krallenstellung des 5. Fingers rechts; keine Luxationstendenz des
N. ulnaris im Sulcus ulnaris rechts bei maximaler Ellbogenflexion; proximal der
Ulnarisrinne verdickt tastbarer N. ulnaris; Kraftentwicklung bei Fingerspreizen
und Daumenadduktion im Seitenvergleich rechts gering reduziert; Froment-Zeichen positiv; Bizeps- und Trizepseigenreflex symmetrisch schwach auslösbar;
Trömner bds. negativ; Hypästhesie und Hypalgesie im Bereich des 5. Fingers und
der Ulnarseite des 4. Fingers und im angrenzenden Handrückenbereich rechts;
mitgebrachte Röntgenaufnahmen der HWS und des Ellbogengelenks unauffällig.

Fragen zur Arbeitshypothese

1. Was ist die wahrscheinlichste Diagnose?
2. Welche differentialdiagnostischen Überlegungen sind bei einem Taubheitsgefühl des 5. Fingers anzustellen?
3. Was sind die häufigsten (nicht unmittelbar traumatisch bedingten) Ursachen einer Ulnarisrinnenläsion?
4. Welche Bedeutung hat das Froment-Zeichen?

Antworten

zu 1 Die wahrscheinlichste Diagnose ist das Ulnarisrinnensyndrom. Wegweisend für die Annahme einer proximalen Ulnarisläsion ist neben der Schmerzausbreitung insbesondere die Sensibilitätsstörung auch im Bereich des Ramus dorsalis.

zu 2 Differentialdiagnostisch sollte eine zervikale Wurzelläsion (C_8) und eine Läsion im Bereich des unteren Armplexus erwogen werden. Bei Ulnarisläsionen ist die Begrenzung der Sensibilitätsstörung in der Mitte des 4. Fingers deutlich, bei radikulär bedingter Störung (C_8) jedoch undeutlich oder gar nicht nachweisbar, hingegen reicht bei C_8-Läsionen die Sensibilitätsstörung nach proximal über das ulnare Handgelenk volar und dorsal hinaus. Zu fahnden ist auch nach einer Trizepsreflexabschwächung. Sie ist bei C_8-Läsionen häufig, wenn auch nicht so konstant zu finden wie bei C_7-Läsionen. Bei Läsionen des unteren Plexus brachialis wäre neben der Schwäche der ulnarisversorgten Muskeln auch eine Parese des M. abductor poll. brev. (N. medianus!) zu erwarten. Ein gleichzeitiges Horner-Syndrom spräche für eine proximale Läsion im Bereich des zervikalen Sympathikusgrenzstrangs oder der obersten Thorakalwurzeln (vor allem Th_1).

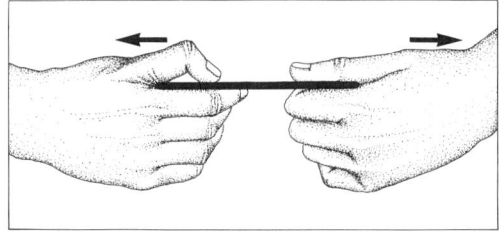

Abb. 2.1. Das positive Froment-Zeichen bei Parese der vom N. ulnaris versorgten Handmuskeln. Das Froment-Zeichen ist positiv, wenn eine Schwäche beim Griff zwischen Daumen und Zeigefinger aufgrund einer Parese des M. add. poll. durch eine vermehrte Innervation des M. flex. poll. long. (N. medianus) kompensiert wird

zu 3   Die häufigsten Ursachen sind partielle oder vollständige Ulnarisluxationen bei Beugung im Ellenbogengelenk, Druckschädigungen bei Bettlägerigkeit, Spätparesen nach Ellbogenverletzungen (mit und ohne Fraktur).

zu 4   Das Froment-Zeichen ist positiv, wenn die Daumenadduktionsschwäche durch den M. flexor pollicis longus kompensiert wird, was zu einer automatischen Flexion des Daumenendgliedes führt (Abb. 2.1).

Ziele der EMG-Untersuchung

1. Versuch a) des Nachweises und b) der Lokalisation einer Ulnarisläsion.
2. Ausschluß einer zervikalen (C_8) Radikulopathie und einer unteren Plexusläsion.

Elektrophysiologischer Untersuchungsbefund
(Abkürzungen und Symbole s. S. XIII)

Elektroneurographie

Motorisch

	DML	NLG Unterarm (S_2–S_1)	NLG Sulcus (S_3–S_2)	MSAP S_2	S_3
N. ulnaris re.	2,7 ms	52 m/s	28 m/s (P)	8 mV	4 mV (P)
N. ulnaris li.	2,6 ms	55 m/s	47 m/s	10 mV	11 mV

Sensibel

	Dist. Latenz	NLG	SNAP
N. ulnaris re.	3,8 ms (P)	39 m/s (P)	12 µV, aufgesplittert
N. ulnaris li.	2,7 ms	48 m/s	30 µV

DML zum M. flexor carpi ulnaris
Rechts   4,6 ms (P)
Links   3,8 ms

Elektromyographie

	Spontan-aktivität Ruhe/ Insertion	Mot. Einheiten (leichte Innervation)			Interferenzbild (max. Innerva-tion)
		Dauer	Ampl.	Form	
M. interosseus I re.	+ +	n	n	n	gelichtet
M. abd. dig. V. re.	+ +	n	n	n	gelichtet
M. flexor carpi uln. re.	+	n	n	n	dicht
M. abd. poll. brev. re.	∅	n	n	n	dicht
M. flexor carpi rad. re.	∅	n	n	n	dicht
M. deltoideus re.	∅	n	n	n	dicht
M. triceps re.	∅	n	n	n	dicht
M. biceps re.	∅	n	n	n	dicht
M. pronator teres re.	∅	n	n	n	dicht
M. brachioradialis re.	∅	n	n	n	dicht

Fragen zur EMG-Untersuchung

1. Welche Schlußfolgerungen lassen die elektrophysiologischen Untersuchungen zu?
2. Welche Bedeutung hat die Messung der distalen motorischen Latenz zum M. flexor carpi ulnaris?
3. Welches sind die elektromyographisch signifikanten C_8-Muskeln am Unterarm, die nicht vom N. ulnaris versorgt werden?
4. Welches sind die wichtigsten Fehlermöglichkeiten bei der elektrophysiologischen Testung auf Ulnarisrinnensyndrom und wie sind sie zu vermeiden?
5. An welcher Stelle des motorischen und sensiblen Antwortpotentials wird die Latenz abgelesen?
6. War das Ausmaß der elektromyographischen Untersuchung angemessen?

Antworten

zu 1 Die rechtsseitige Verlangsamung sowohl der motorischen NLG im Ellbogenbereich als auch die Verlängerung der distalen motorischen Latenz zum M. flexor carpi ulnaris sprechen für eine Läsion des N. ulnaris im Ellbogenbereich. Die Verlängerung der distalen sensiblen Latenz des N. ulnaris weist auf eine

Schädigung der sensiblen Nervenfasern hin. Dieser Befund hilft jedoch nicht, die Läsion zu lokalisieren. Hier wäre auch eine fraktionierte Bestimmung der sensiblen NLG über die verschiedenen Armabschnitte notwendig. Im vorliegenden Fall erübrigt sich diese Messung, da bereits die motorischen Leitfunktionsparameter den Ort der Läsion eingegrenzt haben. Bereits physiologischerseits besteht über dem Ellbogenbereich für den N. ulnaris eine niedrigere motorische NLG als im Unterarm- oder Oberarmabschnitt, weshalb nur eine Differenz von mehr als 10 m/s zwischen Sulcus- und Unterarmabschnitt verwertet werden sollte.

zu 2 Die Bedeutung der Messung der DML zum M. flexor carpi ulnaris (Abb. 2.2) beruht auf ihrer einfachen Bestimmung. Ähnlich wie beim Karpaltunnelsyndrom liegt die Nervenkompression im gemessenen Nervenendstück.

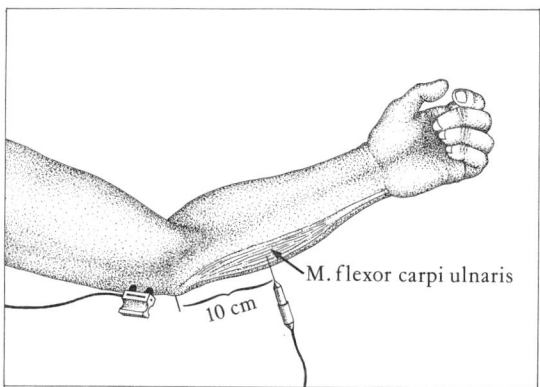

Abb. 2.2. Bestimmung der distalen motorischen Latenz zum M. flex. carp. uln. (FCU). Die Reizung des N. ulnaris erfolgt 2 cm proximal, die Ableitung 10 cm distal des Sulcus ulnaris

Distale motorische Latenzwerte zum M. flexor carpi ulnaris über 4,2 ms (Reizableitungsdistanz 10 cm) sind als pathologisch zu betrachten.

zu 3 Dies sind der M. ext. carpi uln., der M. flex. dig. sup., der M. flex. dig. prof. II, III und der M. flex. poll. long. (s. C_8-Syndrom).

zu 4 Der methodisch wichtigste Fehler bei der fraktionierten Bestimmung der motorischen NLG des N. ulnaris (Abb. 2.3) besteht in der Messung über die relativ kurze Ellbogenstrecke:

a) Zur Verringerung dieses Fehlers sollte die Stimulation zwischen S_2 und S_3 (s. Abb. 2.3) mindestens **10 cm** betragen.

b) Der Stimulationsort (S_2) distal des Sulcus verlangt wegen des tiefer unter der Muskulatur gelegenen Nervs oft eine höhere Reizstärke (die Muskelantwortpotentiale müssen in Form und Amplitude gleich sein wie bei Reizung am Handgelenk). Die hierdurch bewirkte Reizausbreitung kann eine nicht erfaßbare virtuelle Verlagerung des Reizortes bedeuten (falsch-pathologischer oder normaler Wert).

c) Die Messung der Distanz S_2–S_3 (s. Abb. 2.3) muß sorgfältig und unter standardisierten Lagebedingungen des Armes erfolgen; am besten den Ellbogen in nur gering angewinkelter Stellung lagern. Die Messung der Distanz ändert sich mit unterschiedlichem Ellbogengelenkswinkel!

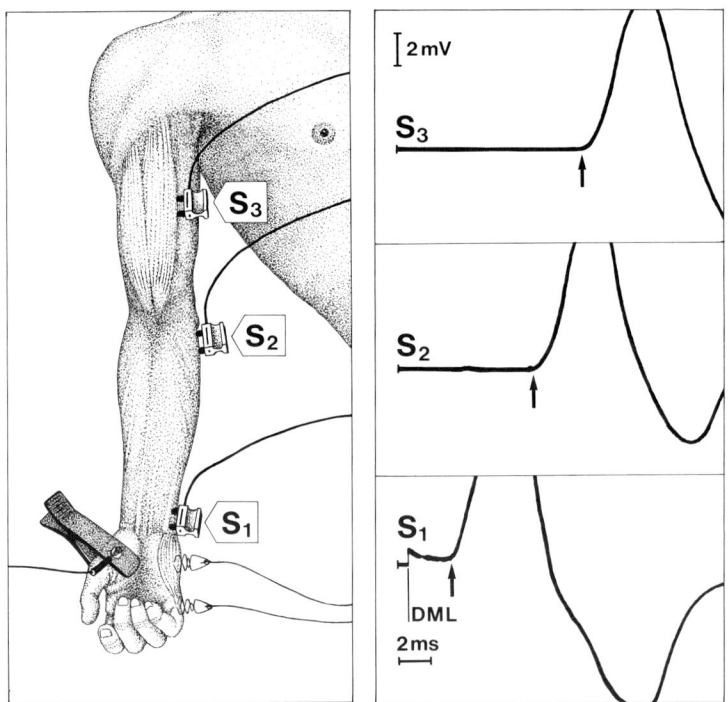

Abb. 2.3. Bestimmung der fraktionierten motorischen Nervenleitgeschwindigkeit des N. ulnaris. Als Reizorte werden S_1 (Handgelenk), S_2 (unterhalb des Ellenbogens) und S_3 (10 cm oberhalb des Ellenbogens) gewählt. Das Muskelantwortpotential (MSAP) wird vom Kleinfingerballen (Hypothenar) abgeleitet. Wird der Reizort S_3 zu weit distal lediglich knapp oberhalb des Sulcus ulnaris gewählt, nimmt die Gefahr der Meßungenauigkeit infolge der kurzen Distanz zu S_2 stark zu

zu 5   Die Latenz (also die Zeit zwischen Reiz und Muskelantwort) wird gemessen an der initialen negativen Auslenkung des motorischen Antwortpotentials von der Grundlinie (s. Abb. 2.3).

Die Latenz der sensiblen Antwort wird bei der einfacher durchzuführenden, den Patienten weniger belastenden antidromen Methode an der initialen negativen Auslenkung des sensiblen Antwortpotentials gemessen (Abb. 2.4). Bei der orthodromen Methode wird von der ersten positiven Spitze des sensiblen Antwortpotentials gemessen (Abb. 2.5).

Bei der antidromen Technik ist eine initiale positive Spitze im Gegensatz zur orthodromen Technik meist nicht ausgeprägt.

zu 6   Im vorliegenden Fall wäre die EMG-Untersuchung der nicht ulnarisversorgten Muskeln aufgrund der eindeutigen elektroneurographischen Befunde entbehrlich gewesen.

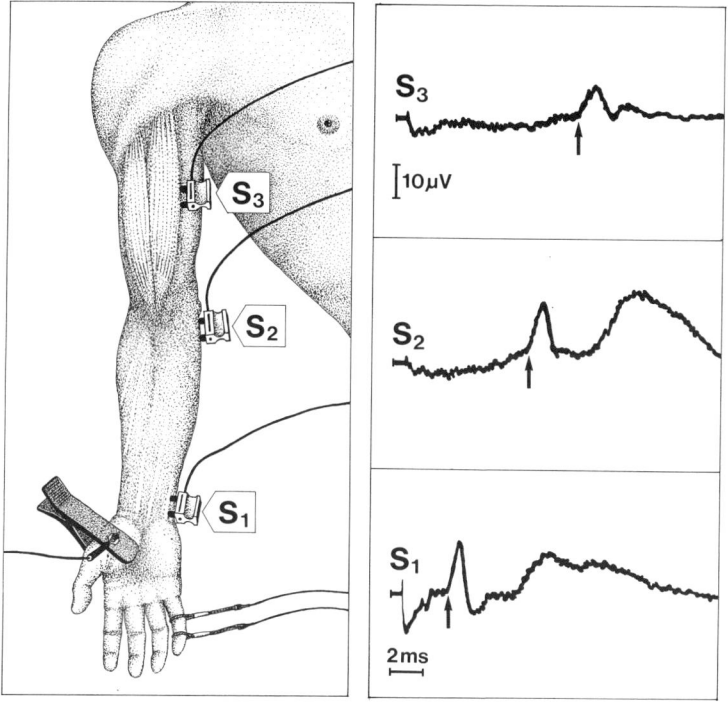

Abb. 2.4.   Bestimmung der fraktionierten sensiblen Nervenleitgeschwindigkeit des N. ulnaris (antidrome Methode). Als Reizorte werden S_1 (Handgelenk), S_2 (knapp unterhalb des Ellenbogens) und S_3 (10 cm oberhalb des Ellenbogens) gewählt. Die Ringelektroden werden im Bereich des 5. Fingers positioniert

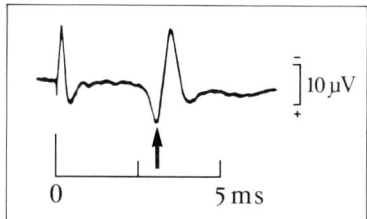

Abb. 2.5. Bestimmung der distalen sensiblen Latenz des N. ulnaris mit orthodromer Reiztechnik. Bei der orthodromen Methode wird von der ersten positiven Spitze des sensiblen Antwortpotentials gemessen

Diagnose Proximale Läsion des N. ulnaris im Ulnarisrinnenbereich

Fall Nr. 3

Diffuse Armschmerzen

(C_7-Syndrom)

Anamnese

Ein 37jähriger Automechaniker klagt seit 2 Monaten über Schmerzen mit Ausstrahlen vom Schulterblatt in den gesamten Arm. Husten und Pressen verschlim-
mere den Schmerz, der dann z.T. bis in die Hand, insbesondere in den Mittelfinger, ziehe. Gelegentlich nächtliche Intensivierung der Schmerzen; eine Schanz-
Krawatte brachte keine Linderung; seit 2 Wochen zusätzlich Hinterkopfschmer-
zen; seit 4 Wochen „krank geschrieben".

Klinisch-neurologische Untersuchung

Übergewicht; leichte Schwäche der Handgelenksstreckung (schmerzbedingt?);
schwache seitengleiche Bizepseigenreflexe; nicht sicher auslösbare Trizepseigenre-
flexe; diskrete Hypästhesie im Bereich des 2. und 3. Fingers. Kein Horner-Syndrom; kein Hoffmann-Tinel-Zeichen im Bereich des N. medianus; keine Druckdolenz der Rotatorenhaube; Röntgen HWS in 4 Ebenen: ausgedehnte degenerative Veränderungen (C_4/C_5, C_5/C_6, C_6/C_7).

Fragen zur Arbeitshypothese

1. Welche diagnostischen Arbeitshypothesen lassen sich am besten be-
   gründen?
2. Welchen lokalisatorischen Stellenwert haben Schmerzverteilung und Sensibilitätsstörung?

3. Welche Armplexusläsionen müssen differentialdiagnostisch am ehesten in die Diskussion eingebracht werden?

Antworten

zu 1   Als einzige Befunde lassen sich die Schmerzanamnese und die Sensibilitätsstörung im Bereich des 2. und 3. Fingers verwerten. Diese könnten für ein sensibles zervikales Wurzelkompressionssyndrom (C_7?), aber auch für ein Karpaltunnelsyndrom sprechen.

zu 2   Ein diffuser Armschmerz hat in der Regel einen geringeren lokalisatorischen Wert als die Sensibilitätsstörung. Es ist bemerkenswert, daß verschiedenste
Affektionen des peripheren Nervensystems, der Gelenke und der HWS zu sehr
ähnlichen Schmerzbildern führen können.

zu 3   Läsionen beim Thoracic-outlet-Syndrom, neuralgischer Schulteramyotrophie, Pancoast-Tumor.

Ziele der EMG-Untersuchung

1. Fahndung nach zervikaler Wurzelschädigung
2. Fahndung nach Karpaltunnelsyndrom
3. Ausschluß einer Plexusläsion

Elektrophysiologischer Untersuchungsbefund
Abkürzungen und Symbole s. S. XIII)

Elektroneurographie

Motorisch

	DML	NLG Unterarm	MSAP
N. medianus re.	3,7 ms	56 m/s	normal

Sensibel

	Dist. Latenz	NLG	SNAP
N. medianus re.	2,6 ms	51 m/s	normal

Elektromyographie (re.)

	Spontan-aktivität Ruhe/ Insertion	Mot. Einheiten (leichte Innervation) Dauer	Ampl.	Form	Interferenzbild (max. Innerva-tion)
Paraspinale Muskulatur (C_5–C_7)	$\varnothing$	n	n	n	dicht
M. deltoideus	$\varnothing$	n	n	n	dicht
M. pectoralis major (mittl. Anteil)	+	n	n	p	dicht
M. triceps	+	n	n	n	dicht
M. biceps	$\varnothing$	n	n	n	dicht
M. brachioradialis	$\varnothing$	n	n	n	dicht
M. ext. carpi radialis	+	n	n	n	dicht
M. flex. carpi radialis	$\varnothing$	n	n	n	dicht
M. flex. poll. long.	$\varnothing$	n	n	n	dicht
M. inteross. I	$\varnothing$	n	n	n	dicht
M. abd. poll. brev.	$\varnothing$	n	n	n	dicht

Fragen zur EMG-Untersuchung

1. Warum ist die Diagnose einer distalen Medianusläsion (Karpaltunnelsyndrom) nicht wahrscheinlich?
2. Welche Lokalisation (bzw. Diagnose) kann man aufgrund des EMG-Befundes annehmen?
3. Welche Kennmuskeln bei Verdacht auf C_7-Syndrom sollten in jedem Fall untersucht werden? Wo ist der beste Ort der Ableitung?
4. Welche Bedeutung hat die Bestimmung der distalen sensiblen NLG bei radikulären Läsionen?
5. Welche Befunde sprechen eher gegen eine neuralgische Schulteramyotrophie?
6. Wie ist der unauffällige EMG-Befund in der paravertebralen Muskulatur im unteren HWS-Bereich zu interpretieren?

Antworten

zu 1 Für ein Karpaltunnelsyndrom gibt es keinen sicheren Anhalt. Es liegen Normbefunde vor a) für die DML, b) für die distale sensible NLG des N. medianus, c) für das EMG im M. abd. poll. brev.

zu 2 Das EMG ergibt axonale Schädigungszeichen in Muskeln, die 2 verschiedenen Nerven entstammen (N. radialis: M. triceps und M. ext. carpi radialis; Nn. pectorales: M. pectoralis). Beide Nerven erhalten ihre wesentliche Innervation über C_7, weshalb eine Läsion in dieser Höhe das klinische Bild am besten erklären würde.

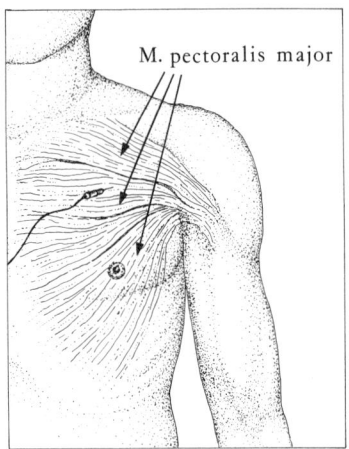

M. pectoralis major

Abb. 3.1. Die elektromyographische Diagnostik des M. pectoralis major. Der M. pectoralis major wird multiradikulär versorgt. Bei Verdacht auf eine C_7-Läsion sollte die mittlere Portion des Muskels aufgesucht werden. In diesem Bereich kann ähnlich häufig wie im M. triceps brachii bei manifester Läsion der Wurzel C_7 pathologische Spontanaktivität abgeleitet werden

zu 3 Immer untersucht werden sollten der M. triceps und der M. pectoralis major (Abb. 3.1, mittl. Anteil). Zusätzlich ist vor allem die EMG-Untersuchung des M. flexor carpi radialis und M. pronator teres wertvoll (Abb. 3.2). Die beiden letztgenannten Muskeln liegen so dicht beieinander, daß sie oft schwierig getrennt abzuleiten sind.

zu 4 Bei radikulären Läsionen sind das SNAP und die sensible distale NLG trotz klinisch faßbarer Sensibilitätsstörung unauffällig, da die Läsion in der Regel proximal des Spinalganglions liegt (Abb. 3.3).

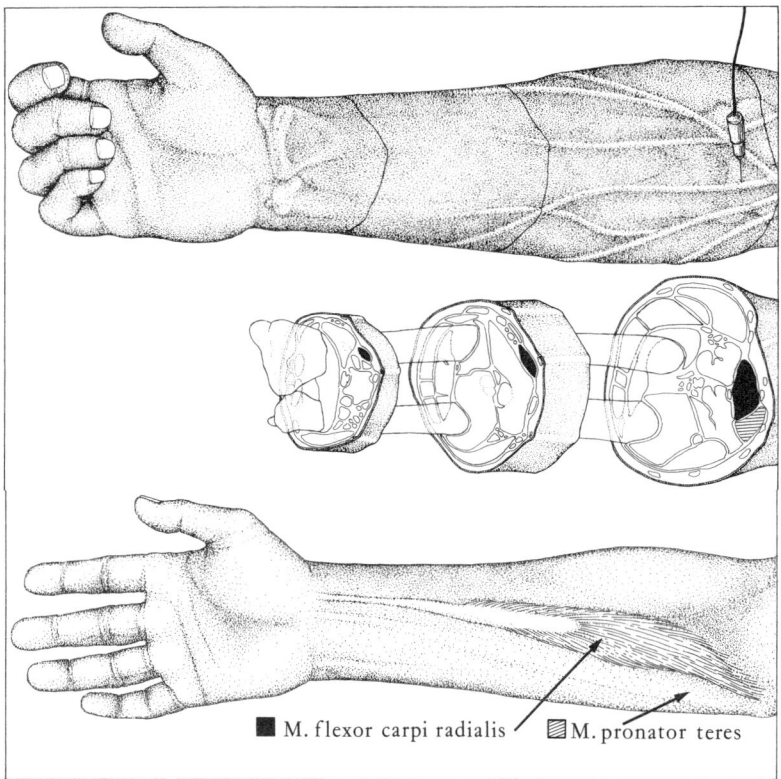

M. flexor carpi radialis   M. pronator teres

Abb. 3.2. Situs des M. flexor carpi radialis und M. pronator teres bei Aufsicht und im Querschnittsbild. Da das Volumen dieser Muskeln von proximal nach distal im Unterarm-bereich deutlich abnimmt, sollten sie sehr weit proximal, etwa 5 cm unterhalb der Ellenbo-gengelenksbeugefalte, aufgesucht werden

zu 5 Die elektrophysiologische Untersuchung allein kann diese Frage nicht be-antworten. Anamnese und Befundkonstellation (inkl. EMG) sprechen mit Wahr-scheinlichkeit für ein C_7-Syndrom.

zu 6 Auch wenn die überwiegend monosegmental versorgten Mm. multifidi richtig aufgesucht wurden (s. auch Abb. 19.1), ist insbesondere bei leichten Affek-tionen das EMG häufig unauffällig. Zusätzlich erschwert die oft unzureichende Entspannung dieser Muskeln die Erfassung von Fi und PSW.

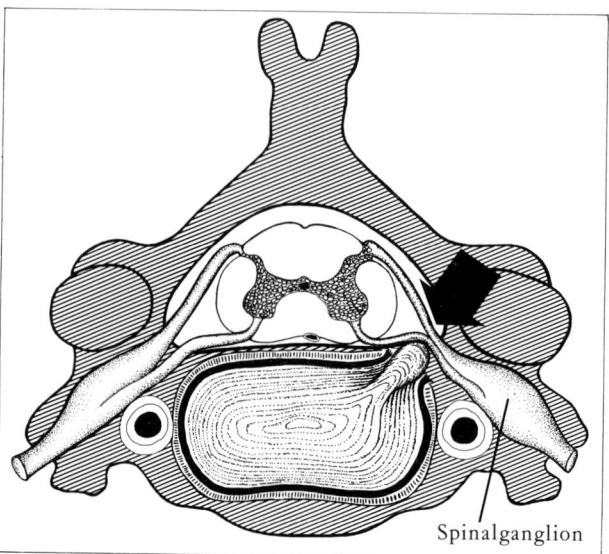

Spinalganglion

Abb. 3.3.   Bandscheibenvorfälle im zervikalen Bereich führen zu einer Läsion proximal des Spinalganglions. Daraus erklärt sich, daß trotz eindeutiger Sensibilitätsstörungen (gestörte Weiterleitung zum ZNS) der distale Abschnitt der sensiblen Afferenzen morphologisch und funktionell intakt bleibt. Es werden unauffällige sensible Nervenleitgeschwindigkeiten und Nervenaktionspotentiale gemessen

Diagnose   Verdacht auf C_7-Radikulopathie

Fall Nr. 4

Akute Fallhand

(Radialisparese)

Anamnese

Einem 68jährigen Handelsvertreter war 5 Wochen zuvor morgens beim Aufwachen aufgefallen, daß er die rechte Hand nicht mehr voll anheben konnte. Die Lähmung habe sich seitdem nicht wesentlich zurückgebildet. Manchmal verspüre er ein Kribbeln über der proximalen Daumenregion.

Klinisch-neurologischer Befund

Leichter feinschlägiger Haltetremor; Facies alcoholica; Hypertonus; walnußgroße, teigig-ödematöse Schwellung über dem rechten Handrücken; Fallhand rechts; Streckung der Hand sowie der Finger im Grund- und Mittelgelenk hochgradig paretisch; die rechte Hand kann nur kurze Zeit gegen die Schwerkraft angehoben werden; Parese der Daumenstrecker; Finger- und Daumenbeuger intakt; Fingeradduktion und -abduktion intakt, ebenso Ellbogenbeugung und -streckung; Armeigenreflexe schwach, seitengleich; Hypästhesie und Hypalgesie über dem radialen Handrücken und den ersten 2 Fingern unter Aussparung der Endphalangen.

Fragen zur Arbeitshypothese

1. Welches ist die wahrscheinlichste Diagnose und welche Pathogenese ist zu diskutieren?

2. Sind differentialdiagnostische Überlegungen notwendig? Wenn ja, welche?
3. Welche 3 Prädilektionsstellen für Radialisläsionen sind besonders zu beachten?
4. Hat die Schwellung über dem Handrücken etwas mit der Fallhand zu tun?
5. Ist im vorliegenden Fall eine EMG-Untersuchung zwingend notwendig?

Antworten

zu 1   Die wahrscheinlichste Diagnose ist zweifellos eine proximale Radialisparese (sog. Schlafdrucklähmung am Oberarm). Die Lähmung kommt in einem großen Prozentsatz als Folge einer verlängerten Druckeinwirkung (z. B. Bettkasten) im Rahmen eines tieferen Schlafes durch Sedierung (Schlafmittel, Alkoholrausch! etc.) zustande. Eine sog. Parkbanklähmung oder „Paralysie des ivrognes" sind im Vergleich hierzu Raritäten.

zu 2   Auszuschließen sind (dies gelingt mit Hilfe der klinischen Untersuchung) in erster Linie a) eine zentral bedingte Fallhand (distale zentrale Monoparese) und b) eine zervikale Radikulopathie: a) Bei einer „zentralen" Fallhand sind in aller Regel eine Mitbeteiligung der nicht radialisversorgten Hand- und Fingerbeuger bzw. der intrinsischen Handmuskulatur (Feinmotorik!) sowie andere neurologische Auffälligkeiten (Reflexe, Sensibilität) zu erwarten. Beim Faustschluß kommt es nicht zu einer Volarflexion im Handgelenk wie bei der isolierten proximalen Radialisläsion. b) Eine zervikale Radikulopathie, die eine (partielle) Fallhand verursachen sollte (M. ext. carpi rad. longus und brevis, M. ext. carpi uln., C_7/C_8), würde − im Gegensatz zur radialisbedingten Fallhand − den M. brachioradialis in der Regel aussparen (C_5, C_6!).

zu 3   a) Sogenannte Krückenlähmung: Schädigung des N. radialis in Höhe der Axilla. Der M. triceps ist mitbetroffen. b) Als Folge eines Traumas im mittleren Oberarmbereich (vor allem Humerusfrakturen) oder als Schlafdrucklähmung. Der Trizeps ist in der Regel nicht betroffen! Auch der M. brachioradialis (weniger oft der M. extensor carpi radialis) kann ausgespart sein; c) Supinatorsyndrom (Interosseus-posterior-Syndrom, s. Fall Nr. 17).

zu 4   Nicht so selten findet sich beim Vorliegen einer Fallhand über dem Dorsum der Hand eine teigig-ödematöse Schwellung (sog. Gubler-Schwellung), deren Ursache nicht geklärt ist.

zu 5 Die EMG-Untersuchung ist im vorliegenden Fall zur Diagnosefindung nicht zwingend notwendig; sie ist dennoch sinnvoll, da hierdurch eine prognostische, therapiebeeinflussende Abschätzung der Läsion erfolgen kann.

Ziele der EMG-Untersuchung

1. Erhebung eines exakten Funktionsstatus der radialisversorgten Muskulatur und Lokalisation des Läsionsortes.
2. Ausschluß einer zervikalen Wurzelläsion.

Elektrophysiologischer Untersuchungsbefund
(Abkürzungen und Symbole s. S. XIII)

Elektroneurographie

Motorisch

	DML	NLG S_3-S_2	MSAP
N. radialis re.	2,4 ms	43 m/s	nicht verwertbar (mit Nadel abgeleitet)
		S_2-S_1	
N. medianus re.	3,8 ms	56 m/s	18 mV
N. ulnaris re.	2,4 ms	52 m/s	16 mV

Sensibel

	Dist. Latenz	NLG	SNAP
N. radialis re.	nicht erhältlich	nicht berechenbar	entfällt

Elektromyographie (re.)

	Spontan-aktivität Ruhe/ Insertion	Mot. Einheiten (leichte Innervation)			Interferenzbild (max. Innerva-tion)
		Dauer	Ampl.	Form	
M. deltoideus	∅	n	n	n	dicht
M. triceps	∅	n	n	n	dicht
M. biceps	∅	n	n	n	dicht
M. brachioradialis	+ +	n	n	n	gelichtet
M. ext. carpi rad.	+ +	n	n	n	gelichtet
M. ext. ind. propr.	+ +	n	n	n	Einzelosz.
M. abd. poll. brev.	∅	n	n	n	dicht
M. inteross. I	∅	n	n	n	dicht

Fragen zur EMG-Untersuchung

1. Wie ist die EMG-Untersuchung zu interpretieren?
2. Wo sind die radialisversorgten Unterarmmuskeln für die EMG-Untersuchung aufzusuchen?
3. Wie erfolgt die Bestimmung a) der motorischen und b) der sensiblen Nervenleitgeschwindigkeit des N. radialis und welche methodischen Schwierigkeiten sind bei der Messung der motorischen und sensiblen NLG des N. radialis zu beachten?
4. Warum ist die Bestimmung der sensiblen NLG, speziell des N. radialis, als Screening-Methode zum Nachweis einer generellen Leitungsverlagerung an den oberen Extremitäten (z.B. bei Polyneuropathie) vom Prinzip her das geeignetste Verfahren?
5. Ist im vorliegenden Fall eine Bestimmung der motorischen oder sensiblen NLG zwingend notwendig?

Antworten

zu 1   Die EMG-Befunde zeigen, daß nur die vom N. radialis versorgten Unterarmmuskeln betroffen sind. Bei Aussparung des M. triceps liegt damit am ehesten eine partielle Radialisläsion distal des Abgangs zum M. triceps vor (in Höhe des Sulcus nervi radialis im mittleren Humerusbereich).

zu 2 Eine präzise Auffindung einzelner, vom N. radialis versorgter Unterarm-muskeln mittels Nadelelektroden ist in der Regel schwierig, da sich die einzelnen Finger- bzw. Daumenstrecker zumeist nicht deutlich durch die Haut abheben (Abb. 4.1 u. 4.2). Geringe selektive Innervation des jeweiligen Muskels bei gleich-zeitiger Palpation kann das Auffinden sehr erleichtern. Nach Insertion führt diese Innervation zu sichtbaren Nadelbewegungen.

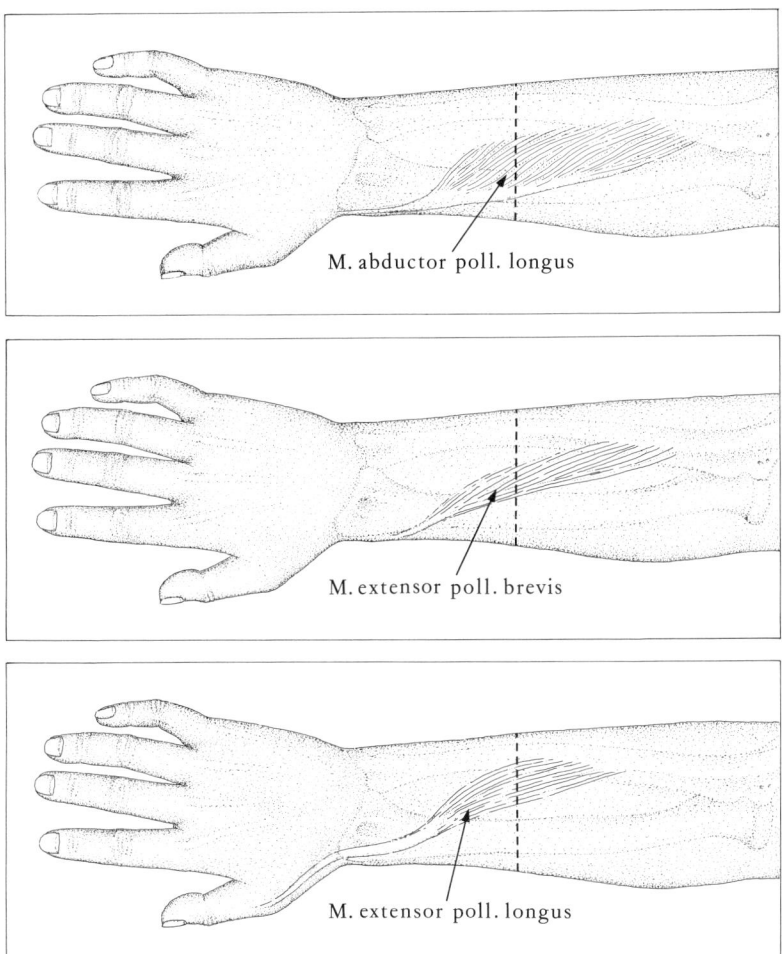

Abb. 4.1. Lage des M. extensor poll. longus, M. extensor poll. brevis und M. abductor poll. longus am Unterarm in dorsaler Aufsicht. Ein differenziertes Aufsuchen dieser Mus-keln ist wegen der ähnlichen Ausbreitung in der mediolateralen Ebene schwierig

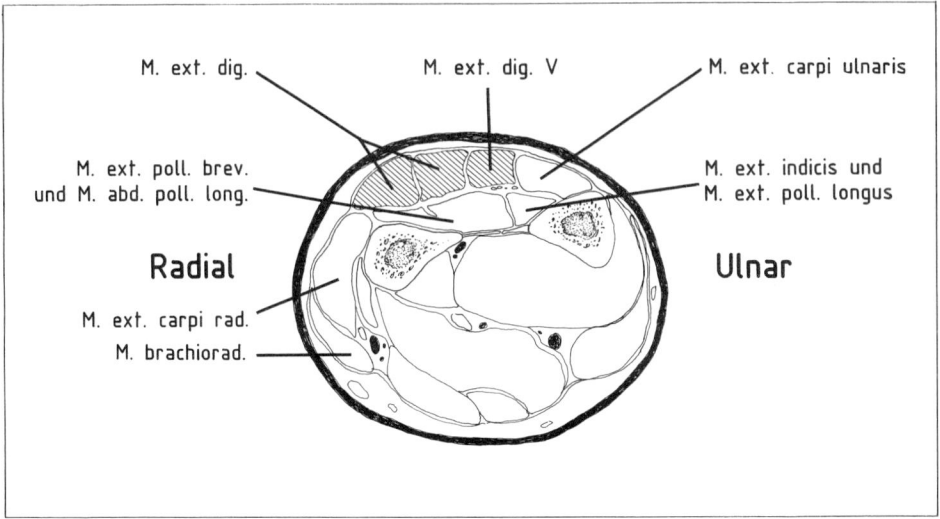

Abb. 4.2.   Situs der vom N. radialis versorgten Unterarmmuskeln im Querschnitt (Mitte Unterarm). Beachte, daß der M. ext. indicis als Zielmuskel zur Bestimmung der motorischen Nervenleitgeschwindigkeit nicht oberflächlich, sondern unterhalb des M. ext. carpi ulnaris liegt

zu 3   a) Die Messung der motorischen NLG des N. radialis (s. Abb. 4.3) ist technisch schwieriger als z. B. des N. medianus und ulnaris. Wegen der tiefen Lage des N. radialis kann es vor allem bei adipösen oder „muskulösen" Patienten schwierig sein, eine supramaximale Nervenreizung zu erreichen. Leicht kann eine volumengeleitete Aktivierung distaler Extensoren erfolgen. Verwertbar ist eine Messung nur (gleich, ob die Ableitung mit Nadel- oder Oberflächenelektroden erfolgt), wenn das Antwortpotential bei distaler und proximaler Reizung identisch konfiguriert ist.

Als Zielmuskel empfiehlt sich (am besten mit Nadelelektroden) der distalste radialisversorgte Muskel, der M. ext. indicis (oder M. ext. poll. brev.). Der Arm sollte in gestreckter und pronierter Position untersucht werden (Abb. 4.3).

Die Reizung kann am Unterarm (S 1) über der dorsalen Ulnarregion ca. 8–10 cm proximal des Processus styloideus und am Ellbogen (S 2) 5–6 cm proximal vom Epicondylus lateralis zwischen M. brachioradialis und der Sehne des M. biceps erfolgen (s. Abb. 4.3), sie kann auch am Oberarm (S 3) und in der Supraklavikulargrube vorgenommen werden.

b) Die leichter durchzuführende sensible NLG des N. radialis kann antidrom (Abb. 4.4) bzw. orthodrom gemessen werden. Die antidrome Reizung des Ramus superficialis erfolgt etwa 10–12 cm oberhalb des Handgelenks über der radialen

Kante des Radius. Abgeleitet wird mit Ringelektroden über dem Daumengrundgelenk oder über dem Spatium interosseum dorsale I.

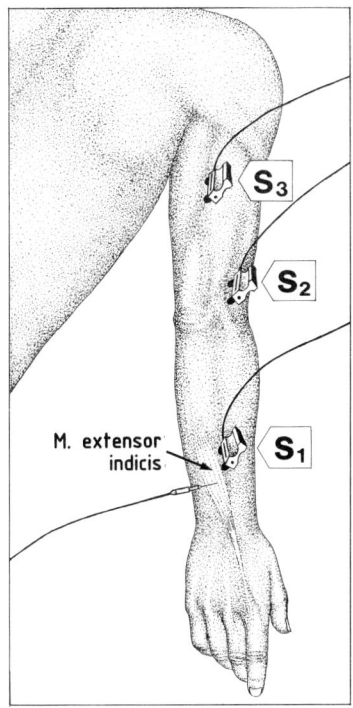

M. extensor indicis

Abb. 4.3. Bestimmung der fraktionierten motorischen Nervenleitgeschwindigkeit des N. radialis im Unterarm- und Oberarmbereich. Als Zielmuskel dient der M. extensor indicis (oder M. ext. poll. brev.).

zu 4 Weil der N. radialis viel seltener durch zusätzliche Faktoren geschädigt ist als z. B. der N. medianus (z. B. leichtes Karpaltunnelsyndrom) oder der N. ulnaris (z. B. diskretes Ulnarisrinnensyndrom).

zu 5 Eine Bestimmung der motorischen und sensiblen NLG des N. radialis ist im vorliegenden Fall nicht zwingend notwendig und wird auch wegen der schwierigeren technischen Durchführung selten angestrebt. Sie kann gelegentlich bei Radialisläsionen nach Humerusschaftfraktur zur besseren prognostischen und Verlaufsanalyse (Abschätzung Neurapraxie versus Axonotmesis) sinnvoll werden.

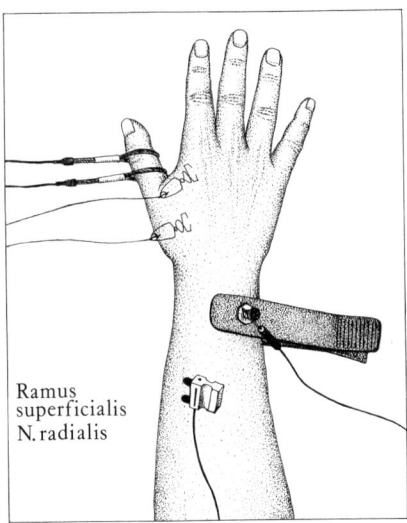

Ramus
superficialis
N.radialis

Abb. 4.4. Bestimmung der distalen sensiblen Nervenleitgeschwindigkeit des N. radialis bei antidromer Reiztechnik. Das SNAP kann entweder mit Ringelektroden vom Daumengrund- und Endgelenk oder vom Spatium interosseum I abgeleitet werden. Die Reizung des Ramus superficialis erfolgt etwa 10–12 cm oberhalb der Handgelenksebene

Diagnose Akute (inkomplette) Druckläsion des N. radialis im mittleren Oberarmbereich

Fall Nr. 5

Schulter-Arm-Schmerzen

(C_6-Syndrom)

Anamnese

Eine 44jährige Hausfrau erlitt vor 2 Jahren einen Skiunfall (Kollisionsunfall). Seit dieser Zeit leide sie häufiger unter vermehrten Hinterkopf- und Nackenschmerzen. In den vergangenen 2 Monaten Zunahme linksseitiger Schulterschmerzen, ausstrahlend in den gesamten linken Arm, über die Lateralseite des Unterarms bis in den Daumen ziehend, z. T. nachts exazerbierend. Sie habe erhebliche Durchschlafstörungen. Seit 1/2 Jahr medikamentöse antidepressive Behandlung.

Klinisch-neurologischer Befund

Adipositas; passive Beweglichkeit der HWS schmerzbedingt endgradig eingeschränkt; bei der selektiven Kraftprüfung keine Paresen von Schulter-, Oberarm-, Unterarm- oder Handmuskeln bds.; diskrete Abschwächung des Bizepseigenreflexes links; Trizepseigenreflex bds. schwach auslösbar; Trömner- und Knipsreflex symmetrisch schwach positiv; keine Sensibilitätsstörungen; Rö. HWS: mittelgradige Osteochondrose mit reaktiver Spondylose der Zervikalsegmente C_5-C_7 bds.

Fragen zur Arbeitshypothese

1. Welche (Differential-)Diagnosen kommen aufgrund der Anamnese in Frage?

2. Wie unterscheidet sich die radikuläre C_5- von der C_6-Symptomatik bezüglich Schmerzcharakteristik und neurologischer Befunde?
3. Wie läßt sich die (seltene) Läsion des N. musculocutaneus von einer C_6-Läsion abgrenzen?

Antworten

zu 1   Die diskrete Abschwächung des Bizepsreflexes und ausstrahlende radikuläre Schmerzen in den Daumen lassen an eine zervikale Läsion der Wurzel C_6 denken. Differentialdiagnostisch sind insbesondere ein (u. U. auch zusätzliches) Karpaltunnelsyndrom (!) bzw. eine primär nicht neurologische Ursache der Schulter-Arm-Schmerzen (z. B. Periarthropathia humeroscapularis) auszuschließen.

zu 2   Bei einem C_5-Wurzelreiz- oder -kompressionssyndrom bleibt der Schmerz in der Regel auf die Schulterregion beschränkt. Die Paresen konzentrieren sich auf die Muskulatur des Schultergürtels. Eine Mitbeteiligung des M. brachioradialis spricht für eine C_6-Läsion. Die Bewertung des Bizepsreflexes ermöglicht keine Differenzierung zwischen C_5- und C_6-Läsionen.

zu 3   Die (seltene) Läsion des N. musculocutaneus hat − im Gegensatz zum C_6-Syndrom − keine Innervationsstörungen im M. brachioradialis und keine Sensibilitätsstörungen im Daumen zur Folge, sondern führt zu Sensibilitätsstörungen im Bereich der radialen Unterarmkante (N. cut. antebrach. lat.).

Ziele der EMG-Untersuchung

1. Untersuchung von Kennmuskeln der Wurzeln C_5 und C_6.
2. Ausschluß eines Karpaltunnelsyndroms.
3. Abschätzung des Ausmaßes neurogener (axonaler) Schädigungszeichen.

Elektrophysiologischer Untersuchungsbefund
(Abkürzungen und Symbole s. S. XIII)

Elektroneurographie

Motorisch

	DML	NLG (Unterarm)	MSAP
N. medianus li.	3,8 ms	58 m/s	16 mV
N. ulnaris li.	2,4 ms	51 m/s	12 mV

Sensibel

	Dist. Latenz	NLG	SNAP
N. medianus li.	2,9 ms	52 m/s	31 μV

Elektromyographie

	Spontan- aktivität Ruhe/ Insertion	Mot. Einheiten (leichte Innervation)			Interferenzbild (max. Innervation)
		Dauer	Ampl.	Form	
Paravertebrale C_6–C_8 li.	$\varnothing$	n	n	p	dicht
M. deltoideus li.	+	N	N	P (15%)	dicht
M. infraspinatus li.	$\varnothing$	n	n	n	dicht
M. supraspinatus li.	$\varnothing$	n	n	n	dicht
M. biceps li.	+	N	N	P (30%)	dicht
M. triceps li.	$\varnothing$	N	N	N	dicht
M. brachioradialis li.	+ +	N	N	N	dicht
M. flex. carp. rad. li.	$\varnothing$	n	n	n	dicht
M. ext. carp. rad. li.	$\varnothing$	N	N	N	dicht
M. flex. dig. sup. li.	$\varnothing$	n	n	n	dicht
M. interosseus I li.	$\varnothing$	n	n	n	dicht
M. abd. poll. brev. li.	$\varnothing$	n	n	n	dicht

Fragen zur EMG-Untersuchung

1. Wie ist der EMG-Befund zu interpretieren?
2. Worin ist der Wert einer EMG-Untersuchung zusätzlich zur klinischen Untersuchung bei Wurzelläsionen zu sehen?
3. Welche elektromyographischen Befunde können helfen, zwischen Plexus- und Wurzelläsion zu unterscheiden?
4. Haben elektroneurographische Untersuchungen eine Bedeutung für die Differenzierung von Plexus- und Wurzelläsionen?
5. Welches ökonomische Vorgehen ist bei der EMG-Untersuchung anzuraten, wenn man berücksichtigt, daß man schon aus Gründen der Schmerzbelastung nicht jeden einzelnen Muskel untersuchen kann?
6. Welches sind die wichtigsten C_6-Kennmuskeln?

Antworten

zu 1   In der Kennmuskulatur der Wurzel C_6 (M. deltoideus, M. biceps, M. brachioradialis) zeigte sich neben pathologischer Spontanaktivität ein neurogener Umbau motorischer Einheiten. Die vermehrte Polyphasie der Potentiale deutet auf eine schon länger bestehende Radikulopathie (C_6) hin.

zu 2   Der Wert der EMG-Untersuchung als objektiver Funktionstest erwächst aus folgenden Tatsachen: Da jeder Muskel von mehreren Segmenten versorgt wird, ist a) eine Kraftminderung vieler Muskeln häufig klinisch nicht eindeutig zu erfassen, b) sind manche Muskeln schwierig isoliert zu testen, c) ist der schmerzreflektorisch bedingte Anteil einer Parese häufig relativ schwierig abzuschätzen.

zu 3   Eine elektromyographisch gesicherte Beteiligung von Muskeln, deren nervale Versorgung aus sehr wurzelnahen Anteilen erfolgt, kann (ebenso wie die Untersuchung paravertebraler Muskeln) helfen, eine Radikulopathie von einer Plexusläsion abzugrenzen (Abb. 5.1).

zu 4   Es ist wichtig zu wissen, daß bei radikulären Sensibilitätsstörungen das sensible Ganglion zumeist distal der Schädigung liegt (im Gegensatz zu Plexusläsionen) und in diesem Falle trotz Hypästhesie und Hypalgesie ein intaktes sensibles Antwortpotential erhalten werden kann (s. auch Abb. 3.3).

zu 5   Die Untersuchung muß auf wichtige Kennmuskeln einzelner Segmente beschränkt werden. Das Nadel-EMG muß vor allem Spontanaktivität und Interfe-

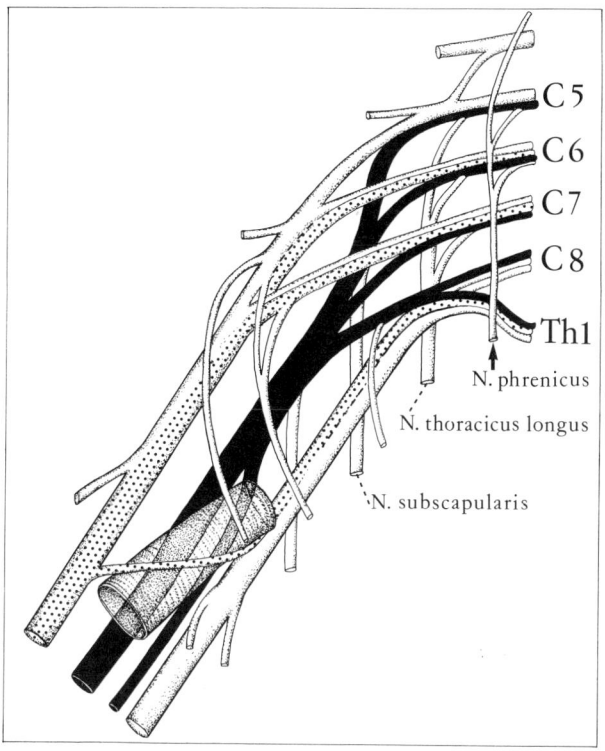

Abb. 5.1. Schematische Darstellung der anatomischen Struktur des Plexus brachialis. Bei Läsion des Plexus brachialis in distaleren Abschnitten bleiben Muskelgruppen, die von Nerven versorgt werden, die proximal den Plexus brachialis verlassen, elektromyographisch unauffällig. Dies gilt für den M. serratus ant., den M. subscapularis, den M. teres major und das Diaphragma

renzmuster erfassen. Auf die Analyse einzelner Aktionspotentiale kann in der Mehrzahl der (unkomplizierten) Fälle verzichtet werden. Ausgedehnte Potential-analysen können sinnvoll werden, wenn pathologische Spontanaktivität in der Kennmuskulatur nicht beobachtet wird, aber aufgrund klinischer Befunde eine Wurzelläsion vermutet werden muß. Eine solche Situation findet man insbesondere bei chronischen und leichteren Affektionen.

zu 6 Die wichtigsten C_6-Kennmuskeln sind der M. biceps brachii, M. brachioradialis, daneben bei ausgedehnter C_6-Läsion der M. deltoideus und der M. ext. carpi radialis (Abb. 5.2).

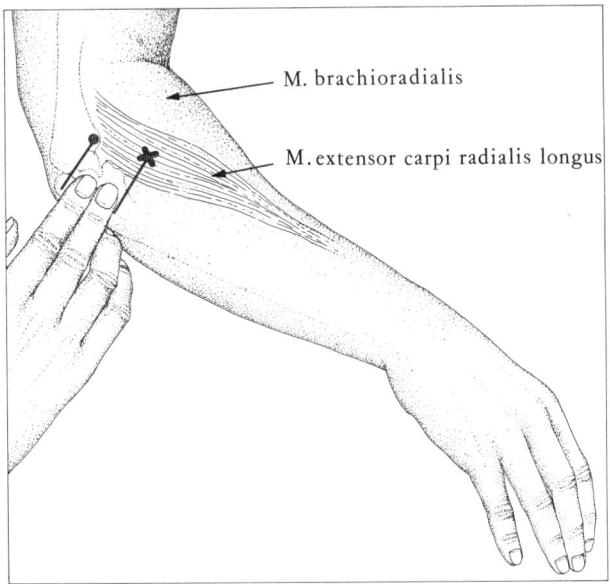

Abb. 5.2. Die elektromyographische Diagnostik des M. extensor carpi radialis longus. Dieser Muskel sollte 2 Fingerbreit distal des Epicondylus lateralis aufgesucht werden

Diagnose Verdacht auf zervikale radikuläre Läsion links (C$_6$)

Fall Nr. 6

Schmerzhafte Schulterabduktionsschwäche (Zustand nach Schultergelenksluxation)

(Läsion des N. axillaris und des N. suprascapularis)

Anamnese

Der 28jährige Malergeselle hatte sich vor 6 Wochen durch einen Sturz von einem Gerüst eine Schultergelenksluxation rechts zugezogen, die am Unfalltag unter Narkose reponiert werden konnte. Es erfolgte auswärts zunächst eine Ruhigstellung im Desault-Verband. Im Rahmen der zunehmenden Mobilisierung fiel eine Schwäche im rechten Arm auf.

Klinisch-neurologischer Befund

Elevation nach vorn und Abduktion im Schultergelenk deutlich paretisch. Der Arm kann nicht aktiv bis zur Horizontalen gehoben werden. Außenrotation rechts ebenfalls paretisch. Ellbogenbeugung und -streckung intakt. Bizeps- und Trizepseigenreflex symmetrisch mittellebhaft. Diskrete Hypästhesie an der Außenfläche der rechten Schulterwölbung. Herabhängen des rechten Armes in leichter Pronationsstellung.

Fragen zur Arbeitshypothese

1. Welche (Differential-)Diagnose ist zu vermuten?
2. Welcher Befund paßt bei den Untersuchungsbefunden nicht zur Diagnose einer singulären Nervenläsion?

Antworten

zu 1 Als Diagnose ist eine Axillarisparese zu vermuten. Bei Schulterluxationen ist zwar die isolierte Axillarisläsion am häufigsten; ausgedehntere, Plexusanteile einbeziehende Läsionen sollten aber immer ausgeschlossen werden.

zu 2 Die Pronationsstellung des herabhängenden Armes und die Schwäche bei Außenrotation sprechen für eine Beteiligung der Außenrotatoren (M. infra- und/oder supraspinatus).

Ziele der EMG-Untersuchung

1. Erhebung eines Funktionsstatus des N. axillaris.
2. Abklärung einer Plexusschädigung.
3. Funktionsstatus der Außenrotatoren.

Elektrophysiologischer Untersuchungsbefund
(Abkürzungen und Symbole s. S. XIII)

Elektroneurographie

Motorisch

entfällt

Elektromyographie (re.)

	Spontan-aktivität Ruhe/ Insertion	Mot. Einheiten (leichte Innervation) Dauer Ampl. Form			Interferenzbild (max. Innervation)
M. deltoideus rechts					
Pars anterior	+ + +	kein Potential			kein Potential
Pars media	+ + +	kein Potential			kein Potential
Pars posterior	+ + +	kein Potential			kein Potential
M. pectoralis	∅	n	n	n	dicht
M. supraspinatus	∅	n	n	n	dicht
M. infraspinatus	+ +	n	n	n	gelichtet
M. biceps	∅	n	n	n	dicht
M. triceps	∅	n	n	n	dicht
M. teres minor	+ + +	kein Potential			kein Potential

Fragen zur EMG-Untersuchung

1. Wie ist der EMG-Befund zu interpretieren?
2. Worin ist bei klinisch relativ eindeutiger Diagnose der Wert der EMG-Untersuchung zu sehen?
3. Zur vollständigen Funktionsuntersuchung des M. deltoideus sollten alle 3 Anteile des Muskels untersucht werden. Welche sind dies?
4. Wann und mit welcher Methodik sollten auch elektroneurographische Untersuchungen des N. axillaris durchgeführt werden?
5. Welches sind die kardinalen Kriterien, die zur Annahme von pathologischen Fibrillationspotentialen (Fi) berechtigen?
6. Welche Fehlermöglichkeit besteht bei der EMG-Untersuchung des M. supra- und infraspinatus?
7. Wie wird der M. teres minor aufgesucht und welche Bedeutung hat seine Untersuchung im vorliegenden Fall?

Antworten

zu 1 Der Befund geht insofern über eine isolierte Axillarislähmung hinaus, als zusätzlich neurogene Schädigungszeichen im M. infraspinatus (nicht aber im M. supraspinatus) bestehen. Dies spricht für eine zusätzliche Läsion des N. suprascapularis distal des Abgangs zum M. supraspinatus. Letztere tritt nicht so selten assoziiert im Rahmen einer Schulterluxation mit einer Axillarisläsion auf.

zu 2 Der Wert der EMG-Untersuchung ist weniger in der Diagnosefindung zu sehen als in der besseren Einstufung des Schweregrades (Axonotmesis versus Neurapraxie, komplett versus inkomplett) und damit in der verbesserten prognostischen Beurteilung. Bei Ausbleiben einer faßbaren Reinnervation innerhalb von 8–10 Wochen ist eine – oft nicht undankbare – Neurolyse zu erwägen.

zu 3 Zu einer vollständigen Funktionsuntersuchung des M. deltoideus sollten neben der Pars anterior auch die Pars media und posterior untersucht werden (Abb. 6.1).

zu 4 Die Ermittlung der distalen motorischen Latenz des N. axillaris zum M. deltoideus ist vor allem im Rahmen von Plexusneuritiden (Leitverzögerung) und zumeist nur im Seitenvergleich sinnvoll. Die Plazierung der Ableitelektroden (Oberflächen- oder Nadelelektroden) erfolgt über dem mittleren prominenten Anteil des M. deltoideus (s. Abb. 12.1), die Reizung oberhalb der Klavikula am

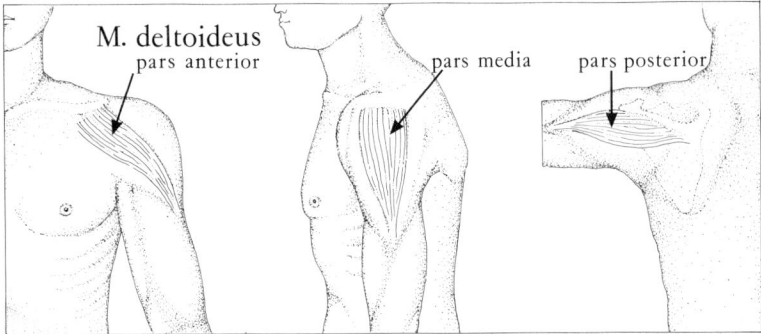

Abb. 6.1. Die elektromyographische Diagnostik des M. deltoideus sollte in der Pars anterior, Pars media und Pars posterior erfolgen

Erb-Punkt erfaßt alle proximal gelegenen Anteile des Armplexus. Ein pathologischer Latenzwert sollte oberhalb 4,5 ms liegen. Diese Methode mit Oberflächenableitung findet auch bei der Myastheniediagnostik Anwendung (s. Abb. 45.1).

zu 5 Die kardinalen Kriterien von Fibrillationspotentialen sind a) Entladungsfrequenz und b) Potentialkonfiguration. Die Entladungsfrequenzen (zwischen 5 und 50/s) sind zum einen hochgradig regelmäßig, zum anderen zeigen sie eine (akustisch gut erkennbare) allmähliche Frequenzabnahme („Ritardando-Effekt!").

Unregelmäßig entladende Fi sind wesentlich seltener und wahrscheinlich überwiegend Folge mehrerer sich synchronisierender Fibrillationspotentiale. Sie sollten nicht als Kriterium herangezogen werden (Abb. 6.2).

Die Potentialkonfiguration ist zumeist biphasisch, seltener triphasisch mit initial positiver Auslenkung und einer Potentialdauer von durchschnittlich 2–3 ms (maximal 5 ms).

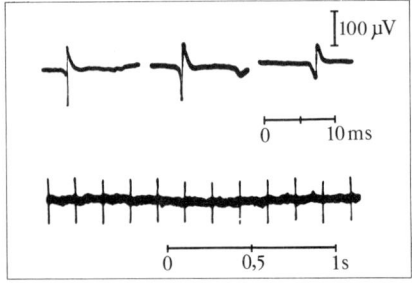

Abb. 6.2. Konfiguration und Entladungsverhalten von Fibrillationspotentialen

zu 6 Bei zu oberflächlicher Nadelinsertion erreicht man nur den M. trapezius. Am besten erfolgt die Insertion zunächst so tief, daß man die Skapula erreicht. Danach erfolgt die Beurteilung bei langsamem Zurückziehen der Nadel (Abb. 6.3).

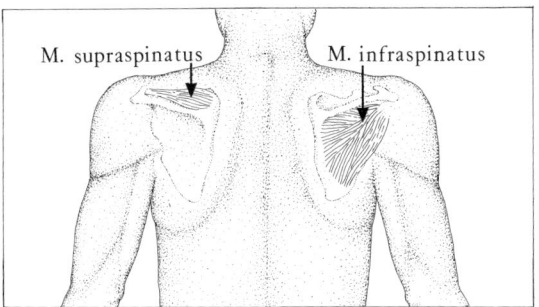

Abb. 6.3. Beziehung des M. supraspinatus und des M. infraspinatus zur Skapula

zu 7 Der Muskel wird auf der Linie zwischen Akromion und Angulus inferior der Skapula bei Abduktion des Armes aufgesucht (Abb. 6.4). Aus diesem Muskel kann fälschlich bei beabsichtigter Untersuchung des M. infraspinatus abgeleitet werden und zu der Annahme einer Läsion auch des N. suprascapularis führen.

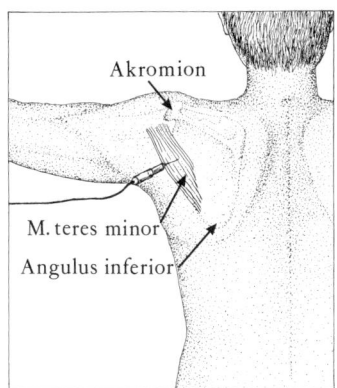

Abb. 6.4. Orientierung bei der Untersuchung des M. teres minor (N. axillaris!)

Diagnose Läsion der N. axillaris und suprascapularis

Fall Nr. 7

Intensive Brachialgie mit Ausstrahlen in die ulnaren Finger

(Untere Armplexusläsion)

Anamnese

Der 56jährige Gastwirt wurde vor einem halben Jahr unter Einsatz eines Y-Bypasses operiert. Seit 3–4 Wochen beobachtet er ein unangenehmes Ziehen im rechten proximalen Oberarm, das sich in unregelmäßigen Abständen − häufiger nachts − verstärke. Seit kurzem strahle dieser Schmerz auch in den ulnaren Unterarm bis in den 4. und 5. Finger aus. Hier verspüre er eine Berührungsüberempfindlichkeit. Die rechte Hand sei etwas kraftloser geworden. Er habe dies daran bemerkt, daß er sein Feuerzeug nicht mehr so leicht anzünden könne.

Klinisch-neurologische Untersuchung

Die gebräunten Zeige- und Mittelfingerkuppen verraten einen starken Raucher. Leichte Atrophie des M. interosseus I. Diskrete Schwäche des M. flex. poll. long. rechts. Bizeps-, Trizeps-, Brachioradialiseigenreflex symmetrisch; Trömner- und Knipsreflex bds. nicht erhältlich; leichte Hyperpathie im Bereich des Kleinfingerballens rechts; Horner-Syndrom rechts.

Fragen zur Arbeitshypothese

1. Welche Diagnose legen Anamnese und Befund nahe?
2. Welchen Stellenwert hat hier das Horner-Syndrom?
3. Welchen diagnostischen Stellenwert hat ein intensiver Armschmerz?

4. Welche Unterarmmuskeln werden überwiegend vom C_8-Segment versorgt und sind deshalb als C_8-Kennmuskeln zu werten?
5. Welche tumorösen Prozesse können zu einer progredienten Plexusläsion führen? Welcher Prozeß ist im vorliegenden Fall anzunehmen?

Antworten

zu 1 Anamnese und Befunde sprechen nicht für eine isolierte Läsion eines Nervs (z. B. N. ulnaris oder N. medianus), sondern legen eine proximale, wurzelnahe Läsion der unteren Zervikal- bzw. des 1. Thorakalsegments nahe (DD am ehesten unterer Armplexus oder C_8-Th_1-Wurzel): Die erkennbar betroffenen Muskeln entstammen dem C_8- bzw. Th_1-Segment. Der M. interosseus I (Atrophie) wird vom N. ulnaris, der M. flex. poll. long. vom N. medianus versorgt.

zu 2 Das Horner-Syndrom besteht aus Miosis und Ptosis (der Enophthalmus wird zumeist durch die Ptosis vorgetäuscht). Es kennzeichnet eine Affektion der Sympathikusinnervation des Auges. Präganglionäre Fasern verlassen mit den Th_1- (und C_8-) Fasern das Foramen intervertebrale, um oberhalb des oberen Mediastinums und der Lungenspitze zum zervikalen Ganglion zu ziehen. Eine isolierte radikuläre C_8-Läsion allein führt nicht zu einem Horner-Syndrom, stets ist eine zusätzliche Schädigung von Th_1-Fasern zu fordern.

zu 3 Ein sehr intensiver, reißender Schmerz weist eher auf entzündliche und infiltrative Prozesse hin, ist aber nicht Voraussetzung dafür.

zu 4 M. flex. poll. long., M. pronator quadratus, M. flex. dig. prof., M. flex. carpi uln.

zu 5 Affektionen des Plexus brachialis durch Tumorwachstum entstehen durch Metastasen oder Tumore, die von dem umgebenden Gewebe ausgehen. Metastasen in diesem Gebiet stammen häufig von Mammakarzinomen. Lymphosarkome und Morbus Hodgkin können ebenfalls Ausgangspunkt einer Plexusläsion sein.
Der häufigste Tumor, der von umgebenden Geweben ausgeht, ist der Pancoast-Tumor der Lungenspitze. Bei expansivem Wachstum werden zunächst vornehmlich untere Plexusanteile und der Grenzstrang (Horner-Syndrom) affiziert.

Ziele der EMG-Untersuchung

1. Fahndung nach einer unteren Armplexusläsion bzw. nach einer zervikalen C_8- und Th_1-Radikulopathie.
2. Ausschluß einer proximalen Ulnarisläsion.
3. Ausschluß eines Karpaltunnelsyndroms.

Elektrophysiologischer Untersuchungsbefund
(Abkürzungen und Symbole s. S. XIII)

Elektroneurographie

Motorisch

	DML	NLG	MSAP
N. medianus re.	3,9 ms	54 m/s	18 mV
N. ulnaris re.	2,8 ms	Unterarm 51 m/s	14 mV
		Ellbogen 46 m/s	

Sensibel

	Dist. Latenz	NLG	SNAP
N. medianus re.	2,5 ms	58 m/s	30 µV
N. ulnaris re.	3,6 ms (P)	42 m/s	7 µV (P)

Elektromyographie

	Spontan-aktivität Ruhe/ Insertion	Mot. Einheiten (leichte Innervation)			Interferenzbild (max. Innervation)
		Dauer	Ampl.	Form	
Paravertebrale Musku-latur (C_7–Th_1) re.	∅	n	n	n	dicht
M. deltoideus re.	∅	n	n	n	dicht
M. supraspinatus re.	∅	n	n	n	dicht
M. infraspinatus re.	∅	n	n	n	dicht
M. biceps re.	∅	n	n	n	dicht
M. triceps re.	∅	n	n	n	dicht
M. brachioradialis re.	∅	n	n	n	dicht
M. ext. carpi radialis re.	∅	n	n	n	dicht
M. flex. carpi rad. re.	+ HF	n	n	n	dicht
M. flex. carpi uln. re.	+ +	n	n	n	gelichtet
M. pronat. quadr. re.	+ +	n	n	n	dicht
M. abduct. poll. brev. re.	+	n	n	n	dicht
M. interosseus I re.	+ +	n	n	n	gelichtet
M. abduct. dig. V re.	+ +	n	n	n	gelichtet

Fragen zur EMG-Untersuchung

1. Wie sind die EMG-Befunde zu interpretieren?
2. Ist die Differenzierung Wurzel- versus Plexusläsion mit dem EMG zu leisten?
3. Wo ist der M. flex. dig. prof. bzw. der M. flex. poll. long. am Unterarm für die EMG-Untersuchung aufzusuchen und wie ist deren Funktion zu untersuchen? (Für den M. pronator quadratus s. Abb. 11.3).

Antworten

zu 1 Die Verteilung der pathologischen Spontanaktivität legt nahe, daß weder der N. ulnaris noch der N. medianus isoliert peripher betroffen sind. Die Verteilung der Denervationsaktivität spricht somit eher für eine Affektion von Nervenfasern, die vorwiegend aus den Wurzeln C_8 bzw. Th_1 stammen!

zu 2   Vom EMG her ist eine Differenzierung unterer Armplexus versus C_8-Läsion nicht eindeutig zu führen. Das Horner-Syndrom legt eine proximale Wurzelschädigung (Th_1) und/oder eine Affektion des Grenzstrangs nahe.

zu 3   Die Insertion in den M. flex. poll. long. erfolgt vertikal, ca. 10–12 cm proximal des Handgelenks (Abb. 7.1). Der Muskel liegt hier direkt über dem Radius (s. auch Interosseus-anterior-Syndrom (Fall 11, Abb. 11.3)).

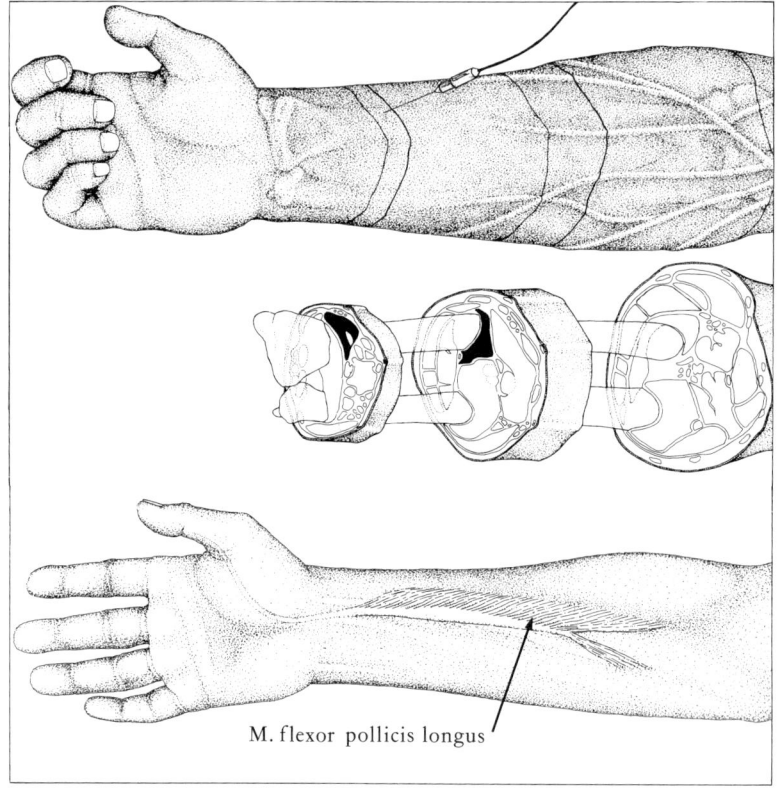

M. flexor pollicis longus

Abb. 7.1.   Lage des M. flexor poll. longus in der volaren Aufsicht und im Querschnittsbild (s. schwarze Markierung)

Die Insertion des M. flex. dig.prof. (medial: Medianusanteil, lateral: Ulnarisanteil) gelingt unter Beachtung der Abb. 7.2 leicht.

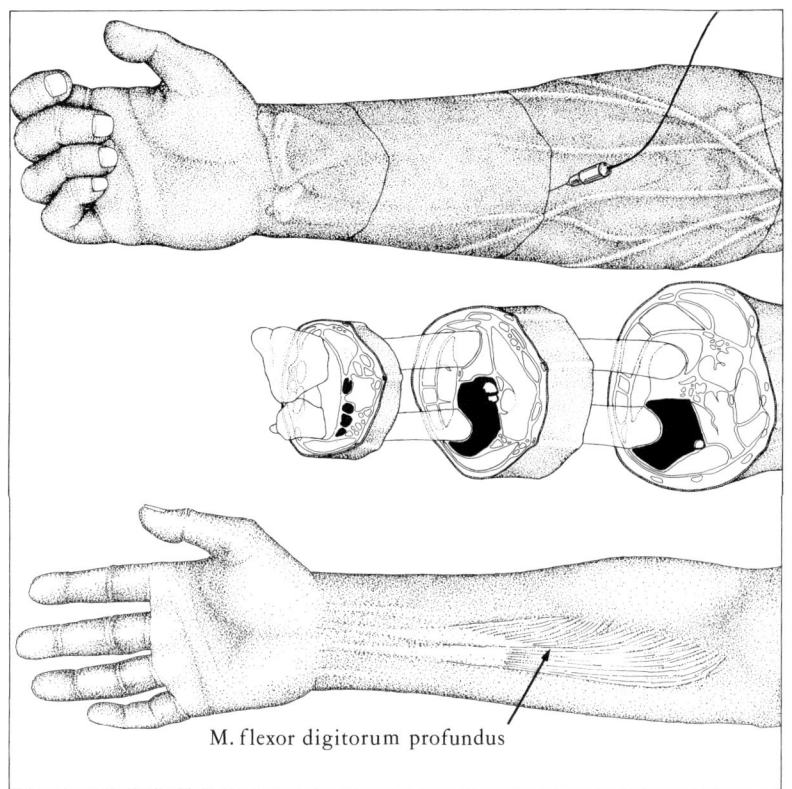

M. flexor digitorum profundus

Abb. 7.2. Lage des M. flexor dig. profundus in der volaren Aufsicht und im Querschnitts-bild (s. unterschiedliches Volumen des Muskels in verschiedenen Unterarmhöhen). Die Untersuchung des Muskels erfolgt am besten im mittleren Unterarmabschnitt

Diagnose Verdacht auf untere Armplexusläsion rechts

Fall Nr. 8

Schwäche der Hand (Zustand nach Schnittverletzung)

(Distale Ulnarisläsion)

Anamnese

Ein 18jähriger Kraftfahrzeuglehrling erlitt 4 Wochen zuvor eine relativ harmlos erscheinende Stichverletzung im Bereich des linken Handgelenks, als ihm ein Schraubenzieher abrutschte und tief in das ulnare Handgelenk eindrang. Von einem Chirurgen wurde lediglich eine Ruhigstellung des Handgelenks veranlaßt. In der Folgezeit bemerkte er eine Schwäche und Schwellung der linken Hand.

Klinisch-neurologischer Untersuchungsbefund

Krallenstellung des 4. und 5. Fingers links. Anhidrosis und verändertes Hautkolorit im Bereich der Volarseite des 5. Fingers. Leichte Atrophie im Spatium interosseum dorsale I links. Schwäche für die Fingerspreizung und Daumenadduktion links. Schwache symmetrische Armeigenreflexe. Analgesie im Bereich der Volarseite des 5. Fingers, Hypästhesie im Bereich des Kleinfingerballens. Positives Froment-Zeichen links.

Fragen zur Arbeitshypothese

1. a) Wie kommt die Krallenstellung des 4. und 5. Fingers zustande? b) Welche Bedeutung hat das Froment-Zeichen? c) Wie entstehen die trophischen Störungen?
2. Worin unterscheidet sich hinsichtlich der Sensibilität eine distale Ulnarisläsion im Handgelenksbereich von einer mehr proximalen Ulnarisläsion?

3. Ist eine zusätzliche elektromyographische Untersuchung bei hier klarer Diagnose überhaupt notwendig?

Antworten

zu 1 a) Durch Ausfall der Mm. interossei und Mm. lumbricales III, IV werden die Finger in den Grundgelenken bei intakten langen Fingerstreckern (N. radialis) hyperextendiert, in den Interphalangealgelenken leicht flektiert. Bei den Fingern 2 und 3 kompensieren die vom N. medianus versorgten Mm. lumbricales (Strecker für die Interphalangealgelenke) diese Anomalie oft weitgehend. b) Der Ausfall des M. adduct. poll. (bzw. M. interosseus I) bewirkt eine Schwäche beim Festhalten von Gegenständen zwischen Daumen und Zeigefinger. Kompensatorisch wird der M. flex. poll. long. innerviert. c) Die sympathischen sudorisekretorischen Fasern des N. ulnaris verlaufen mit den sensiblen Nervenfasern zur Peripherie.

zu 2 Bei einer distalen Ulnarisläsion im Handgelenksbereich ist die Sensibilität dorsal im Ausbreitungsgebiet des Ramus dorsalis des N. ulnaris (Streckseite der ulnaren Hälfte des 4. sowie des 5. Fingers) erhalten (Abb. 8.1).

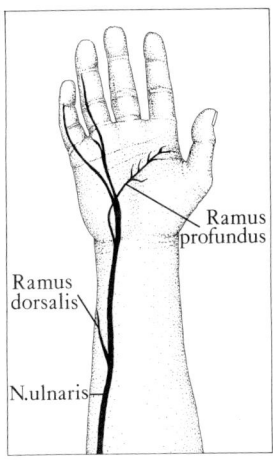

Abb. 8.1.   Abgang des Ramus dorsalis nervi ulnaris im distalen Unterarmabschnitt. Bei Läsion des N. ulnaris im Handgelenksbereich bleibt folglich die Sensibilität im Ulnarisversorgungsgebiet dorsal intakt

Häufig ist sogar die volare Sensibilität nicht beeinträchtigt und auch der M. palmaris brevis intakt. Die Innervation des M. palmaris brevis ist oft an den grübchenförmigen Eindellungen der Haut über dem Hypothenar erkennbar.

zu 3 Eine Abschätzung über die Vollständigkeit einer distalen Ulnarisläsion ist klinisch häufig schwer durchführbar, aber für das therapeutische Vorgehen bzw. die Prognose sehr wichtig.

Ziele der EMG-Untersuchung

1. Abklärung der Ulnarisfunktion.
2. Ausschluß einer Mitbeteiligung des N. medianus.

Elektrophysiologischer Untersuchungsbefund
(Abkürzungen und Symbole s. S. XIII)

Elektroneurographie

Motorisch

	DML	NLG Ellbogen-Handgelenk	MSAP
N. ulnaris li.	∅	∅	∅
N. medianus li.	4,1 ms	57 m/s	18 mV

Sensibel

	Dist. Latenz	NLG	SNAP
N. ulnaris li.	∅	∅	∅
N. medianus li.	2,7 ms	54 m/s	40 μV

Elektromyographie (li.)

	Spontan-aktivität Ruhe/ Insertion	Mot. Einheiten (leichte Innervation) Dauer	Ampl.	Form	Interferenzbild (max. Innerva-tion)
M. flexor carpi ulnaris	∅	n	n	n	dicht
M. flexor carpi radialis	∅	n	n	n	dicht
M. inteross. I	+ + +	keine Einheiten			∅
M. inteross. III	+ + +	keine Einheiten			∅
M. abduct. dig. V	+ +	keine Einheiten			∅
M. abduct. poll. brev.	∅	n	n	n	dicht

Fragen zur EMG-Untersuchung

1. a) Wie ist der Funktionsstatus des N. ulnaris zu beurteilen? b) Kann eine traumatische Durchtrennung des N. ulnaris gesichert werden?
2. Welche vom N. ulnaris versorgten Handmuskeln sollten bei Verdacht auf eine Ulnarisläsion stets untersucht werden?
3. Welche ist die am wenigsten zeitaufwendige und für den Patientens angenehmste Methode der Messung der sensiblen NLG des N. ulnaris? a) Wie wird sie durchgeführt? b) Welches ist das häufigste technische Problem?
4. Wie unterscheidet sich der vorliegende Fall von dem häufigeren distalen Kompressionssyndrom des N. ulnaris (Loge de Guyon!)?
5. Welche Zusatzinformation kann die sensible NLG des N. ulnaris bei unklarem Schädigungsmechanismus erbringen?

Antworten

zu 1 a) Der EMG-Befund belegt eine vollständige Funktionsunterbrechung des N. ulnaris im distalen Bereich (M. flex. carpi uln. intakt). b) Zwischen Neurotmesis (Durchtrennung) bzw. Axonotmesis (Hüllstrukturen des Nervs erhalten, zumeist Quetschung) kann der EMG-Befund nicht differenzieren. Aufgrund des Schädigungsmechanismus ist eine Durchtrennung jedoch wahrscheinlich.

zu 2 Der M. interosseus I (Abb. 8.2) und der M. abd. dig. V.

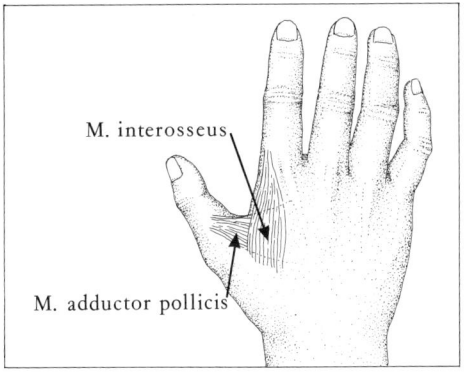

M. interosseus

M. adductor pollicis

Abb. 8.2. Situs des M. interosseus I und des M. adductor pollicis im Spatium interosseum dorsale I

zu 3   Die Bestimmung der sensiblen NLG des N. ulnaris geschieht am einfachsten mit der antidromen Methode durch Reizung des N. ulnaris 2 cm proximal des Handgelenks und Ableitung vom 5. Finger (Abb. 8.3).

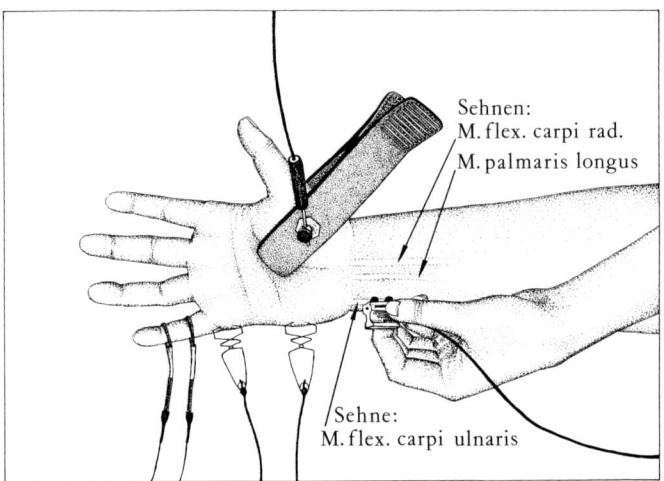

Abb. 8.3.   Bestimmung der distalen sensiblen NLG des N. ulnaris mit der antidromen Reiztechnik. Die Bestimmung der DML zum M. abductor dig. V und der sensiblen NLG kann in einem Arbeitsgang erreicht werden. Weiterhin hilft dieses Vorgehen bei der Abgrenzung des sensiblen NAP von dem Antwortpotential des M. abd. dig. V

Ein beim N. ulnaris häufiger als beim N. medianus auftretendes Problem besteht darin, das sensible von dem motorischen Antwortpotential abzugrenzen. Dies gelingt zumeist leicht, wenn man berücksichtigt, daß das sensible Antwortpotential 1. dem motorischen vorausgeht und 2. eine kürzere Potentialdauer und eine niedrigere Amplitude hat als das motorische Antwortpotential (Abb. 8.4). Auch eine Verlagerung der proximalen Ringelektrode weiter distal sowie eine Reduzierung der Stimulusintensität kann das Problem lösen helfen. Störend können sich auch Bewegungsartefakte auswirken. Eine Fixierung des 5. Fingers (isometrische Kontraktion) ist oft hilfreich.

zu 4   Die chronische distale Ulnariskompressionsläsion ist fast niemals komplett. Die DML zum M. abd. dig. V ist häufig normal und nur zum M. interosseus I pathologisch. Eine Bestimmung der DML sowohl zum Hypothenar als auch zum M. interosseus ist deshalb oft aufschlußreich.

zu 5   Die Untersuchung hilft, zwischen einer C_8-Th_1-Wurzelläsion und einer peripheren Nervenläsion zu differenzieren. Bei der C_8/Th_1-Wurzelläsion (die in der

Regel präganglionär ist, s. Abb. 3.3) ist das sensible Antwortpotential trotz Sensibilitätsstörung erhalten!

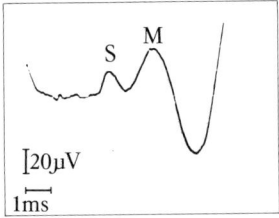

Abb. 8.4. Darstellung des antidromen SNAP nach Reizung des N. ulnaris im Handgelenksbereich (S), gefolgt von dem volumengeleiteten MSAP des Hypothenar (M)

Diagnose Komplette distale traumatische Läsion des N. ulnaris, proximal der Loge de Guyon

Fall Nr. 9

Scapula alata

(Läsion des N. thoracicus longus)

Anamnese

Ein 33jähriger Waldarbeiter bemerkte – mit Beginn vor 4 Wochen – allmählich zunehmende dumpfe Schmerzen im Bereich der rechten Schulter, z.T. auch in den Nacken und den Oberarm ausstrahlend, und eine Schwäche und vorzeitige Ermüdung beim Heben des rechten Armes.

Klinisch-neurologischer Befund

Bei herabhängenden Armen keine Auffälligkeit. Der rechte Arm kann nur bis knapp zur Horizontalen abduziert werden; dabei steht der Angulus inferior der Skapula rechts weiter medial. Bei Elevation des rechten Armes nach vorne ausgeprägte Scapula alata. Armeigenreflexe seitensymmetrisch lebhaft. Keine Sensibilitätsstörung; CK leicht erhöht; täglich 5–6 Flaschen Bier.

Fragen zur Arbeitshypothese

1. Welche (Differential-)Diagnose ist wahrscheinlich?
2. Welche Differentialdiagnosen bei Auftreten einer Scapula alata sind zu berücksichtigen?
3. Wie lassen sich die unterschiedlichen Formen der Scapula alata klinisch differenzieren?

Antworten

zu 1   Die Fehlstellung der Skapula in Abhängigkeit von der Armposition spricht für eine Serratusparese als Folge einer Läsion des N. thoracicus longus. Ätiologisch ist vor allem zwischen einer isolierten Läsion des N. thoracicus longus (z. B. traumatisch) und einer neuralgischen Schulteramyotrophie zu differenzieren.

zu 2   Der Begriff „Scapula alata" ist zunächst eine unspezifische Feststellung und muß klinisch präzisiert werden. Eine unterschiedlich abnorme Schulterblattstellung wird beobachtet bei Lähmung des M. serratus ant., des M. trapezius und des M. rhomboideus. Eine Funktionsprüfung muß sowohl bei hängendem Arm in Ruhe als auch bei abduziertem sowie bei nach vorn angehobenem Arm vorgenommen werden (Tabelle 3).

Tabelle 3. Ätiologische Abklärung einer Scapula alata anhand von Funktionsprüfungen

	Serratusparese (N. thoracicus long.)	Trapeziusparese (N. accessorius)	Rhomboideusparese (N. dorsalis scapul.)
	Mäßig	Scapula alata Mäßig	Deutlich
Ruhe (Arme hängen herab)	Medialstellung des vertebr. Schulterblattrands	Deutliche Lateralstellung des vertebr. Schulterblattrands	Lateralstellung des vertebr. Schulterblattrands
	Medialstellung des Angulus inferior	Medialstellung des Angulus inferior	Lateralstellung des Angulus inferior
Elevation (Arme vorwärts gehoben)	Deutlich	Nicht vorhanden	Nicht vorhanden
Abduktion (Arme seitwärts gehoben)	Angedeutet	Deutlich	Nicht vorhanden

Weiterhin kann eine Scapula alata auch Ausdruck eines myopathischen Prozesses sein, sie tritt dann naturgemäß häufiger beidseitig auf.

Ziele der EMG-Untersuchung

1. Fahndung nach neurogenen Schädigungszeichen als Folge einer Läsion
   a) des N. thoracicus longus (M. serratus ant.); b) des N. dorsalis scapulae
   (M. rhomboideus); c) des N. accessorius (M. trapezius).
2. Ausschluß einer Myopathie.
3. Ausschluß einer unterlagerten Polyneuropathie.

Elektrophysiologischer Untersuchungsbefund
(Abkürzungen und Symbole s. S. XIII)

Elektroneurographie

Motorisch

	DML	NLG	MSAP
N. medianus re.	3,9 ms	51 m/s	14 mV
N. tibialis re.	4,2 ms	47 m/s	5 mV

Sensibel

	Dist. Latenz	NLG	SNAP
N. radialis re. (Daumen-Hand-gelenk)	3,1 ms	52 m/s	12 µV
N. suralis re.	3,4 ms	46 m/s	16 µV

Elektromyographie (re.)

	Spontan-aktivität Ruhe/ Insertion	Mot. Einheiten (leichte Innervation)			Interferenzbild (max. Innerva-tion)
		Dauer	Ampl.	Form	
M. trapezius	∅	n	n	n	dicht
M. supraspinatus	∅	n	n	n	dicht
M. infraspinatus	∅	n	n	n	dicht
M. rhomboideus	∅	n	n	n	dicht
M. deltoideus	∅	n	n	n	dicht
M. biceps	∅	n	n	n	dicht
M. triceps	∅	n	n	n	dicht
M. serratus ant.	+ +	n	n	n	gelichtet
M. pectoralis	∅	n	n	n	dicht

Fragen zur EMG-Untersuchung

1. Wie ist der EMG-Befund zu interpretieren?
2. Wo sind der M. serratus ant., der M. rhomboideus, der M. trapezius (oberer und mittlerer Anteil) aufzusuchen? Welche Fehlermöglichkeiten können auftreten?
3. Welcher Schädigungsmechanismus ist im vorliegenden Fall anzunehmen?
4. Ergeben sich Hinweise für eine unterlagerte alkoholbedingte Neuropathie, wie sie der Bierkonsum vielleicht nahelegen könnte?

Antworten

zu 1 Der EMG-Befund spricht für eine isolierte Läsion des N. thoracicus longus (isolierter neurogener Prozeß).

zu 2 M. serratus anterior: Die Insertion der Nadelelektroden erfolgt am besten knapp lateral des Angulus inferior der Skapula (Abb. 9.1). Bei oberflächlicher Insertion liegt die Nadel im M. latissimus dorsi.

M. trapezius: Die Insertion erfolgt am günstigsten im oberen Anteil des M. trapezius. Bei zu tiefer Insertion gerät man leicht in den M. levator scapulae (s. auch Abb. 10.1).

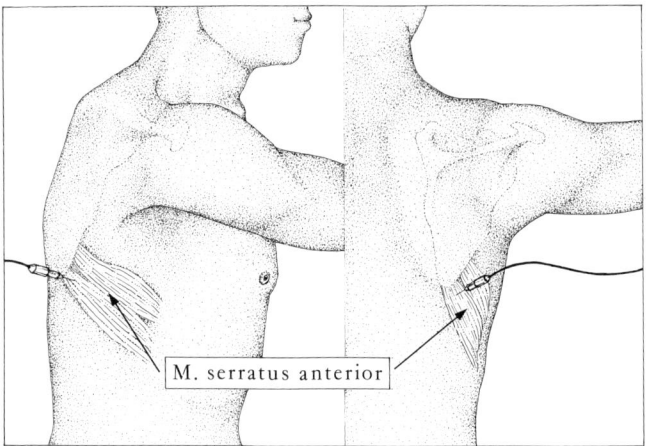

Abb. 9.1.   Der M. serratus anterior wird am besten in unmittelbarer Nachbarschaft des Angulus inferior der Skapula aufgesucht. An dieser Stelle haben sich die weitgefiederten Fasern dieses Muskels gebündelt, so daß die Wahrscheinlichkeit, den Muskel zu erreichen, größer wird

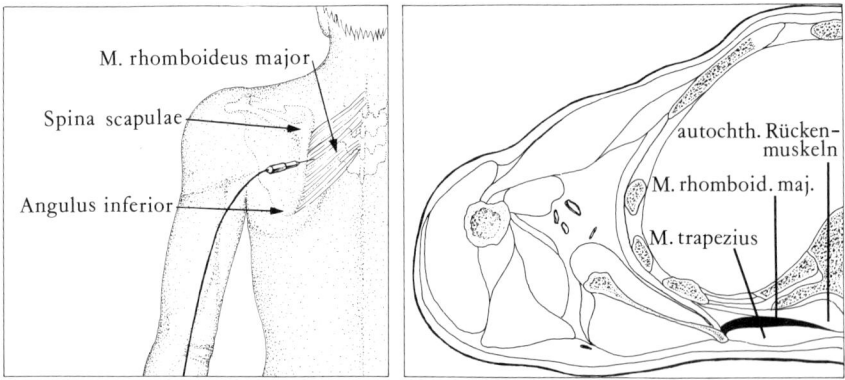

Abb. 9.2.   Elektromyographische Untersuchung des M. rhomboideus major. Der Muskel läßt sich am besten im mittleren Bereich der Margo medialis der Skapula etwa 1 Querfinger lateral aufsuchen. Es ist darauf zu achten, daß bei zu oberflächlicher Punktion aus dem M. trapezius abgeleitet werden kann und daß bei zu tiefer Insertion bereits der M. erector spinae erreicht wird

M. rhomboideus: Die Insertion erfolgt in mittlerer Höhe, 2 cm medial des vertebralen Randes der Skapula. Bei oberflächlicher Insertion gerät man in den M. trapezius (unterer Anteil). Bei zu tiefer Insertion kann man den M. erector spinae erreichen (Abb. 9.2).

zu 3 Im vorliegenden Fall (Waldarbeiter) ist vor allem eine arbeitsbedingte Läsion zu diskutieren. Sowohl beim Tragen schwerer Lasten, auch spontan bei körperlich schwer arbeitenden Menschen ohne eruierbares Trauma, als auch im Gefolge wuchtiger Armbewegungen (z. B. starke Schläge mit einer Axt) können Läsionen des N. thoracicus longus (Zerrung/Druck) provoziert werden.

zu 4 Erfahrungsgemäß sind erniedrigte Leitfunktionsparameter bei erhöhtem Alkoholkonsum ein seltener und zumeist sehr spät auftretender Befund (s. auch Fall Nr. 52).

Diagnose Serratusparese bei Läsion des N. thoracicus longus

Fall Nr. 10

Belastungsabhängige Schulterschmerzen

(Läsion des N. accessorius)

Anamnese

Bei der 52jährigen Hausfrau war 1 Jahr zuvor wegen eines Mammakarzinoms eine totale Mastektomie mit axillärer Lymphknotenausräumung und Nachbestrahlung erfolgt. Vor 3 Monaten war im Bereich der rechten Halsregion ein kleiner, derber, subkutaner Tumor ambulant operativ entfernt und histologisch als benigner Lymphknoten identifiziert worden. Seit 6 Wochen leide sie nun unter unangenehmen Schulterschmerzen rechts. Bereits zuvor sei ihr aufgefallen, daß sie den Arm schwerer seitwärts anheben könne.

Klinisch-neurologischer Befund

Diskrete Schaukelstellung der Skapula mit leichter seitlicher und kaudaler Verschiebung des Angulus lateralis der Skapula. Obere Schulterkontur rechts mit abruptem Übergang vom lateralen Nackenrand zur horizontalen Schulter; M. sternocleidomastoideus seitensymmetrisch kräftig. Armeigenreflexe symmetrisch. Keine Sensibilitätsstörungen.

Fragen zur Arbeitshypothese

1. Ist zwischen der 1 Jahr zurückliegenden Anamnese (Mammakarzinom) und dem jetzigen Befund ein unmittelbarer Zusammenhang herzustellen?
2. a) Welche Befunde würden für eine Akzessoriusparese sprechen? b) Welche Differentialdiagnosen sind zu erwägen?

Antworten

zu 1   Ein unmittelbarer Zusammenhang ist aufgrund der beschwerdefreien Latenz auf Anhieb nicht ersichtlich; generell kann es aber im Rahmen axillärer Lymphknotenausräumungen zu einer iatrogenen Läsion des N. thoracicus longus mit resultierender Scapula alata und Schulterschmerzen kommen.

zu 2   Aufgrund der Befundkonstellation ist eine Lähmung der oberen Trapeziusportion anzunehmen. Für eine Läsion des N. accessorius sprechen: a) Zunahme der Scapula alata bei Seitwärtshochheben der Schulter (Abduktion) bzw. Abnahme bei Vorwärtsanheben (s. Tabelle 3), b) Lateralverlagerung der Skapula, c) der Schultertiefstand rechts. Ätiologisch ist neben einer metastatischen Plexusläsion und einer Strahlenspätschädigung wegen der zeitlichen Korrelation insbesondere eine iatrogene Läsion des N. accessorius im Rahmen der Lymphknotenentfernung zu diskutieren.

Ziele der EMG-Untersuchung

1. Erhebung eines Funktionsstatus des N. accessorius.
2. Erhebung eines Funktionsstatus des N. thoracicus longus.
3. Ausschluß einer Plexus- bzw. radikulären Läsion.

Elektrophysiologischer Untersuchungsbefund
(Abkürzungen und Symbole s. S. XIII)

Elektroneurographie

nicht durchgeführt

Elektromyographie (re.)

	Spontan-aktivität Ruhe/ Insertion	Mot. Einheiten (leichte Innervation) Dauer	Ampl.	Form	Interferenzbild (max. Innervation)
M. trapezius					
Pars superior	+ +	↑	N	P (60%)	gelichtet
Pars horizontalis	+	N	N	P (30%)	gelichtet
Pars inferior	∅	n	n	n	dicht
M. serratus anterior	∅	n	n	n	dicht
M. sternocleidomastoideus	∅	n	n	n	dicht
M. rhomboideus major	∅	n	n	n	dicht
M. deltoideus	∅	n	n	n	dicht
M. biceps	∅	n	n	n	dicht
M. triceps	∅	n	n	n	dicht
M. brachioradialis	∅	n	n	n	dicht
M. abd. poll. brev.	∅	n	n	n	dicht
M. inteross. I	∅	n	n	n	dicht

Fragen zur EMG-Untersuchung

1. Welche Aussage läßt der EMG-Befund zu?
2. Ist die nadelelektromyographische Sondierung so vieler Muskeln notwendig?
3. Was ist bei der Elektromyographie des M. trapezius zu beachten?

Antworten

zu 1 Die isolierte Denervationsaktivität im M. trapezius spricht für eine Schädigung des N. accessorius im seitlichen Halsdreieck, distal nach Abgang des Nervenastes zum M. sternocleidomastoideus. Die Läsion des N. accessorius ist inkomplett, der neurogene Umbau der motorischen Einheiten spricht für eine beginnende Reinnervation.

zu 2 Bei Verdacht auf iatrogene Nervenläsionen ist es – oft bereits aus abzusehenden rechtlichen Gründen – sinnvoll, frühzeitig eine volle Dokumentation der Nervenschädigung durchzuführen.

zu 3   Beim Aufsuchen des M. trapezius muß beachtet werden, daß aufgrund der dünnen Muskelschicht des Muskels leicht durch eine zu tiefe Insertion ein falsch-negatives Ergebnis vorgetäuscht werden kann (Abb. 10.1).

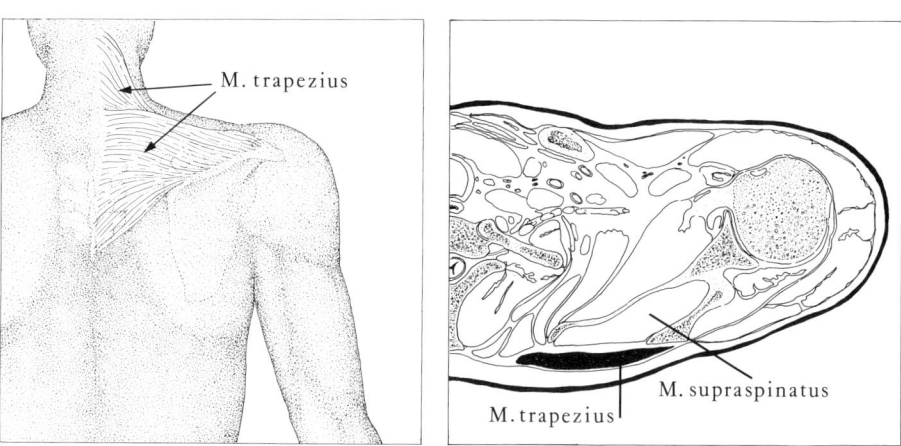

Abb. 10.1.   Ausbreitung der Pars superior und Pars horizontalis des M. trapezius. Bei Läsion des N. accessorius findet man insbesondere in diesen beiden Anteilen pathologische Spontanaktivität. Die Insertion muß sehr oberflächlich erfolgen, da sonst fälschlich darunterliegende Muskelgruppen untersucht werden (s. Querschnittsbild)

Diagnose   Iatrogene Läsion des N. accessorius nach Lymphknotenexstirpation

Fall Nr. 11

Volarer Unterarmschmerz

(Interosseus-anterior-Syndrom)

Anamnese

Die 21jährige Leistungssportlerin (Rudern) klagt seit einigen Monaten vermehrt über Schmerzen im rechten Ellbogengelenk und an der volaren Unterarmseite, insbesondere nach längerer sportlicher Betätigung, und seit einigen Wochen über eine verminderte Geschicklichkeit der rechten Hand mit Schwäche bei Beugung des Daumens und Zeigefingers sowie bei Pronation (z. B. Absperren der Haustür), zuletzt auch über Schulterschmerzen.

Klinisch-neurologischer Befund

Mittelgradige Parese bei der Beugung des Daumenendgliedes. Geringe Parese der Fingerbeuger (II und III) und der Pronation rechts. Armeigenreflexe seitensymmetrisch. Trömner bds. schwach positiv. Keine Sensibilitätsstörung. Deutlich pathologischer Kreistest von Daumen und Zeigefinger (s. unten).

Fragen zur Arbeitshypothese

1. Welche Muskeln besorgen die Beugung des Daumenendgliedes und die Unterarmpronation? Welcher Nerv ist aufgrund der Funktionsstörungen als geschädigt anzusehen?
2. Wozu ist der Kreistest der Finger ein geeigneter Funktionstest?
3. Wodurch kann der N. interosseus anterior geschädigt werden?
4. Ist der Schmerz typisch für das Krankheitsbild?

5. An welche Differentialdiagnose muß bei einer isolierten Beugeschwäche des Daumenendgliedes gedacht werden?

Antworten

zu 1 Die Parese für die Beugung des Daumenendgliedes (M. flexor poll. longus) und die Pronation des Unterarms bei gebeugtem Ellbogen (M. pronator quadratus) sprechen für eine Läsion eines motorischen Medianusendastes, des N. interosseus anterior. Um den Pronator quadratus in seiner Funktion von dem anderen Pronator des Unterarms, dem M. pronator teres, zu differenzieren, muß seine Leistung bei gebeugtem Ellbogen geprüft werden. Der Pronator teres wird in dieser Stellung in seiner Funktion weitgehend unwirksam.

zu 2 Beim Kreistest (Abb. 11.1) fordert man den Patienten auf, die Kuppen von Daumen und Zeigefinger aufeinanderzupressen (o. k.-Zeichen der Amerikaner). Der N. interosseus anterior, ein rein motorischer Endast des N. medianus, versorgt die Mm. flexor poll. long., flex. dig. prof. (zum Zeige- und Mittelfinger) und den M. pronator quadratus.

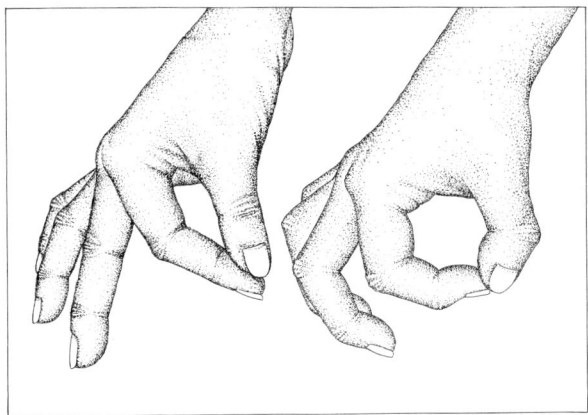

Abb. 11.1. Pathologischer Kreistest bei einer Läsion des N. interosseus anterior (links) und unauffälliger Kreistest (rechts). Bei einer Läsion des N. interosseus anterior kann bei deutlicher Parese des M. flex. dig. prof. und des M. flex. poll. long. das Endglied des Zeigefingers und des Daumens nicht gebeugt werden

Voraussetzung für die Formung eines Kreises ist die Beugung des Daumens und Zeigefingers im Endgelenk.

zu 3   Das Interosseus-anterior-Syndrom (selten!) kann im Rahmen offener oder geschlossener Verletzungen (u. a. nach Frakturen), durch fehlerhafte Injektionen (bzw. Selbstspritzen!) sowie auch spontan bei dauernder erheblicher muskulärer Anstrengung des Unterarms auftreten. Im letzteren Fall handelt es sich zumeist um eine chronische Nervenkompression (Neurolyse!). Auch im Gefolge einer neuralgischen Schulteramyotrophie wurde das Interosseus-anterior-Syndrom beobachtet.

zu 4   Ein Schmerz ist für das Krankheitsbild typisch; ebenso das Fehlen jeglicher objektiver oder subjektiver Sensibilitätsstörungen.

zu 5   Insbesondere bei rheumatischen Erkrankungen treten spontan isolierte Sehnenrupturen auf; auch eine Tendovaginitis stenosans kann eine Parese des M. flex. poll. long. vortäuschen.

Ziele der EMG-Untersuchung

1. Erhebung eines Funktionsstatus des N. medianus, insbesondere des N. interosseus anterior.
2. Ausschluß a) einer zervikalen Radikulopathie, b) einer Armplexusläsion (neuralgische Schulteramyotrophie), c) einer nicht neurogenen Schädigung.

Elektrophysiologischer Untersuchungsbefund
(Abkürzungen und Symbole s. S. XIII)

Elektroneurographie

Motorisch

	DML	NLG Ellbogen-Handgelenk	MSAP
N. medianus re.	2,9 ms	57 m/s	normal

Sensibel

	Dist. Latenz	NLG	SNAP
N. medianus re.	3,3 ms	52 m/s	normal
N. ulnaris re.	3,1 ms	54 m/s	normal

Elektromyographie (re.)

	Spontan-aktivität Ruhe/ Insertion	Mot. Einheiten (leichte Innervation)			Interferenzbild (max. Innerva-tion)
		Dauer	Ampl.	Form	
M. flex. dig. prof.	+	N	N	N	gelichtet
M. flex. poll. long.	+ + HF	↑	N	P (40%)	gelichtet
M. pronator quadratus	+ +	N	N	P (30%)	gelichtet
M. triceps	∅	n	n	n	dicht
M. brachioradialis	∅	n	n	n	dicht
M. pronator teres	∅	n	n	n	dicht
M. flex. carp. rad.	∅	n	n	n	dicht
M. flex. dig. prof.	∅	n	n	n	dicht
M. flex. dig. sup.	∅	n	n	n	dicht
M. inteross. I	∅	n	n	n	dicht

Fragen zur EMG-Untersuchung

1. Wie läßt sich die EMG-Untersuchung interpretieren?
2. Wie sind a) die Aufsplitterung (Polyphasie) und Verbreiterung der motorischen Einheitspotentiale im M. flex. poll. long. und b) die hochfrequenten (pseudomyotonen) Entladungen zu bewerten?
3. Wo sind der M. flex. poll. long. und der M. pronator quadratus am Unterarm aufzusuchen?

Antworten

zu 1 Es ergeben sich abnorme EMG-Befunde ausschließlich in Muskeln (M. flex. poll. longus, M. pronator quadratus), die von einem motorischen Ast des N. medianus, dem N. interosseus anterior, versorgt werden (Abb. 11.2).

Der Hauptast des N. medianus zeigt hingegen normale Verhältnisse (distale motorische Latenz, motorische und sensible NLG, EMG im M. abd. poll. brev.). Bei dem häufigen Karpaltunnelsyndrom werden immer nur der Medianushauptstamm, nicht aber Muskeln des N. interosseus anterior untersucht!

zu 2 Die Aufsplitterung der motorischen Aktionspotentiale ebenso wie die pseudomyotonen Entladungen sprechen eher für eine chronische Schädigung mit offenbar seit längerem in Gang befindlichem neurogenem Umbau.

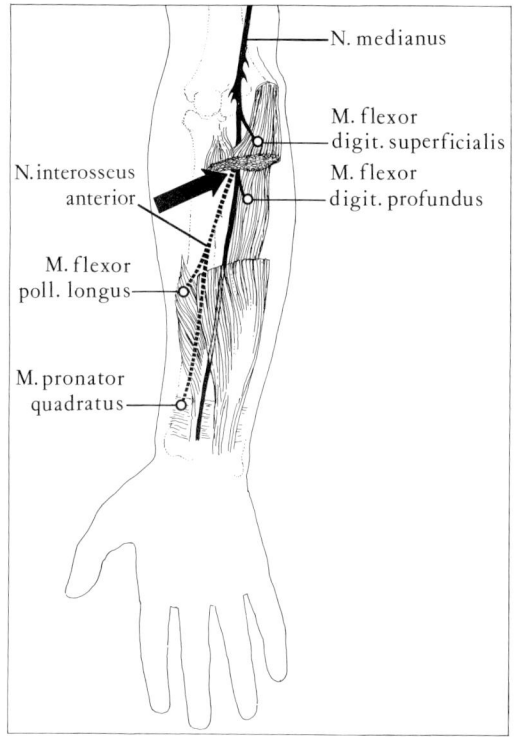

Abb. 11.2.   Abgang, Verlauf und Muskelversorgung des N. interosseus anterior. Der Nerv verläßt im oberen Unterarmdrittel den Hauptstamm des N. medianus und versorgt den M. flex. dig. prof., den M. flex. poll. long. und den M. pronator quadratus

zu 3   Der M. flex. poll. long. (Abb. 11.3) wird über der Mitte des Vorderarms, volar des Radius, aufgesucht.

Wenn die Nadel zu oberflächlich positioniert wird, erreicht man nur den M. flex. dig. sup.

Der M. pronator quadratus (s. Abb. 11.3) sollte entweder von der Radialseite, horizontal ca. 5 cm oberhalb des Processus styloideus radii, erreicht werden. Auch ein dorsaler Zugang, 3 Finger breit oberhalb einer gedachten Linie zwischen den Processus styloidei, ist möglich. Hierbei muß die Nadelelektrode die Membrana interossea penetrieren.

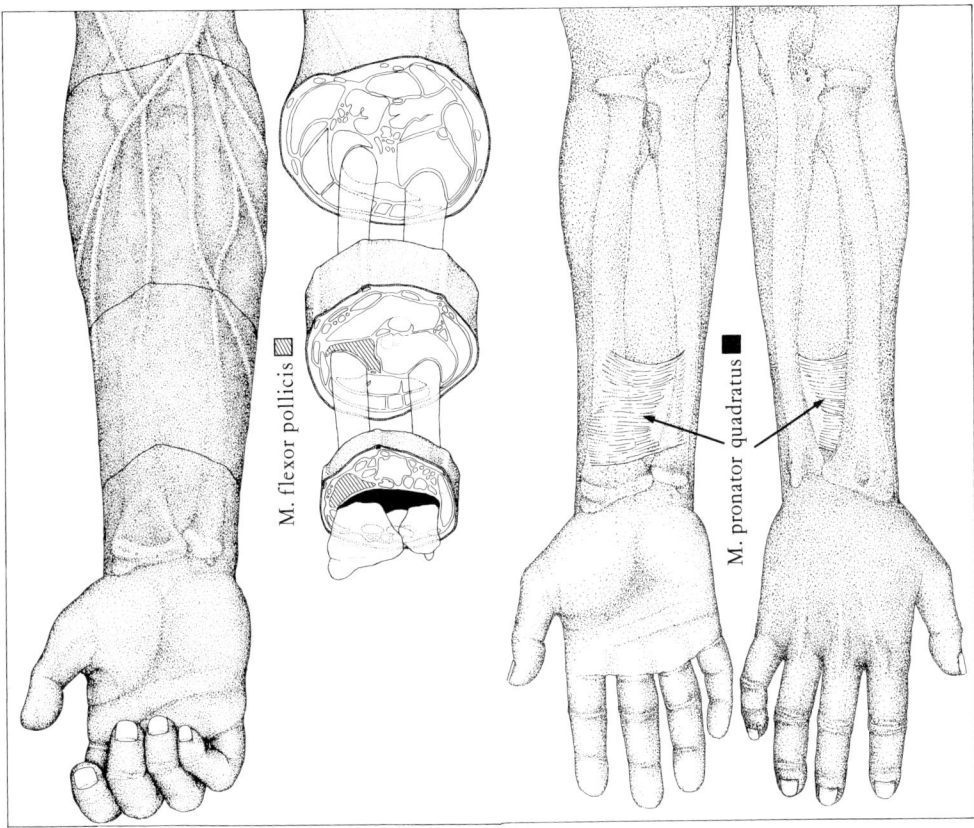

Abb. 11.3. Situs des M. flex. poll. long. und des M. pronator quadratus in der volaren Aufsicht und im Querschnittsbild

Diagnose Interosseus-anterior-Syndrom

Fall Nr. 12

Intensive Schulter-Oberarm-Schmerzen

(Neuralgische Schulteramyotrophie)

Anamnese

Ein 52jähriger LKW-Fahrer berichtet, er bemerke seit 1 Woche eine Schwäche bei Anhebung des rechten Armes. Seiner Ehefrau sei ein Abstehen des rechten Schulterblatts aufgefallen. Weiterhin ist zu erfahren, daß der Patient vor 3 Wochen während mehrerer Tage unter intensiven, reißenden Schmerzen, vor allem nachts, in der rechten Schulter gelitten hat; früher nie ernsthaft erkrankt gewesen.

Klinisch-neurologischer Befund

Fehlhaltung des Schulterblattes rechts, das etwas vom Thorax absteht. Der vertebrale Rand der Skapula rechts steht etwas näher zur Mittellinie. Mäßiggradige Schwäche der Schulterabduktion und Elevation rechts; Bizepsreflex rechts reduziert; Trizepsreflex symmetrisch; keine Sensibilitätsstörungen.

Fragen zur Arbeitshypothese

1. Welches ist die wahrscheinlichste Diagnose? Welche differentialdiagnostischen Möglichkeiten sind zu erwägen?
2. Welches Zeitintervall zwischen initialem Schulterschmerz und Lähmung ist bei der neuralgischen Schulteramyotrophie die Regel?
3. Welche Nerven sind bei der neuralgischen Schulteramyotrophie am häufigsten betroffen (isoliert oder in Kombination)?
4. Welche Form der Plexusneuritis ist wegen ihrer besonderen Therapierbarkeit abzugrenzen?

Antworten

zu 1 Die bei weitem wahrscheinlichste Diagnose ist eine Armplexusneuritis (sog. neuralgische Schulteramyotrophie). Typisch ist der Verlauf mit heftigsten Schmerzen und nachfolgender Parese. Die Dauer des Schmerzstadiums, obwohl in der Regel nicht länger als 14 Tage, kann das Paresestadium überdauern. Auch muß ein Paresestadium nicht auftreten. Immer besteht eine Prädominanz der motorischen gegenüber den sensiblen Zeichen der brachialen Plexopathie. Differentialdiagnostisch ist bei einer Bizepsreflexabschwächung und Deltoideusparese eine zervikale C_5-C_6-Läsion denkbar, allerdings ist die Scapula alata ein starkes Argument gegen eine radikuläre Läsion (der N. thoracicus longus erhält Fasern von C_5, C_6 und C_7).

zu 2 Das Intervall ist variabler als häufig beschrieben und kann zwischen 0–21 Tagen liegen!

zu 3 Der N. axillaris, N. suprascapularis, N. thoracicus longus, N. phrenicus, N. radialis. (Es können aber, wenn auch seltener, untere Plexusanteile vorrangig betroffen sein!)

zu 4 Eine Polyradikulomyelitis (sog. Bannwarth-Syndrom); Fahndung nach Bißstelle am Arm (geröteter Hof, sog. Erythema migrans). Häufig intensive Armschmerzen mit anschließenden Paresen, auch oft zusätzlich Fazialisparese. Im Liquor Zellzahlerhöhung, intrathekale IgM-Produktion; bakterielle Infektion durch *Borrelien* (penizillinempfindlich).

Ziele der EMG-Untersuchung

1. Nachweis bzw. Feststellung des Ausmaßes einer neurogenen (axonalen) Schädigung von Armplexusanteilen.
2. Nachweis einer Affektion des N. thoracicus longus (M. serratus anterior).
3. Differenzierung Plexus- versus Wurzelläsion.

Elektrophysiologischer Untersuchungsbefund
(Abkürzungen und Symbole s. S. XIII)

Elektroneurographie

Motorisch

	DML		Distanz
N. axillaris re.	5,5 ms (P)	M. deltoideus	15 cm
N. axillaris li.	4,3 ms		
N. musculocutaneus re.	6,3 ms (P)	M. biceps	24 cm
N. musculocutaneus li.	5,1 ms		

Elektromyographie (re.)

	Spontan-aktivität Ruhe/ Insertion	Mot. Einheiten (leichte Innervation)			Interferenzbild (max. Innervation)
		Dauer	Ampl.	Form	
M. deltoideus	+	n	n	n	gelichtet
M. pectoralis	∅	n	n	n	dicht
M. serratus anterior	+ +	n	n	n	gelichtet
M. infra-/supraspinatus	∅	n	n	n	dicht
M. biceps	+	n	n	n	gelichtet
M. triceps	∅	n	n	n	dicht
M. brachioradialis	∅	n	n	n	dicht
M. inteross. I	∅	n	n	n	dicht
M. abduct. poll. brev.	∅	n	n	n	dicht
Paravertebrale Musk. (C_4–C_7)	∅	n	n	n	dicht

Fragen zur EMG-Untersuchung

1. Wie ist der EMG-Befund im Lichte der klinischen Situation zu interpretieren?
2. Welche Aussage läßt die Latenzmessung bei Stimulation am Erb-Punkt und Ableitung vom M. deltoideus und M. biceps zu?
3. Welche methodischen Probleme bei der Erfassung motorischer Latenzen zu Schultermuskeln sind zu berücksichtigen?

4. Was besagt ein initial negativer Abgang eines Potentials, z. B. eines Aktionspotentials einer motorischen Einheit (MUAP)?
5. Welche „physiologische" Spontanaktivität läßt sich häufig im EMG beobachten? Wie wird ihr Entstehen erklärt und welche sind die wichtigsten Kriterien, um sie von „pathologischer" Spontanaktivität abzugrenzen?

Antworten

zu 1 Die Anamnese in Verbindung mit der Klinik und der Verteilung der Denervationsaktivität in Muskeln, die den C_5- und C_6-Segmenten entstammen, sowie die Latenzverlangsamung zum M. deltoideus und M. biceps (im Seitenvergleich) und die fehlende Denervationsaktivität paravertebral sprechen am ehesten für eine Affektion oberer Plexusanteile.

zu 2 Eine einseitige Latenzverlängerung zum M. deltoideus und M. biceps spricht vorrangig für eine demyelinisierende Affektion von Plexusanteilen. Ein negativer Befund (fehlende verzögerte Latenz) schließt eine neuralgische Schulteramyotrophie keineswegs aus! (Nur positive Befunde sind beweisend!) Insbesondere bei leichten Paresen können schnelleitende Fasern erhalten sein und zu einer unauffälligen maximalen DML führen.

zu 3 Die Reizung des Armplexus am Erb-Punkt (in der Supraklavikulargrube lateral vom Ansatz des M. sternocleidomastoideus an der Klavikula) ist in der Regel

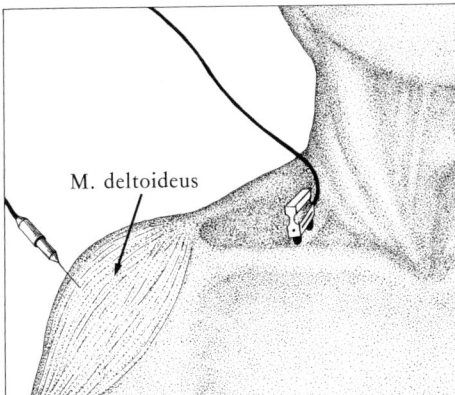

M. deltoideus

Abb. 12.1. Reizung des Plexus brachialis am Erb-Punkt, Ableitung des Antwortpotentials aus dem M. deltoideus mit Nadelelektroden. Häufig kann durch leichtes Eindrücken der Reizelektroden die supramaximale Reizstärke reduziert werden

zwar nicht schwierig (Abb. 12.1), die Untersuchung sollte dennoch wegen der oft nicht geringen Schmerzinduktion des Eingriffs einer strengen Indikation unterliegen. (Gelegentlich ist ein gewisser Druck des Reizblocks in der Supraklavikulargrube notwendig!)

Da zumeist der gesamte Plexus stimuliert wird, ist die Differenzierung von motorischen Latenzen zu spezifischen Schultermuskeln nur durch entsprechend präzise Ableitung (Nadelelektroden von Vorteil) von einzelnen Muskeln zu erreichen (vor allem M. deltoideus, M. biceps, u.U. auch M. supraspinatus, M. serratus).

zu 4 Eine initial negative Auslenkung eines Potentials zeigt sich immer dann, wenn das Potential unmittelbar an der Elektrode entsteht, d.h. generiert wird, und nicht auf die Elektrode zuwandert (Abb. 12.2).

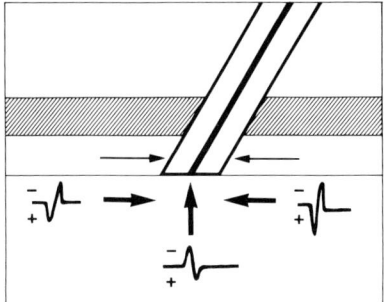

Abb. 12.2. Generierung von initial negativen Aktionspotentialen motorischer Einheiten durch Ableitung in unmittelbarer Nähe der Endplatte

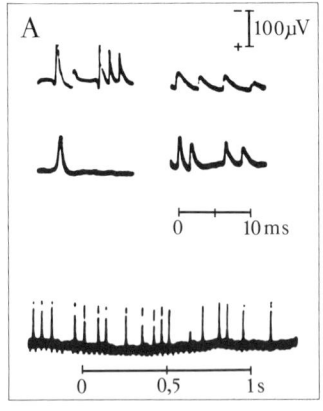 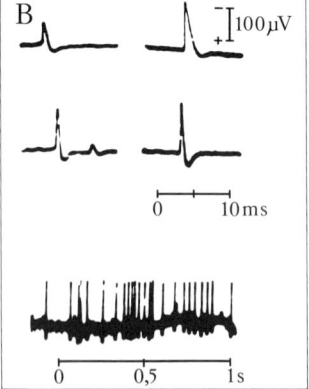

Abb. 12.3 A B. Physiologische Spontanaktivität im EMG. **A** Endplattenrauschen mit rascher und langsamer Kippgeschwindigkeit. **B** Endplattenpotentiale mit langsamer und rascher Kippgeschwindigkeit

zu 5 Es handelt sich um eine im gesunden Muskel auftretende Spontanaktivität, die nur dann registriert wird, wenn sich die Nadelelektrode in unmittelbarer Nähe der Innervationszone des Muskels (im Endplattenbereich) befindet (Abb. 12.3).

Die beiden kardinalen Kriterien dieser Aktivität im gesunden Muskel sind 1. Irregularität der Entladungsfrequenz und 2. initial negative Auslenkung (also bei richtiger Polarität der Nadelelektrode nach oben!). Es werden 2 Unterformen unterschieden: a) rein monophasische, niederamplitudige Potentiale (< 0,1 mV, sog. „Endplattenrauschen"); b) biphasische (initial negativ!), höheramplitudige Potentiale (bis 0,5 mV, sog. Endplattenpotentiale, oft − wahrscheinlich fälschlicherweise − als Nervenpotentiale bezeichnet), deren Entstehung auf eine Nadelirritation intramuskulärer Nervenendigungen mit Auslösung von Entladungen einzelner Muskelfasern zurückgeführt wird (s. auch Abb. 39.2).

Diagnose   Verdacht auf Zustand nach neuralgischer Schulteramyotrophie

Fall Nr. 13

Daumenballenatrophie

(„Ausgebranntes" Karpaltunnelsyndrom)

Anamnese

Eine 48jährige Gärtnerin klagt seit einigen Monaten über zunehmende Schmerzen im lateralen Ellbogenbereich links. Nur auf Befragen ist von der Patientin zu erfahren, daß ihr die „Delle" im Daumenballen links schon vor mindestens 1/2 Jahr aufgefallen sei und eine diskrete Gefühlsminderung im Daumen und Zeigefinger bestehe. Vor 5 Jahren Radiusfraktur links; damals über längere Zeit heftige schmerzhafte Parästhesien der linken Hand mit nächtlicher Intensivierung.

Klinisch-neurologischer Befund

Druckdolenz über dem Epicondylus lateralis links; deutliche Atrophie des lateralen Anteils des Daumenballens. Druckdolenz über der lateralen Ellbogenregion; Abduktionsschwäche des linken Daumens; Daumenopposition weitgehend intakt; Armeigenreflexe symmetrisch, mittellebhaft; leichte Hypästhesie im Bereich der 2. und 3. Fingerkuppe; Hoffmann-Tinel-Zeichen über dem Karpaltunnel negativ.

Fragen zur Arbeitshypothese

1. Welche Differentialdiagnosen sind zu überlegen a) im vorliegenden Fall, b) bei isolierter, rein motorischer Daumenballenatrophie ohne sichere Sensibilitätsstörungen?
2. Welche motorischen und sensiblen Ausfälle sind beim Thoracic-outlet-Syndrom infolge Halsrippe (oder fibrösem Band) am häufigsten?

Antworten

zu 1 a) Die wahrscheinlichste Diagnose ist ein sog. „ausgebranntes" Karpaltunnelsyndrom. b) Differentialdiagnostisch ist eine C_8-Th_1-Wurzelläsion, eine untere Plexusläsion (Thoracic-outlet-Syndrom bei Halsrippe), eine beginnende Vorderhornerkrankung, eine isolierte motorische Endastschädigung des N. medianus (Ramus thenaris) zum M. abd. poll. brev. abzugrenzen.

zu 2 Motorisch sind häufig besonders stark (aber fast nie isoliert) die Thenarmuskulatur, die Mm. interossei bzw. der Hypothenar betroffen. Das sensible Defizit betrifft in der Regel das C_8- und Th_1-Dermatom, d. h. den 4. und 5. Finger und die ulnare Hälfte von Hand und Unterarm.

Ziele der EMG-Untersuchung

1. Erhebung eines Funktionsstatus des N. medianus (distal und proximal).
2. Abklärung einer Wurzel- bzw. Plexusläsion.
3. Ausschluß einer beginnenden diffusen Vorderhornerkrankung (ALS).

Elektrophysiologischer Untersuchungsbefund
(Abkürzungen und Symbole s. S. XIII)

Elektroneurographie

Motorisch

	DML	NLG Ellbogen-Handgelenk	MSAP
N. medianus re.	4,6 ms (P)	49 m/s	16 mV
N. medianus li.	10,4 ms (P)	41 m/s (P)	1 mV (P) (stark aufgesplittert)
N. ulnaris li.	2,9 ms	51 m/s	15 mV

Sensibel

	Dist. Latenz	NLG	SNAP
N. medianus li.	$\varnothing$	$\varnothing$	$\varnothing$
N. medianus re.	3,9 ms (P)	44 m/s (P)	10 µV
N. ulnaris li.	2,8 ms	51 m/s	14 µV

Elektromyographie

	Spontan-aktivität Ruhe/ Insertion	Mot. Einheiten (leichte Innervation)			Interferenzbild (max. Innervation)
		Dauer	Ampl.	Form	
M. abd. poll. brev. li.	+ FA	↑	↑	P	Einzelpotentiale
M. inteross. I li.	∅	n	n	n	dicht
M. flex. carpi rad. li.	∅	n	n	n	dicht
M. flex. carpi uln. li.	∅	n	n	n	dicht
M. ext. dig. superf. li.	∅	n	n	n	dicht
M. brachiorad. li.	∅	n	n	n	dicht

Fragen zur EMG-Untersuchung

1. Läßt sich vom EMG her eine eindeutige Diagnose stellen?
2. Wie sind die jetzt im Vordergrund stehenden Ellbogenschmerzen in das Krankheitsbild zu integrieren?
3. Falls im M. abd. poll. brev. kein Antwortpotential bei Reizung des N. medianus gefunden worden wäre, welche Muskeln könnten alternativ zur Bestimmung der motorischen NLG des N. medianus benutzt werden?
4. Wenn das sensible Antwortpotential des N. medianus normal ausgefallen wäre, welche Diagnose wäre dann zu stellen gewesen?
5. Welche Fehlermöglichkeiten bei Ableitung vom M. abduct. poll. brev. sind zu beachten?
6. Wenn mit der einfacher durchzuführenden (und für den Patienten angenehmeren) antidromen Bestimmung der sensiblen NLG kein Potential zu erhalten ist, hilft gelegentlich die orthodrome Bestimmung. Wie wird diese durchgeführt?
7. Wie groß ist beim Karpaltunnelsyndrom die Wahrscheinlichkeit, bei fehlendem (antidrom ermittelten) sensiblen Antwortpotential des N. medianus eine normale distale motorische Latenz vorzufinden?
8. Welche Lage hat der M. abd. poll. brev. im Bereich des Thenars?
9. Wie ist pathophysiologisch der EMG-Befund des M. abd. poll. brev. zu interpretieren?

Antworten

zu 1 Die hochgradige Leitungsverzögerung im Handgelenksbereich mit nur wenigen erhalten gebliebenen motorischen Axonen (Amplitude!) bei grenzwertiger motorischer NLG für den Unterarmabschnitt und ansonsten unauffälligem EMG läßt keine andere Diagnose als eine sehr fortgeschrittene distale Medianusläsion (sog. ausgebranntes Karpaltunnelsyndrom) zu. Auch auf der Gegenseite zeigten sich leicht pathologische Befunde.

zu 2 Die derzeitigen Beschwerden haben offenbar nichts mit der Medianusläsion (Epicondylitis lateralis) zu tun. Wahrscheinlich handelt es sich um eine Epicondylitis lateralis bei ständiger beruflicher Belastung.

zu 3 Es wäre die Bestimmung einer distalen motorischen Latenz zu einem anderen distalen medianusversorgten Unterarmmuskel sinnvoll (z. B. M. flexor poll. longus, M. pronator quadratus, s. Abb. 7.1 bzw. 11.3).

zu 4 In diesem Fall könnte man eine isolierte Schädigung des motorischen Medianusendastes (Ramus thenaris) vermuten (besonders bei intraligamentärem Verlauf). Aber auch eine Affektion des unteren Armplexus (z. B. bei Thoracic-outlet-Syndrom) bliebe zu diskutieren (Röntgen, Halsrippe!), auch wenn in der Mehrzahl hier ein reduziertes sensibles Antwortpotential des N. ulnaris nachweisbar wäre.

zu 5 Bei Daumenballenatrophie ist grundsätzlich eine Ableitung mit Nadelelektroden angezeigt, da sehr häufig bei Reizstärkenzunahme die ulnarisversorgten Daumenballenanteile miterregt werden. Dieses Potential täuscht leicht ein falschnormales Ergebnis vor. Es empfiehlt sich weiterhin ein Vergleich der über dem Thenar abgeleiteten Potentialkonfiguration bei Reizung des N. medianus am Handgelenk und am Ellbogen. Schließlich ist während der Medianusreizung eine klinische Beobachtung des Reizeffekts anzuraten (Ulnarisreizung bewirkt Daumenadduktion!)

zu 6 Die Reizung erfolgt mit Ringelektroden (Abb. 13.1) vom Zeigefinger oder Mittelfinger oder von beiden. Die Ableitung mit Nadelelektroden wird in „unipolarer" Anordnung durchgeführt, d. h. die aktive (differente) Elektrode wird möglichst nah am Nerv, die indifferente Nadelelektrode in gleicher Höhe, ca. 3–5 cm radialwärts subkutan plaziert.

zu 7 Bei Karpaltunnelsyndromen ist bei fehlendem SNAP (antidrome Methode) die DML immer pathologisch.

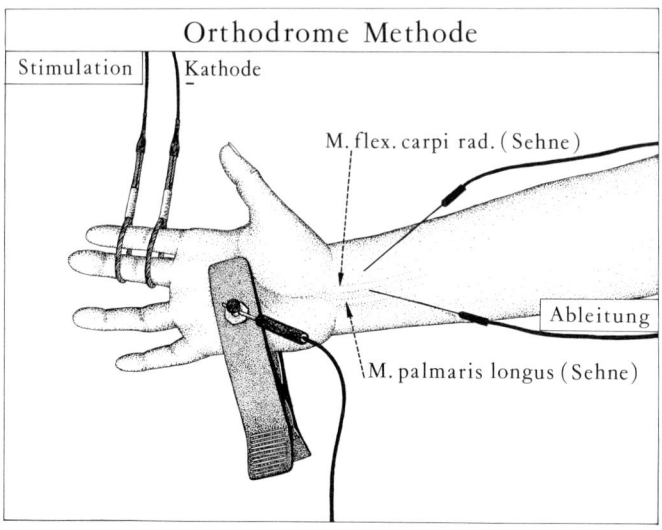

Abb. 13.1. Ableitung des sensiblen NAP mit Nadelelektroden bei orthodromer Reizung. Die Reizung erfolgt mit Ringelektroden vom Zeigefinger, Mittelfinger oder von beiden. Die Ableitung wird mit Nadelelektroden in unipolarer Anordnung durchgeführt

zu 8   Er liegt lateral und oberflächlich (Abb. 13.2).

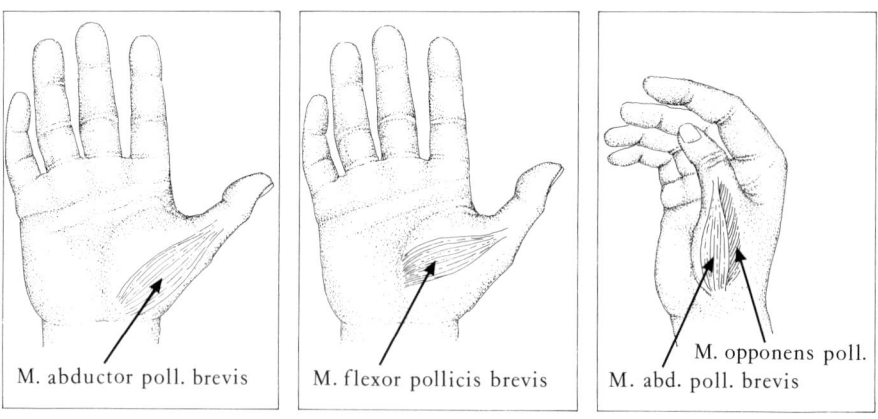

Abb. 13.2. Die Ausbreitung des M. abductor poll. brevis, M. flexor poll. brevis und des M. opponens poll. im Bereich des Thenars. Der M. abd. poll. brevis liegt lateral und oberflächlich

zu 9   a) Die starke Verzögerung der Latenz des Antwortpotentials spricht für einen ausgedehnten Demyelinisierungsprozeß zwischen Reizort und Muskelantwort.

b) Die niedrige Amplitude spricht für einen Ausfall der Mehrzahl der Axone.

c) Die starke Aufsplitterung bzw. Verbreiterung des Antwortpotentials läßt eine partielle Regeneration einzelner Nervenfasern mit starker Leitungsverzögerung vermuten (Abb. 13.3).

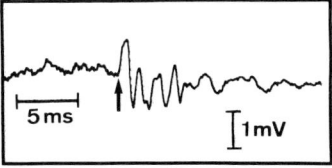

Abb. 13.3.   Verzögertes und abnorm polyphasisch konfiguriertes MSAP des M. abd. poll. brev. bei Reizung des N. medianus am Handgelenk

Diagnose Spätstadium eines nicht behandelten Karpaltunnelsyndroms

Fall Nr. 14

Heftige Brachialgie und Schwäche im Arm sowie Fazialisparese

(Bannwarth-Syndrom)

Anamnese

Bei dem 52jährigen Förster kam es vor 3 Wochen akut zum Auftreten sehr heftiger, reißender Schulter-Arm-Schmerzen rechts. Die Schmerzen steigerten sich während der Nachtstunden und führten zu hartnäckiger Schlaflosigkeit. Vor 2 Wochen Hinzutreten einer Schwäche des rechten Armes; seit 3 Tagen zusätzliches Auftreten einer rechtsseitigen Gesichtslähmung. Erst auf Befragen war zu erfahren, daß der Patient Wochen vor Beginn der Schmerzphase über der rechten Halsregion einen runden roten Fleck wahrgenommen habe, der erst nach Tagen langsam verblaßte.

Klinisch-neurologischer Befund

Im Rahmen der Untersuchung fiel eine Parese bei Außenrotation der Schulter und bei Ellbogenbeugung rechts auf. Bizeps- und Trizepssehnenreflex rechts abgeschwächt; Angabe von Parästhesien im Daumenbereich; Verdacht auf inkomplette periphere Fazialisparese rechts.

Die Liquordiagnostik vor 3 Tagen erbrachte eine Zellzahlerhöhung (43/3 Zellen); IgG mäßig, IgM deutlich erhöht, bei Vergleich mit der Serumanalyse Hinweise für intrathekale Produktion.

Fragen zur Arbeitshypothese

1. Welche Diagnose ist zu vermuten?
2. Welchen diagnostischen Stellenwert hat die aus der Anamnese bekannte Hautrötung?
3. Welche differentialdiagnostischen Möglichkeiten sind zu berücksichtigen?

Antworten

zu 1 Die Befunde sprechen für eine Meningopolyneuritis (Typ Bannwarth). Es handelt sich um eine durch Insekten (u. a. Zecken) übertragene Infektion. Drei Krankheitsphasen sind voneinander abzugrenzen: 1. Phase des Erythems (Tage bis 2 Wochen), 2. Phase des Schmerzes, 3. Phase der neurologischen Ausfälle. Infektionszeiten sind vor allem Frühsommer bis Herbst. An der Bißstelle kann ein sog. Erythema migrans entstehen. Bei den durch Zecken übertragenen Erregern handelt es sich um Borrelien (aus der Gruppe der Treponemen), die eine gute Ansprechbarkeit auf Penizillin besitzen.

zu 2 Ein Erythem um die Bißstelle ist ein hochwertiges diagnostisches Zeichen. Es tritt aber nicht regelmäßig auf. Die langsame Vergrößerung gab den Namen „Erythema migrans".

zu 3 Ähnlich können die neuralgische Schulteramyotrophie (die Lähmungen folgen der Schmerzphase in der Regel rascher − Stunden bis Tage) oder andere Neuritiden des Armplexus verlaufen. Der Liquorbefund ist hier wegweisend.

Ziele der EMG-Untersuchung

1. Klärung der Ausdehnung und Art der Schulter-Arm-Schwäche.
2. Versuch einer Differenzierung: Plexusläsion versus mono- oder plurisegmentale radikuläre Läsion.

Elektrophysiologischer Untersuchungsbefund
(Abkürzungen und Symbole s. S. XIII)

Elektroneurographie

Motorisch

	DML	NLG Ellbogen-Handgelenk	MSAP
N. medianus re.	4,1 ms	51 m/s	18 mV
N. medianus li.	3,2 ms	55 m/s	18 mV
N. ulnaris re.	2,7 ms	54 m/s	16 mV

Sensibel

	Dist. Latenz	NLG	SNAP
N. medianus re.	3,5 ms (P)	32 m/s (P)	5 µV

Elektromyographie

	Spontan- aktivität Ruhe/ Insertion	*Mot. Einheiten* (leichte Innervation) Dauer	 Ampl.	 Form	*Interferenzbild* (max. Innerva- tion)
M. deltoideus	∅	n	n	n	dicht
M. supraspinatus	+	n	n	n	dicht
M. infraspinatus	+ +	n	n	n	gelichtet
M. biceps	+ +	n	n	n	gelichtet
M. triceps	∅	n	n	n	dicht
M. serratus ant.	∅	n	n	n	dicht
M. brachioradial.	∅	n	n	n	dicht
M. flex. carpi. rad.	∅	n	n	n	dicht
M. abd. poll. brev.	∅	n	n	n	dicht
M. inteross. I	∅	n	n	n	dicht
M. orbicularis oris	+ +	n	n	n	gelichtet

Fragen zur EMG-Untersuchung

1. Wie ist die EMG-Untersuchung — für sich allein genommen — zu interpretieren?
2. Wie ist der Befund unter Kenntnis der klinischen Gesamtsituation zu werten?
3. Gelegentlich ist das Ablesen des Beginns der distalen motorischen Latenz (DML) oder der sensiblen Latenz schwierig, da die Ablenkung von der Grundlinie a) allmählich, d. h. unscharf erfolgt oder b) der Reizartefakt den Beginn „verunreinigt" (Abb. 14.1). Welche Möglichkeiten zur Abhilfe gibt es?

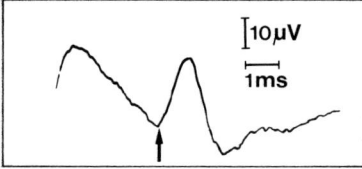

Abb. 14.1. Schwierigkeiten bei der Bestimmung der distalen sensiblen Latenz. Meßungenauigkeiten können durch einen sehr langsamen Anstieg des SNAP und durch eine Kontamination durch den Reizartefakt entstehen

Antworten

zu 1 Die EMG-Befunde der Schultermuskeln allein könnten sowohl für eine radikuläre Läsion vom C_6-Typ als auch für eine obere Plexusläsion sprechen.

zu 2 Der übrige klinische Befund (Trizepsabschwächung, Fazialisparese, Liquorbefund) spricht — zusammen mit der Anamnese — zweifellos für eine borrelieninduzierte Plexusläsion.

zu 3 a) Versuch der besseren Plazierung der Erdelektrode zwischen Reiz und Ableitung (besonders wichtig bei sensibler NLG-Bestimmung); b) Veränderung des Ortes der Reizelektrode (weitere Entfernung zwischen Ort der Ableitung). c) Benutzen von Nadelelektroden zur Ableitung.

Diagnose Verdacht auf Meningopolyneuritis (Morbus Bannwarth)

Fall Nr. 15

Krampfartige Parästhesien im Unterarm

(Pronator-teres-Syndrom)

Anamnese

Der 55jährige Fließbandarbeiter leidet seit ca. 5 Monaten an einem unbestimmten Schmerz im Bereich des proximalen rechten Unterarms, an einem zunehmenden Taubheitsgefühl im Bereich der ersten 3 Finger und an einer Schwäche der Finger (z. B. bei Anzünden des Feuerzeugs, beim Aufziehen der Uhr); keine nächtliche Betonung der Beschwerden.

Klinisch-neurologischer Befund

Leichte Druckdolenz über dem volaren proximalen Unterarmabschnitt rechts; Pronation des Unterarms ohne Parese. Schwäche des M. flex. poll. long. (Beugung des Endglieds!), des M. flex. dig. prof. (2. und 3. Finger; Beugung des Endgelenks) und des M. abd. poll. brev.; Armeigenreflexe symmetrisch, mittellebhaft; Hypästhesie und Hypalgesie im Bereich der Fingerkuppen 1–3 rechts.

Fragen zur Arbeitshypothese

1. Welcher Nerv bzw. welche Nerven sind aufgrund von Anamnese und Befund als betroffen anzusehen?
2. Worin unterscheiden sich Anamnese und Befund von einem typischen Karpaltunnelsyndrom?
3. Welche unterschiedlichen proximalen Medianusläsionen (in Höhe des Ellbogens) kommen vor?

Antworten

zu 1 Motorische (Mm. flex. poll. long. und abd. poll. brev.) und sensible Störungen (1.–3. Finger) sprechen für eine Läsion des N. medianus. Die Tatsache, daß aber Beuger des Unterarms und der Finger (Endgelenk) mitbetroffen sind, legen den Verdacht auf eine proximale Läsion des N. medianus nahe.

zu 2 Passend für ein Karpaltunnelsyndrom wäre die Sensibilitätsstörung und die Abduktionsschwäche des Daumens. Nicht passend ist die fehlende nächtliche Betonung der Beschwerden (allerdings nicht obligat) und die Schwäche des M. flex. poll. long. und M. flex. dig. prof. (2. und 3. Finger).

zu 3 Interosseus-anterior-Syndrom (s. Fall 11), Pronator-teres-Syndrom, Kompression durch das Struther-Ligament (selten!)

Ziele der EMG-Untersuchung

1. Fahndung nach einem Karpaltunnelsyndrom.
2. Fahndung nach einer proximalen Medianusläsion.
3. Ausschluß einer zervikalen Wurzelläsion (vor allem C_6–C_7).
4. Ausschluß eines generalisierten neurogenen Prozesses.

Elektrophysiologischer Untersuchungsbefund
(Abkürzungen und Symbole s. S. XIII)

Elektroneurographie

Motorisch

	DML	NLG Ellbogen-Handgelenk	MSAP
N. medianus re.	4,2 ms	43 m/s (P)	reduziert (7 mV)
N. medianus li.	4,1 ms	55 m/s	normal (16 mV)

Sensibel

	Dist. Latenz	NLG	SNAP
N. medianus re.	3,1 ms	49 m/s	4 µV (P)
N. radialis re.	2,6 ms	55 m/s	normal

Elektromyographie

	Spontan-aktivität Ruhe/ Insertion	Mot. Einheiten (leichte Innervation)			Interferenzbild (max. Innerva-tion)
		Dauer	Ampl.	Form	
M. triceps re.	∅	n	n	n	dicht
M. biceps re.	∅	n	n	n	dicht
M. flex. carpi uln. re.	∅	n	n	n	dicht
M. brachioradialis re.	∅	n	n	n	dicht
M. flex. carpi rad. re.	∅	n	n	n	dicht
M. pronator teres re.	∅	n	n	n	dicht
M. flex. poll. long. re.	+	↑	↑	P	gelichtet
M. pronator quadratus re.	+	↑	↑	P	gelichtet
M. flex. dig. prof.	+ +HF	N	N	P	gelichtet
M. abd. poll. brev. re.	+	N	N	N	gelichtet
M. inteross. I re.	∅	n	n	n	dicht

Fragen zur EMG-Untersuchung

1. Welche Diagnose legt der EMG-Befund nahe und warum?
2. Was unterscheidet diese Läsion vom Interosseus-anterior-Syndrom (s. Fall Nr. 11)?
3. Warum wird dieses Krankheitsbild „Pronator-teres-Syndrom" genannt?
4. Ist die vorliegende elektrophysiologische Befundkonstellation häufig beim Pronator-teres-Syndrom?

Antworten

zu 1 Aufgrund der Befunde muß eine Läsion des N. medianus a) unterhalb des Abgangs zum M. pronator teres und vor seiner Aufzweigung in den N. interosseus (zum M. flex. poll. long., M. flex. dig. prof., M. pronator quadratus) vorliegen. Die Denervation betrifft ausschließlich Muskeln, die vom N. medianus versorgt werden (M. flex. poll. long., M. pronator quadratus, M. flex. dig. prof., M. abd. poll. brev.).

b) Die motorische NLG des N. medianus im Unterarmabschnitt ist im Seiten-vergleich rechts deutlich reduziert.

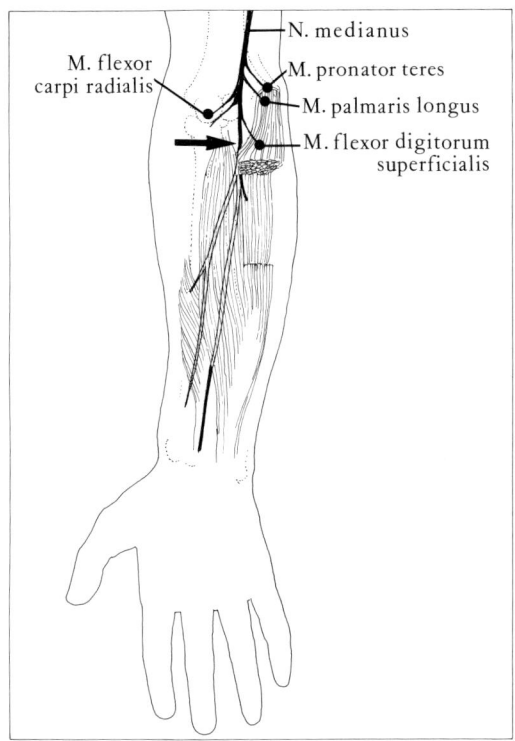

Abb. 15.1. Kompression des N. medianus unter dem M. pronator teres. Der N. interosseus ant. verläßt unterhalb der Kompressionsstelle den Hauptstamm des N. medianus, so daß die Muskeln, die vom N. interosseus ant. versorgt werden, und der M. abd. poll. brev. betroffen sein können. Der M. pronator teres selbst ist nicht betroffen, da der Nervenast zu diesem Muskel bereits oberhalb der Ellenbeuge den Hauptstamm des N. medianus verläßt

zu 2 Das Mitbetroffensein des M. abd. pollicis brevis und die Sensibilitätsstörung im Medianusareal.

zu 3 Der N. medianus wird bei seinem Durchtritt zwischen den beiden Köpfen des M. pronator teres geschädigt, u.a. als Folge einer Muskelhypertrophie (Berufskrankheit!) oder auch bei Anomalien mit Vorliegen eines fibrösen Bandes (Abb. 15.1). Der Nervenast zum M. pronator teres verläßt den N. medianus weiter proximal: Beim Pronator-teres-Syndrom ist also der M. pronator teres nicht betroffen (das gleiche gilt beim Supinatorlogensyndrom, hier ist der M. supinator nicht mitbetroffen!). Häufig liegt eine Druckdolenz über dem M. pronator teres vor (Abb. 15.2).

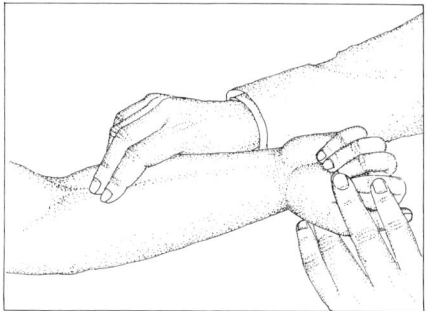

Abb. 15.2. Schmerzprovokation durch Druck auf den M. pronator teres

zu 4 Sie ist selten. In der Mehrzahl der Fälle liegt eine Irritation ohne nachweisbare oder mit nur gering pathologischen EMG- oder NLG-Befunden vor.

Diagnose   Verdacht auf proximale Medianusläsion (Pronator-teres-Syndrom)

Fall Nr. 16

Schwäche der Hand und Gefühlsstörungen

(Strahlenspätschädigung des Plexus brachialis)

Anamnese

Bei der 39jährigen Hausfrau wurde vor 3 Jahren wegen eines Mammakarzinoms links eine Amputation der linken Brust mit Ausräumung der axillären Lymphknoten durchgeführt. Daran anschließend wurde eine Röntgenbestrahlung links vorgenommen. Jetzt bemerkt die Patientin seit einigen Wochen ein Taubheitsgefühl und gelegentliches Kribbeln in der Unterarm- und Handregion mit ulnarer Betonung und eine leichte Schwäche beim Spitzgriff links (Daumen-Zeigefinger). Keine nennenswerten Schmerzen.

Klinisch-neurologischer Befund

Ausgeprägte Hautveränderungen und Gewebsinduration im bestrahlten Gebiet, periklavikulär links. Man tastet dort eine ausgedehnte, harte, nicht verschiebliche Narbenplatte. Schwäche der Daumenabduktion und -adduktion, geringer auch der Beugung im Daumenendgelenk. Bizepssehnenreflex links im Seitenvergleich abgeschwächt. Trizepsreflex links nicht, rechts schwach auslösbar; nicht exakt reproduzierbare Hypalgesie im Handbereich unter Aussparung des Daumens; Laborbefunde ohne Hinweis für Karzinomrezidiv; kein Gewichtsverlust, kein Horner-Syndrom. Kein Hinweis für metastasierenden Prozeß.

Fragen zur Arbeitshypothese

1. Welchem Verteilungstyp folgen die motorischen Ausfälle?
2. Welche Diagnose kommt vor allem in Frage?

3. Läßt sich klinisch eine radiogene Plexusschädigung von einer Plexusparese infolge infiltrativen Tumorwachstums unterscheiden?
4. Welche Pathogenese wird für die Plexusspätparese nach Bestrahlung diskutiert?

Antworten

zu 1   Der klinische Befund spricht zunächst für eine diffuse Armplexusläsion, da sowohl obere Armplexusanteile (Bizepsreflex, Trizepsreflex) als auch untere Armplexusanteile (Parese von Handmuskeln) betroffen sein müssen.

zu 2   Bei der Anamnese (Bestrahlung vor 3 Jahren, keine Schmerzen, allmählicher Beginn) ist ein Strahlenspätschaden des Armplexus am wahrscheinlichsten. Andere Ursachen einer Armplexusschädigung (Tumor, entzündlicher Prozeß) sind allerdings auszuschließen.

zu 3   Bei Armplexusparesen durch Metastasen oder infiltratives Tumorwachstum stehen in aller Regel Schmerzen im Vordergrund, bei Strahlenspätschäden sind sie nur in Einzelfällen erheblich (allerdings generell etwas höher als bei Strahlenspätschäden des lumbosakralen Plexus).

zu 4   a) Direkter Strahlenschaden am Axon und Myelin, b) indirekte Schädigung durch Indurationsvorgänge des umgebenden Bindegewebes.

Ziele der EMG-Untersuchung

1. Abklärung des Ausmaßes einer neurogenen Schädigung.
2. Fahndung nach periodischen Serienentladungen.
3. Ausschluß einer kombinierten peripheren Nervenläsion (N. ulnaris, N. medianus).

Elektrophysiologischer Untersuchungsbefund
(Abkürzungen und Symbole s. S. XIII)

Elektroneurographie

Motorisch

	DML	NLG (Unterarm)	MSAP
N. medianus li.	2,8 ms	58 m/s	14 mV
N. ulnaris li.	3,1 ms	54 m/s	12 mV
		Sulcusabschnitt 49 m/s	

Sensibel

	Dist. Latenz	NLG	SNAP
N. medianus	3,4 ms	49 m/s	12 μV
N. ulnaris	2,9 ms	56 m/s	8 μV

Elektromyographie (li.)

	Spontan-aktivität Ruhe/ Insertion	Mot. Einheiten (leichte Innervation)			Interferenzbild (max. Innervation)
		Dauer	Ampl.	Form	
M. deltoideus	∅	n	n	n	dicht
M. biceps	∅	n	n	n	dicht
M. triceps	∅	n	n	n	dicht
M. brachiorad.	+	n	n	n	dicht
M. flex. carpi rad.	∅	n	n	n	dicht
M. flex. carpi uln.	∅ [a]	n	n	n	dicht
M. flex. dig. prof.	+ [a]	↑	↑	P	gelichtet
M. abd. poll. brev.	+ [a]	↑	↑	P	gelichtet
M. inteross. I	+ +	↑	↑	P	gelichtet

[a] Verlängerte Einstichaktivität; langsame, komplexe, repetitive Entladungen

Fragen zur EMG-Untersuchung

1. Welche Aussage läßt die EMG-Untersuchung zu?
2. a) Was sind die Charakteristika der sog. „high frequency discharges" (HF)? b) Welchen pathologischen Stellenwert besitzen sie? c) Wo vermutet man den Entstehungsort der HF?
3. Welche komplexen repetitiven Entladungen kommen im EMG vor, wie sind sie definiert und wie kann man sie unterteilen?
4. Welchen pathologischen Stellenwert haben die gruppierten Entladungen im vorliegenden Fall?

Antworten

zu 1   Die EMG-Untersuchung zeigt neurogene Schädigungszeichen, die medianusversorgte, radialisversorgte und ulnarisversorgte Muskeln betreffen. Gruppierte repetitive Serienentladungen kommen bevorzugt bei radiogenen Nervenläsionen vor.

zu 2   a) Bei den hochfrequenten Serienentladungen handelt es sich zumeist um komplexe Potentialformen (s. auch Fall 29), die sich jeweils in rascher, regelmäßiger Folge wiederholen (Abb. 16.1).

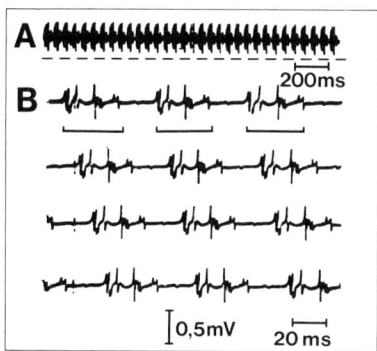

Abb. 16.1.   Darstellung von hochfrequenten Serienentladungen bei langsamer Kippgeschwindigkeit (A) und bei rascher Kippgeschwindigkeit (B). Charakteristisch ist die immer wiederkehrende Potentialform dieser komplexen Entladungen. Die repetitiv auftretenden komplexen Entladungen sind durch horizontale Linien gekennzeichnet

Typisch ist 1., daß die hohen Frequenzen (zwischen 10 und 150/s) dieser Entladungsserien in der Mehrzahl der Fälle stabil bleiben, 2. abrupt beginnen und enden, 3. sehr streng ortsgebunden auftreten und schon bei geringer Veränderung der Nadellage verschwinden können.

b) Sie stellen 1. einen sicheren pathologischen (wenn auch unspezifischen) und 2. in aller Regel einen chronischen Befund dar (d. h. zumindest ist ein mehrmonatiger Prozeß anzunehmen). Sie werden sowohl bei primär neurogenen als auch myogenen Prozessen beobachtet.

c) Die HF entstehen wahrscheinlich in den distalsten, singulären Axonenden einer motorischen Einheit.

zu 3   Man kann repetitiv (also ständig sich wiederholende) entladende komplexe Potentialgruppierungen von Gruppenentladungen unterscheiden, wobei sich hier zwischen Potentialkomplexen Pausen (zwischen 0,2 und einigen Sekunden) ergeben. Bei den komplexen repetitiven Entladungen kann man hochfrequente Entladungen (Synonyma: pseudomyotone Entladungen, high frequency discharges) von niederfrequenten Entladungen unterscheiden.

Bei den gruppierten oder Gruppenentladungen wird zwischen Gruppen (weniger als 10) und Serienentladungen (mehr als 10) unterschieden.

zu 4   Die radiogenen Plexusparesen zeigen besonders häufig periodische Serienentladungen. Sie sind zwar nicht pathognomonisch für einen Strahlenschaden, aber zumeist (bei Berücksichtigung der Klinik) — wie im vorliegenden Fall — ein wichtiges Indiz für eine Strahlenspätschädigung. Die Fahndung ist erfolgreicher a) in paretischen Muskeln und b) je mehr Insertionsstellen aufgesucht werden.

Diagnose   Verdacht auf Strahlenspätschädigung des Plexus brachialis links

Fall Nr. 17

Isolierte Schwäche der Fingerstrecker

(Supinatorlogensyndrom, engl.: interosseus posterior syndrome)

Anamnese

Bei dem 26jährigen Schlosser war es durch Sturz 7 Wochen vor der Untersuchung zu einer Fraktur der Ulna und Dislokation des Radiusköpfchens rechts (sog. Monteggia-Fraktur) gekommen. Damals sei ihm eine Streckschwäche der Finger aufgefallen, auch konnte er wegen starker Schmerzen die Hand kaum bewegen. Es erfolgte eine Reposition der Fraktur und mehrwöchige Gipsbehandlung.

Klinisch-neurologischer Befund

Handgelenksstreckung rechts mit leichter Radialdeviation; Streckung in den Fingergrundgelenken (besonders 3., 4. und 5.) paretisch; Streckung des rechten Daumens im Grund- und Endgelenk diskret paretisch; sonstige motorische Funktionen der Hand- und Unterarmmuskeln intakt; Armeigenreflexe symmetrisch mittellebhaft; keine Sensibilitätsstörungen.

Fragen zur Arbeitshypothese

1. Welche Muskeln sind klinisch betroffen und durch welche Nervenausfälle läßt sich dieser Befund erklären?
2. Wie sind die Befunde a) der Radialdeviation bei Streckung im Handgelenk und b) die fehlende Sensibilitätsstörung zu bewerten?
3. Warum heißt das Syndrom „Supinatorlogensyndrom" und was hat es mit dem M. supinator zu tun?

4. Welche anderen (als die hier vorliegenden traumatischen) Ursachen führen zu einer Läsion des Ramus profundus des N. radialis?

Antworten

zu 1 Betroffen sind die Streckung des rechten Handgelenks ulnarwärts (M. ext. carpi uln.), die Streckung der Finger im Grundgelenk (M. ext. dig. com. bzw. ind.) und des Daumens im Grundgelenk (M. ext. poll. brev.) und Endgelenk (M. ext. poll. long.). Diese Muskeln werden sämtlich vom N. radialis versorgt. Man beachte, daß die anderen vom N. radialis innervierten Muskeln am Unterarm (M. brachioradialis, M. ext. carpi rad., M. supinator) und Oberarm (M. triceps) intakt sind. Somit muß der motorische Endast, der Ramus profundus (im engl. Sprachraum N. interosseus posterior), betroffen sein (Abb. 17.1).

zu 2 a) die Radialabweichung des Handgelenks bei Streckung kommt durch die Dissoziation zwischen intaktem M. ext. carpi radialis und paretischem M. ext. carpi ulnaris zustande.

b) Der sensible Hauptast des N. radialis (Ramus superficialis) verläßt den N. radialis weiter proximal in Höhe des Ellenbogens.

zu 3 Das Syndrom wird auch Supinatorlogensyndrom (engl.: interosseus posterior syndrome) genannt, da der Ramus profundus des N. radialis (bzw. N. interosseus posterior) bei seiner Durchtrittsstelle durch den M. supinator die Schädigung erleidet. Da der Nervenast zum M. supinator oberhalb der Läsionsstelle abzweigt, ist also beim Supinatorlogensyndrom der M. supinator nicht mitbetroffen.

zu 4 Andere Ursachen des Supinatorlogensyndroms sind:
a) intensiver, ungewohnter Gebrauch des Armes;
b) nach Epicondylitis radialis (Tennisellenbogen!);
c) durch Tumoren (Lipom, vaskuläre Mißbildungen etc.);
d) bei rheumatoider Arthritis (Synovitis);
e) keine faßbare Ursache.

Ziele der EMG-Untersuchung

1. Nachweis einer isolierten Radialisschädigung.
2. Feststellung des Betroffenseins spezifischer Radialismuskeln.
3. Ausschluß einer zervikalen Wurzelschädigung.

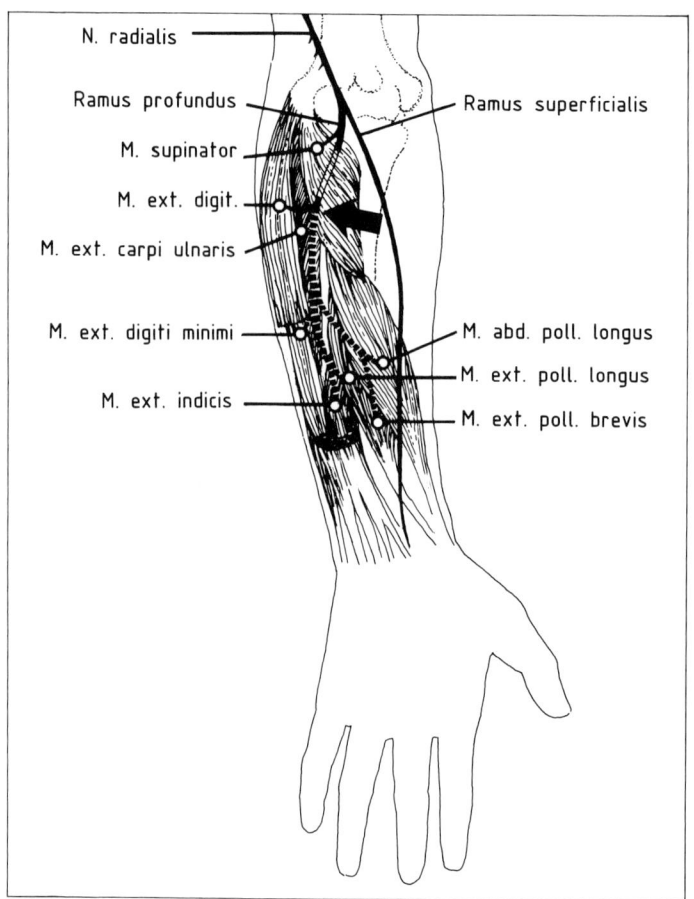

Abb. 17.1. Verlauf und Verzweigungen des R. profundus nervi radialis. Beim Supinatorlogensyndrom wird der R. profundus in Höhe des M. supinator geschädigt. Der M. supinator selbst ist beim Supinatorlogensyndrom nicht betroffen, da sein Nervenast schon proximal den Ramus profundus verläßt

Elektrophysiologischer Untersuchungsbefund
(Abkürzungen und Symbole s. S. XIII)

Elektroneurographie

Motorisch

	DML	NLG (S2–S1)	MSAP
N. radialis	2,1 ms	49 m/s	nicht ver- wertbar (Nadelablei- tung)

Sensibel

	Dist. Latenz	NLG	SNAP
N. medianus re.	3,2 ms	56 m/s	30 µV
N. radialis re.	2,6 ms	52 m/s	14 µV

Elektromyographie

	Spontan- aktivität Ruhe/ Insertion	Mot. Einheiten (leichte Innervation) Dauer	Ampl.	Form	Interferenzbild (max. Innerva- tion)
M. triceps re.	∅	N	N	N	normal
M. brachiorad. re.	∅	N	N	N	normal
M. ext. carpi rad. re.	∅	N	N	N	normal
M. ext. dig. com. re.	+	↑	↑	P	gelichtet
M. ext. poll. long. re.	+ +	↑	↑	P	gelichtet
M. ext. carpi ulnaris re.	+ (HF)	↑	↑	P	gelichtet
M. flexor carpi uln. re.	∅	n	n	n	normal
M. inteross. I re.	∅	n	n	n	normal
M. abd. poll. brev. re.	∅	n	n	n	normal

Fragen zur EMG-Untersuchung

1. Läßt sich durch den EMG-Befund der Schädigungsort lokalisieren und eine Radikulopathie ausschließen?

2. Wenn die Streckschwäche z. B. nur den Zeigefinger bzw. nur die Finger 4 und 5 betroffen hätte und im EMG kein eindeutiger pathologischer Befund angetroffen worden wäre, welche Differentialdiagnose wäre dann zu berücksichtigen?
3. Worin besteht der diagnostische Unterschied zwischen Fibrillationspotentialen (Fi) und positiven scharfen Wellen (PSW)?
4. Welches sind die kardinalen Kriterien von PSW (Abb. 17.2)?

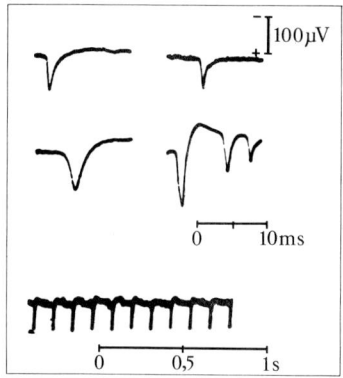

Abb. 17.2. Potentialkonfiguration der PSW bei rascher und langsamer Kippgeschwindigkeit

Antworten

zu 1 Die isolierte Schädigung von distalen Hand- und Fingerstreckern (unter Aussparung der Mm. triceps und ext. carpi rad.) belegt eine isolierte Läsion des Ramus profundus nervi radialis. Der EMG-Normalbefund in den Mm. interossei und abd. poll. brev. spricht gegen eine radikuläre Läsion in Höhe C_8, Th_1.

zu 2 Eine Sehnenruptur, z. B. des M. extensor indicis bzw. M. extensor digiti minimi.

zu 3 Fi und PSW sind nur morphologisch unterschiedliche Manifestationsformen eines ansonsten identischen Phänomens: Bei den PSW nimmt man eine lokale Verletzung (z. B. durch die Nadelinsertion) der Muskelfasermembran an, die eine Fortleitung der Erregung verhindert (sog. „Verletzungspotential"); Fi und PSW haben keinen sicher unterscheidbaren diagnostischen Aussagewert (s. auch Abb. 44.1). Bei hochgradigen Läsionen ist offenbar die Vulnerabilität der Muskelfasern und damit das Auftreten von PSW häufiger als das von Fi. Damit mag auch zusammenhängen, daß PSW nach akuter Nervendurchtrennung einen Tag früher auftreten als Fi.

zu 4   Die Kriterien der PSW sind die gleichen wie bei den Fi (s. auch Fall Nr. 6 und Nr. 44): a) Entladungsfrequenzen der PSW (zwischen 4 und 12/s) sind stabil, zeigen aber eine allmähliche Frequenzabnahme („Ritardando-Effekt"). Die Potentialkonfiguration besteht aus einem initialen positiven Spike, der von einem langsamen negativen Potential niedriger Amplitude und längerer Dauer gefolgt ist (s. Abb. 17.2). Eine scheinbar unregelmäßige Entladung kann durch temporäre Synchronisation mehrerer PSW zustande kommen.

Diagnose Verdacht auf Supinatorlogensyndrom

Fall Nr. 18

Schmerzen und Parästhesien im Hand- und Unterarmbereich

(Thoracic-outlet-Syndrom)

Anamnese

Die 37jährige Lehrerin leidet seit mehr als 2 Jahren an Mißempfindungen im rechten Arm, in den letzten Monaten häufiger verbunden mit Schmerzen der ganzen Hand mit Betonung im 4. und 5. Finger; Zunahme der Beschwerden beim Tragen schwerer Lasten; seit einiger Zeit leichte Verschmächtigung des rechten Interdigitalraumes I und Beeinträchtigung der Feinmotorik (Sticken, Nähen, Klavierspielen); keine nächtliche Betonung der Beschwerden; gelegentliches Kältegefühl in der rechten Hand mit Blaßwerden der Finger.

Klinisch-neurologischer Befund

Verschmächtigung des M. interosseus I rechts; leichte Schwäche der Fingerspreizung rechts im Seitenvergleich; Adson-Manöver rechts positiv; auskultatorisch leichtes Stenosegeräusch in der Supraklavikulargrube beim Adson-Manöver; Armeigenreflexe symmetrisch mittellebhaft; diskrete Hypästhesie an der ulnaren Vorderarmkante und am Ring- und Kleinfinger; Röntgenbild der oberen Thoraxapertur mit Halsrippe bds.; kein Horner-Syndrom.

Fragen zur Arbeitshypothese

1. Welche differentialdiagnostischen Möglichkeiten kommen aufgrund von Anamnese und Befund in Frage?
2. Welche neurologischen Ausfälle sind bei einem ausgeprägten Thoracic-outlet-Syndrom zu erwarten und welche Läsionen werden unter diesem Begriff subsumiert?

3. Wie ist diagnostisch der Nachweis a) eines positiven Adson-Manövers bzw. b) einer Halsrippe zu werten?
4. Welche anderen Nervenläsionen können ähnliche Befunde wie ein Thoracic-outlet-Syndrom aufweisen?

Antworten

zu 1 Die Mehrzahl der Befunde spricht für eine Ulnarisaffektion (Atrophie des M. interosseus I, Fingerspreizschwäche, Sensibilitätsstörung im Ring- und Kleinfinger). Nicht zu einer Ulnarisläsion paßt die Angabe von Sensibilitätsstörungen an der ulnaren Unterarmkante (Bereich des N. cutaneus antebrachii medialis). Dieser Befund könnte auf eine Läsion des unteren Armplexus hinweisen. Schließlich ist eine isolierte zervikale Radikulopathie (C_8, Th_1) zu diskutieren.

zu 2 Die neurologischen Ausfälle — falls nachweisbar — entsprechen immer denen einer unteren Armplexusparese (Parese der aus C_8 und Th_1 stammenden Axone mit Lähmung der kleinen Handmuskeln und der langen Fingerbeuger, seltener auch Handbeuger). Der Terminus ist der Überbegriff für alle kompressiven Läsionen des Armplexus (Nerven-Gefäß-Strang) beim Durchtritt durch verschiedene Engpässe supraklavikulär (vor allem Skalenussyndrom mit und ohne Halsrippe, kostoklavikuläres Syndrom, Hyperabduktionssyndrom).

zu 3 a) Ein positives Adson-Manöver (Ausfall des Radialispulses bei Neigung des Kopfes nach hinten und zur Seite der Läsion mit gleichzeitiger tiefer Inspiration) ist auch bei Normalpersonen häufig und für sich allein genommen kein hochwertiges diagnostisches Zeichen. b) Das Vorhandensein einer Halsrippe allein ist kein Beweis, daß die Beschwerden hierauf zurückzuführen sind.

zu 4 Intramedulläre und extramedulläre spinale Prozesse (z. B. Syringomyelie, Rückenmarktumoren, zervikale Spondylose, extramedulläre zervikale Tumoren). Gesteigerte oder abgeschwächte Armeigenreflexe (Bizeps-, Trizepseigenreflex), Horner-Syndrom, Schwäche der Oberarm- bzw. Schultermuskeln sind stets wichtige Argumente gegen ein Thoracic-outlet-Syndrom.

Ziele der EMG-Untersuchung

1. Erhebung eines Funktionsstatus des N. ulnaris und des N. medianus.
2. Fahndung nach unterer Armplexusparese bei Verdacht auf Thoracic-outlet-Syndrom.
3. Ausschluß einer zervikalen Radikulopathie.

Elektrophysiologischer Untersuchungsbefund
(Abkürzungen und Symbole s. S. XIII)

Elektroneurographie

Motorisch

	DML	NLG (Ellbogen-Handgelenk)	MSAP
N. medianus re.	3,2 ms	54 m/s	9 mV (P)
N. ulnaris re.	2,8 ms	55 m/s	6 mV (P)
F-Welle N. ulnaris re.	33 ms (P)		
N. medianus re.	28 ms		

Sensibel

	Dist. Latenz	NLG	SNAP
N. medianus re.	3,4 ms	53 m/s	12 µV
N. ulnaris re.	∅	∅	∅

Elektromyographie (re.)

	Spontanaktivität Ruhe/Insertion	Mot. Einheiten (leichte Innervation) Dauer	Ampl.	Form	Interferenzbild (max. Innervation)
Paravertebral (C_6–C_8)	∅	n	n	n	dicht
M. deltoideus	∅	n	n	n	dicht
M. biceps	∅	n	n	n	dicht
M. triceps	∅	n	n	n	dicht
M. brachioradialis	∅	n	n	n	dicht
M. flex. carpi uln.	∅	n	n	n	dicht
M. ext. dig. com.	+ HF	n	n	P	gelichtet
M. abd. dig. V	+ HF	n	n	P	gelichtet
M. abd. poll. brev.	+ +	n	n	P	gelichtet
M. interos. I	+	n	n	P	gelichtet

Fragen zur EMG-Untersuchung

1. Wie ist das Ergebnis der elektrophysiologischen Untersuchung zu interpretieren?
2. Welche elektrophysiologischen Möglichkeiten neben dem Nadel-EMG gibt es, um eine Kompression des unteren Armplexus zu objektivieren?
3. Welche Möglichkeiten zur Erfassung einer proximalen Leitungsverzögerung gibt es?
4. Worin besteht die klinische Signifikanz dieser Verfahren?
5. Wie wird die Bestimmung der F-Wellen-Latenz durchgeführt?
6. Wie kann man die Ausprägung von F-Wellen verbessern?

Antworten

zu 1 Das Nadel-EMG ergibt Hinweise für eine neurogene Schädigung. Diese ist nicht auf einen Nerv beschränkt (N. medianus, N. ulnaris). Das fehlende sensible Nervenaktionspotential des N. ulnaris spricht für eine infraganglionäre Läsion. Beide Befunde zusammen weisen damit in erster Linie auf eine Läsion des unteren Armplexus hin.

zu 2 a) Nachweis eines reduzierten oder fehlenden sensiblen Nervenaktionspotentials des N. ulnaris.
b) Nachweis einer verlängerten Latenz der F-Welle.

zu 3 a) Bestimmung der NLG im proximalen Segment (Reizung des Plexus am Erb-Punkt in der Fossa supraclavicularis).
b) Bestimmung der F-Welle (Abb. 18.1).

zu 4 Theoretisch ist es möglich, das proximale Segment des N. ulnaris bei Reizung am Erb-Punkt zu erfassen, obwohl eine präzise Messung der Nervenstrecke schwierig ist. Die Mehrzahl der Untersucher konnte keine Verlängerung der NLG des proximalen Segments beim Thoracic-outlet-Syndrom feststellen. Als Ursache wird diskutiert, daß die elektrische Stimulation am Erb-Punkt möglicherweise häufig den Plexus unterhalb der Läsion reizt.

Bei der Bestimmung der F-Welle sind negative Befunde nicht eindeutig im Sinne des Ausschlusses einer Kompression des unteren Armplexus interpretierbar. Ein positiver Befund (besonders Verlängerung der F-Wellen-Latenz im Seitenvergleich) ist allerdings ein brauchbarer Parameter.

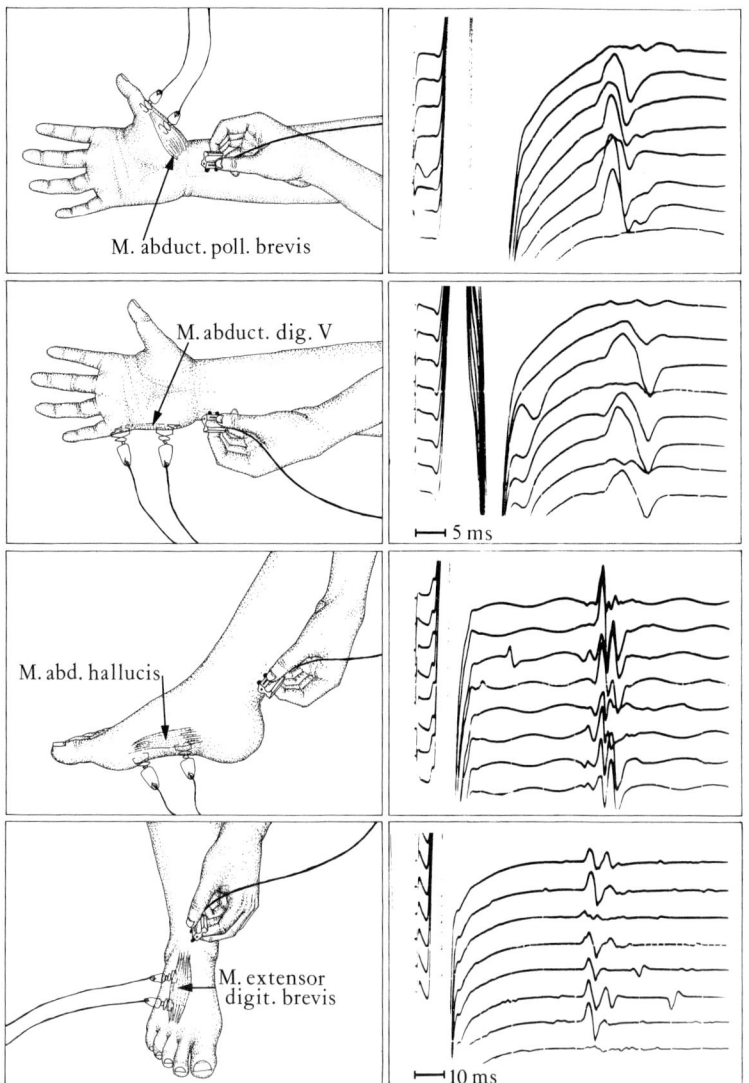

Abb. 18.1. Untersuchungstechnik und Darstellung der F-Wellen im Bereich der oberen und unteren Extremität. Linke Bildhälfte: Positionierung von Reiz- und Ableitelektroden zur Ableitung der F-Wellen. Rechte Bildhälfte: exemplarische Darstellung von 8 konsekutiven F-Wellen bei Reizung des N. medianus, N. ulnaris, N. tibialis und N. peronaeus. Beachte die unterschiedliche Kippgeschwindigkeit bei Ableitung von Hand- und Fußmuskeln

zu 5 Die Reizung (supramaximal) und Ableitung zur Ermittlung der F-Welle sind im Prinzip die gleichen wie bei Bestimmung der DML der verschiedenen Nerven (s. Abb. 18.1). Zur optimalen Darstellung der F-Wellen muß allerdings eine andere Verstärkung (200–500 µV/cm) und eine andere Kippgeschwindigkeit (5 ms/cm obere Extremitäten, 10 ms/cm untere Extremitäten) gewählt werden (s. Abb. 18.1) als bei der Darstellung der M-Antwort (Muskelantwort). Die M-Antwort ist bei der F-Wellen-Darstellung stark komprimiert und nur bruchstückhaft (Ampl.) dargestellt (s. Abb. 18.1). Da die Latenzen der F-Wellen um einige Millisekunden fluktuieren, sollten mindestens 10 F-Wellen dargestellt werden. Gemessen wird die kürzeste (minimale) Latenz.

zu 6 Eine Willkürkontraktion anderer Muskelgruppen (z. B. Faustschluß der Gegenhand) erhöht sowohl die Häufigkeit des Auftretens der F-Welle als u. U. auch deren Amplitude

Diagnose Verdacht auf Thoracic-outlet-Syndrom

Fall Nr. 19

Lähmung der Schulter- und Oberarmmuskulatur (Zustand nach Unfall)

(Obere Armplexusläsion)

Anamnese

Der 19jährige Kfz-Mechaniker erlitt vor 4 Wochen einen schweren Motorradunfall mit Schädel-Hirn-Trauma, Oberschenkelfraktur rechts und Schlüsselbeinfraktur. Er war 3 Tage bewußtlos und zeigte in den ersten 3 Wochen ein Durchgangssyndrom. Bereits eine erste neurologische Untersuchung 1 Tag nach dem Unfall hatte den Verdacht auf eine Lähmung des linken Arms ergeben. Röntgenaufnahmen der HWS ergaben keine Frakturzeichen.

Klinisch-neurologischer Befund (im Liegen untersucht)

Hochgradige Parese der Ellbogenbeuger, des M. supinator, der Abduktoren und Außenrotatoren des Schultergelenks; mittelgradige Parese des M. triceps und der Handgelenksstrecker; diskrete Parese der Beugung des Daumens und Zeigefingers; Bizeps- und Trizepsreflex links nicht auslösbar; Sensibilitätsstörung an der Außenseite des Oberarms und an der Radialkante des Vorderarms, bis in den Daumen und Zeigefinger reichend; kein Horner-Syndrom.

Fragen zur Arbeitshypothese

1. Welche Diagnose ist zu vermuten?
2. Welche speziellen Fragen könnte eine elektrophysiologische Untersuchung klären helfen?

Antworten

zu 1   Es ist eine traumatische Schädigung oberer Armplexusanteile anzunehmen, wobei aber die Mitbeteiligung des M. triceps eine erweiterte Armplexuslähmung (C_5–C_6–C_7) vermuten läßt.

zu 2   Die EMG-Untersuchung sollte insbesondere folgende Probleme aufhellen: a) Wo ist die Schädigung zu lokalisieren: weiter distal (Plexus) oder weiter proximal (Wurzelläsion? Wurzelausriß?)? b) Wie ist das Ausmaß der Schädigung zu beurteilen?

Ziele der EMG-Untersuchung

1. Erfassung des Ausmaßes der Armplexusschädigung.
2. Ausschluß einer wurzelnahen Schädigung.
3. Ausschluß einer zusätzlichen peripheren Nervenläsion.

Elektrophysiologischer Untersuchungsbefund
(Abkürzungen und Symbole s. S. XIII)

Elektroneurographie

Motorisch

	DML	NLG (Unterarm)	MSAP
N. medianus li.	2,9 ms	50 m/s	20 mV

Sensibel

	Dist. Latenz	NLG	SNAP
N. medianus			
a) Daumen-Handgelenk	2,9 ms	50 m/s	normal
b) Zeigefinger-Handgelenk	3,1 ms	52 m/s	normal

Elektromyographie (li.)

	Spontan-aktivität Ruhe/ Insertion	Mot. Einheiten (leichte Innervation)			Interferenzbild (max. Innervation)
		Dauer	Ampl.	Form	
Paravertebr. Muskeln					
$C_{5/6}$	+ +	n	n	n	
C_7	$\varnothing$	n	n	n	
M. deltoideus	+ + +	$\varnothing$	$\varnothing$	$\varnothing$	$\varnothing$
M. pectoralis					
Pars clavicularis	+ +	n	n	n	gelichtet
Pars sternalis	$\varnothing$	n	n	n	dicht
M. rhomboideus	+	n	n	n	gelichtet
M. serratus ant.	+	n	n	n	gelichtet
M. infraspinatus	+ +	n	n	n	Einzelpotentiale
M. supraspinatus	+ +	n	n	n	Einzelpotentiale
M. biceps	+ +	n	n	n	gelichtet
M. triceps	+	n	n	n	gelichtet
M. brachioradialis	+	n	n	n	dicht
M. ext. dig. com.	+	n	n	n	gelichtet
M. flex. poll. long.	$\varnothing$	n	n	n	dicht
M. inteross. I	$\varnothing$	n	n	n	dicht
M. abd. dig. V	$\varnothing$	n	n	n	dicht

Fragen zur EMG-Untersuchung

1. Welcher elektrophysiologische Befund würde einen isolierten Wurzelausriß C_5 oder C_6 vermuten lassen?
2. Welche EMG-Untersuchungen sind im vorliegenden Fall zur Differenzierung Plexusläsion/Wurzelläsion unbedingt durchzuführen?
3. a) Worin ist die Bedeutung der EMG-Untersuchung der paravertebralen
   Nackenmuskulatur zu sehen? b) Welche Muskelanteile sind zu differenzieren? c) Worin besteht die Schwierigkeit bei dieser Untersuchung?

Antworten

zu 1   Ein voll erhaltenes sensibles Antwortpotential bei Reizung des Daumens (trotz Sensibilitätsdefizits) spricht für eine Läsion proximal des sensiblen Ganglions und spräche für einen Wurzelausriß.

zu 2   Denervationszeichen in den zervikalen paravertebralen Muskeln ebenso wie im M. rhomboideus und M. serratus anterior lassen mit größerer Wahrscheinlichkeit an eine wurzelnahe zervikale Läsion denken.

zu 3   a) Die Untersuchung der paraspinalen (oder paravertebralen) Muskulatur kann einen entscheidenden Beitrag zur differentialdiagnostischen Klärung einer radikulären Läsion leisten.
   b) Es lassen sich zervikal 2 Anteile (Abb. 19.1) der paravertebralen Muskulatur abgrenzen: Die kurzen, zumeist monosegmental innervierten Muskeln (M. multi-

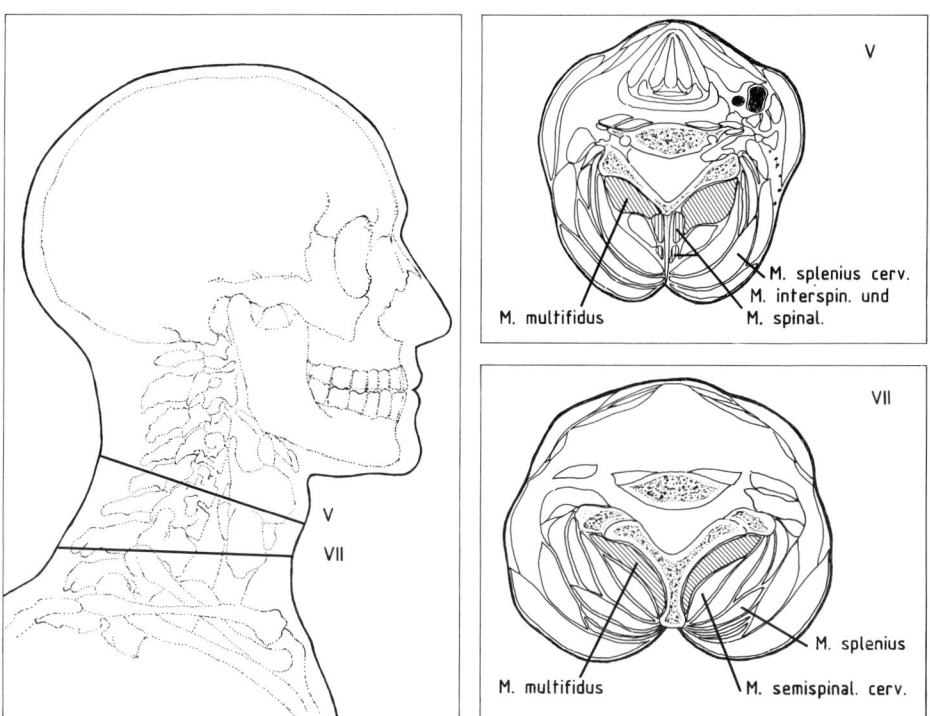

Abb. 19.1.   Elektromyographische Diagnostik der paraspinalen Muskulatur im zervikalen Bereich. Bevorzugt sind die monosegmentalen Mm. multifidi und interspinales aufzusuchen. Ihre Lage ist in Höhe C_5 und C_7 dargestellt

fidus) und die langen, oberflächlich gelegenen, spinalen Nackenmuskeln. Da der
M. multifidus deutlich tiefer liegt, muß die Insertion der Nadel (Insertion ca.
1 cm paramedial) ausreichend tief erfolgen, entsprechend der Höhe des interessierenden Segments (s. Abb. 19.1).

c) Die Schwierigkeit der Untersuchung besteht darin, eine ausreichende Entspannung des Patienten zu erreichen. Hier muß eine optimale Lagerung des Patienten in Bauchlage (Abb. 19.2) oder auch in Seitenlage angestrebt werden.

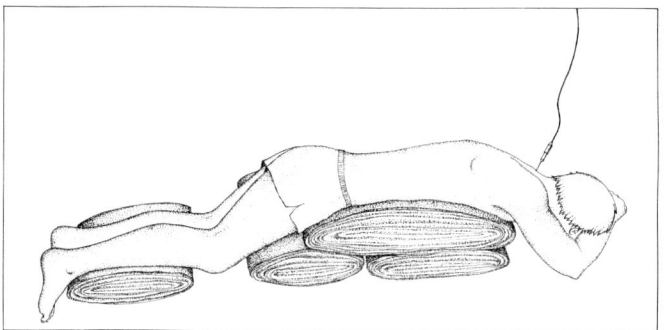

Abb. 19.2. Lagerung des Patienten bei der elektromyographischen Diagnostik der paraspinalen Muskulatur im zervikalen Bereich

Diagnose Traumatische obere und mittlere Armplexusläsion

Fall Nr. 20

Schulter-Arm-Schmerzen

(Kombinierte radikuläre und periphere Läsion)

Anamnese

Die 59jährige Hausfrau klagt seit einem halben Jahr verstärkt über zunehmende Schmerzen in der Nacken-Schulter-Region mit Ausstrahlen in den rechten Arm. Gelegentlich bei rascher Beugung des Kopfes (Lhermitte-Zeichen) elektrisierender Schmerz vom Nacken in die Arme ausstrahlend (rechts betont); in den letzten Monaten manchmal schmerzhaftes Kribbeln in beiden Händen mit nächtlicher Intensivierung, vor allem im Zeige- und Mittelfinger, dadurch Durchschlafprobleme; Zunahme der Beschwerden beim Schreiben oder Stricken.

Klinisch-neurologischer Befund

Keine sicher objektivierbaren Paresen im Bereich der oberen Extremitäten; Hoffmann-Tinel-Zeichen über Medianusstamm bds. positiv, Phalen-Zeichen bds. vorhanden; Armeigenreflexe mit reproduzierbarer Abschwächung des Bizepsreflexes rechts. Trömner- und Knipsreflex rechts lebhafter; Patellar- und Achillessehnenreflexe sehr lebhaft, symmetrisch, mit geringer Reflexirradiation; rasch erschöpflicher Fußklonus; Pyramidenbahnzeichen negativ; Sensibilität von Unterarm und Hand intakt; Vibrationserkennen im Zehenbereich 6–7/8. Adipositas, Hypertonie, leichter Diabetes mellitus.

Fragen zur Arbeitshypothese

1. Welche Probleme hinsichtlich der Diagnosestellung werfen die Anamnese und der Befund auf?
2. Was ist das Phalen-Zeichen?
3. Welche Bedeutung hat das Lhermitte-Zeichen?

Antworten

zu 1 Die nachts betonten Kribbelparästhesien legen die Vermutung eines Karpaltunnelsyndroms nahe. Die Hinterkopf-Nacken-Schmerzen mit Ausstrahlen in den Arm würden aber zu einem Karpaltunnelsyndrom nicht unbedingt passen; sie lassen an eine radikuläre Irritation im Zervikalbereich denken (C_6, BSR-Abschwächung). Schließlich besteht zusätzlich ein latenter Diabetes mit der Möglichkeit einer Polyneuropathie. Erhaltene Achillessehnenreflexe und erhaltenes Vibrationserkennen in distalen Beinabschnitten sprechen allerdings wiederum eher gegen eine signifikante Polyneuropathie.

zu 2 Das Phalen-Manöver besteht in einer maximalen Dorsalflexion im Handgelenk für 1 min und gilt als positiv, wenn es zum Auftreten oder zur Verstärkung der Parästhesien im Handbereich kommt.

zu 3 Das Lhermitte-Phänomen (Nackenbeugung mit Auslösung eines Elektrisiergefühls entlang der Wirbelsäule) zeigt eine Irritation des zervikalen Myelons an und tritt bei Patienten mit multipler Sklerose, aber auch bei zervikaler Spondylose (verbunden mit zervikaler Myelopathie) auf.

Ziele der EMG-Untersuchung

1. Erhebung eines Funktionsstatus des N. medianus.
2. Fahndung nach zervikaler Radikulopathie.
3. Ausschluß einer Polyneuropathie.

Elektrophysiologischer Untersuchungsbefund
(Abkürzungen und Symbole s. S. XIII)

Elektroneurographie

Motorisch

	DML	NLG Ellbogen-Handgelenk	MSAP S_1	S_2
N. medianus re.	5,6 ms (P)	49 m/s	12 mV	2 mV
N. ulnaris re.	3,1 ms	53 m/s	3 mV (P)	11 mV
N. medianus li.	4,9 ms (P)	52 m/s	14 mV	12 mV

Sensibel

	Dist. Latenz	NLG	SNAP
N. medianus re.	nicht dar-stellbar	nicht meßbar	$\varnothing$
N. medianus li.	5,2 ms (P)	32 m/s (P)	7 µV (P)
N. ulnaris re.	3,0 ms	50 m/s	22 µV

Elektromyographie

	Spontan-aktivität Ruhe/ Insertion	Mot. Einheiten (leichte Innervation)			Interferenzbild (max. Innerva-tion)
		Dauer	Ampl.	Form	
M. deltoideus re.	$\varnothing$	N	N	N	dicht
M. supraspinatus re.	$\varnothing$	n	n	n	dicht
M. infraspinatus re.	$\varnothing$	n	n	n	dicht
M. biceps re.	$\varnothing$	N	N	N	dicht
M. triceps re.	$\varnothing$	N	N	N	dicht
M. ext. dig. communis re.	$\varnothing$	n	n	n	dicht
M. flex. poll. longus	$\varnothing$	n	n	n	dicht
M. ext. carpi rad. re.	$\varnothing$	n	n	n	dicht
M. pronator quadratus re.	$\varnothing$	n	n	n	dicht
M. abd. poll. re.	+	n	n	p	gelichtet
M. inteross. I re.	$\varnothing$	n	n	n	dicht
M. abd. poll. brev. li.	$\varnothing$	n	n	n	dicht

Fragen zur EMG-Untersuchung

1. Welche Diagnose muß man aufgrund der elektrophysiologischen Daten annehmen?
2. Konnte eine zervikale Radikulopathie oder Armplexusläsion wahrschein-lich gemacht werden?
3. Warum ist die Untersuchung des N. ulnaris (zusätzlich zum N. medianus) sinnvoll?
4. Wie ist die Diskrepanz (inverses Amplitudenverhalten des MSAP) bei pro-ximaler und distaler Reizung des N. ulnaris und N. medianus zu erklären?

Antworten

zu 1   Die elektrophysiologischen Befunde (DML, SNAP, EMG) sprechen für ein Karpaltunnelsyndrom beiderseits.

zu 2   Die elektrophysiologischen Befunde erbringen keine positiven Hinweise für eine (zusätzliche) zervikale Radikulopathie bzw. für eine Armplexusläsion. Allerdings würde eine isolierte (sensible) Hinterwurzelläsion (z. B. C_6) keinen pathologischen EMG-Befund bewirken. Ein diskretes sensibles Wurzelkompressionssyndrom (C_6) ist somit nicht auszuschließen.

zu 3   Die normale Ulnarisleitfunktion spricht für eine primäre Affektion des N. medianus und gegen eine Polyneuropathie.

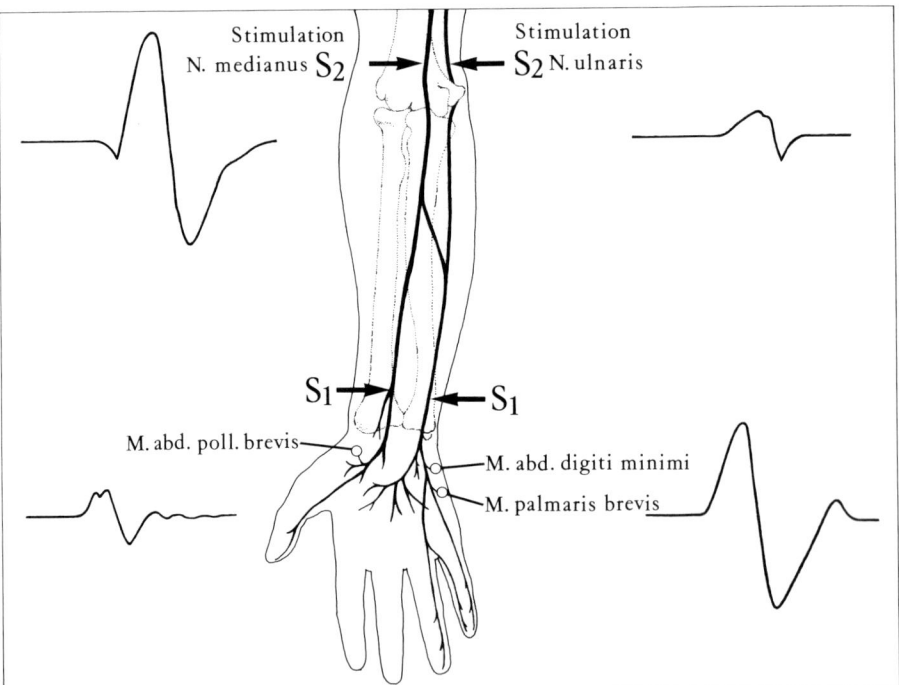

Abb. 20.1.   Muskelsummenaktionspotentiale, abgeleitet vom M. abd. poll. brev. bei Vorliegen einer Martin-Gruber-Anastomose. Bei proximaler Reizung des N. medianus ist das MSAP kleiner als bei distaler Reizung. Dieser Befund erklärt sich daraus, daß ein Teil der motorischen Nervenfasern, die zum M. abd. poll. brev. ziehen, sich im Unterarmbereich dem N. ulnaris anschließen

zu 4 Ein bei distaler Stimulation im Vergleich zur proximalen Stimulation erniedrigtes motorisches Summenpotential ist (vorausgesetzt, daß Reiz- und Ableittechnik an Nerv und Muskel sachgerecht durchgeführt wurden) pathognomonisch für eine Innervationsanomalie, im vorliegenden Fall für eine sog. Martin-Gruber-Anastomose (Abb. 20.1).

Diagnose Karpaltunnelsyndrom beiderseits

Fall Nr. 21

Atrophie der kleinen Handmuskeln

(Syringomyelie)

Anamnese

Die 32jährige Hausfrau gibt an, seit einem halben Jahr eine Verschmächtigung der kleinen Handmuskeln (vor allem über der Dorsalseite zwischen Daumen und Zeigefinger rechts) zu bemerken, verbunden mit einer Schwäche bei manuellen Leistungen; häufiger ziehende Schmerzen im rechten Arm. Fünfmarkstückgroße Narbe über der Medialseite des rechten Unterarms nach Verbrennung vor 5 Jahren; Verdacht auf diskretes Horner-Syndrom rechts.

Klinisch-neurologischer Befund

Leichte Kyphoskoliose im Thorakalbereich; Faszikulieren im atrophischen M. interosseus I rechts; Atrophien der kleinen Handmuskeln; mittelgradige Parese sämtlicher Unterarm- und Handmuskeln bds.; Abschwächung des Trizepssehnenreflexes re.; Bizepssehnenreflex bds. sehr schwach auslösbar; Hypalgesie und Thermhypästhesie für den gesamten rechten Arm sowie im Bereich der oberen Thorakalsegmente Th_{2-5} bds., rechts auch die laterale Schulterpartie (C_4-C_5) einbeziehend; Hypästhesie und Pallhypästhesie im Ulnarisgebiet rechts; lebhafte, seitengleiche Beineigenreflexe; keine Pyramidenbahnzeichen. Gangfunktion intakt.

Fragen zur Arbeitshypothese

1. Bereitet die Diagnosestellung Schwierigkeiten?
2. Wie ist das Horner-Syndrom rechts zu deuten?

Antworten

zu 1 Die Diagnose ist im vorliegenden Fall verhältnismäßig einfach. Dissoziierte Sensibilitätsstörung, Horner-Syndrom und Atrophie der Handmuskeln sprechen für einen intraspinalen Prozeß mit Betroffensein der intraspinal kreuzenden Fasern des Tr. spinothalamicus und der Vorderhörner.

zu 2 Das Horner-Syndrom resultiert aus einer Läsion der intermediolateralen Zellsäule in Höhe C_8–Th_1.

Ziele der EMG-Untersuchung

1. Fahndung nach neurogenem Prozeß mit Abklärung seiner Ausdehnung.
2. Ausschluß einer Beteiligung der unteren Extremitäten als Ausdruck einer generalisierten Vorderhornerkrankung.

Elektrophysiologischer Untersuchungsbefund
(Abkürzungen und Symbole s. S. XIII)

Elektroneurographie

Motorisch

	DML	NLG Ellbogen-Handgelenk	MSAP
N. medianus re.	3,4 ms	53 m/s	8 mV (P)
N. medianus li.	3,2 ms	52 m/s	6 mV (P)
N. ulnaris re.	2,9 ms	50 m/s	4 mV (P)
	M. flex. carpi uln.	Sulcus uln.	
	4,8 ms	38 m/s (P)	4 mV (P)

Sensibel

	Dist. Latenz	NLG	SNAP
N. medianus re.	3,3 ms	49 m/s	25 µV
N. ulnaris li.	2,2 ms	52 m/s	22 µV
N. ulnaris re.	3,9 ms (P)	36 m/s (P)	5 µV (P)

Elektromyographie

	Spontan-aktivität Ruhe/ Insertion	Mot. Einheiten (leichte Innervation)			Interferenzbild (max. Innerva-tion)
		Dauer	Ampl.	Form	
M. deltoideus bds.	∅	n	n	n	dicht
M. biceps bds.	∅	n	n	n	dicht
M. triceps bds.	∅	n	n	n	dicht
M. brachioradialis bds.	∅	n	n	n	dicht
M. flex. poll. longus bds.	+	↑	↑	P	dicht
M. inteross. I bds.	+ + F	↑	↑	P	gelichtet
M. abd. poll. brevis bds.	+ F	↑	↑	P	gelichtet
M. tibialis ant. bds.	∅	n	n	n	dicht

Fragen zur EMG-Untersuchung

1. Ist im vorliegenden Fall eine EMG-Untersuchung notwendig oder ratsam?
2. Was sollte man über die Meßgenauigkeit bei der Erfassung von Nerven-leitgeschwindigkeiten wissen?
3. Welche Information bietet die Ableitung der motorischen Einheiten aus dem M. abd. poll. brev. (Abb. 21.1)?

Antworten

zu 1   Die EMG-Untersuchung ist sinnvoll, um eine zusätzliche Ulnarisläsion ge-genüber dem vermuteten Grundleiden abzugrenzen. Bei der Syringomyelie kommt es überproportional häufig zu lagerungsbedingten Nervenschäden (ver-minderte Schmerzwahrnehmung!) im Vergleich zum Gesunden. Im vorliegenden Fall sprechen die herabgesetzte motorische NLG im Sulcus ulnaris, die verlängerte DML zum M. flex. carpi uln. und die reduzierte sensible NLG für ein Ulnarisrin-nensyndrom.

zu 2   Auch unter optimalen Meßbedingungen (große Distanz zwischen Meß-punkten, präzise Ablesbarkeit des Latenzbeginns, genaue Messung der Distanz, supramaximale Reizung) ist eine Meßungenauigkeit von $\pm 1-2$ m/s anzunehmen. Angaben von NLG-Werten bis zu Stellen hinter dem Komma sind deshalb un-sinnig.

zu 3 Das Potential (Abb. 21.1) zeigt eine relativ hohe Amplitude (ca. 6 mV), zum anderen eine stark verlängerte Potentialdauer, die durch das Auftreten sog. Spät-potentialkomponenten zustande kommt. Die hohen Potentialamplituden motori-scher Einheiten sind charakteristisch für einen chronisch-neurogenen Prozeß mit hoher Dichte von Muskelfasern innerhalb der motorischen Einheit.

Die Spätpotentialkomponenten sprechen für eine kollaterale Aussprossung ter-minaler motorischer Nervenendigungen.

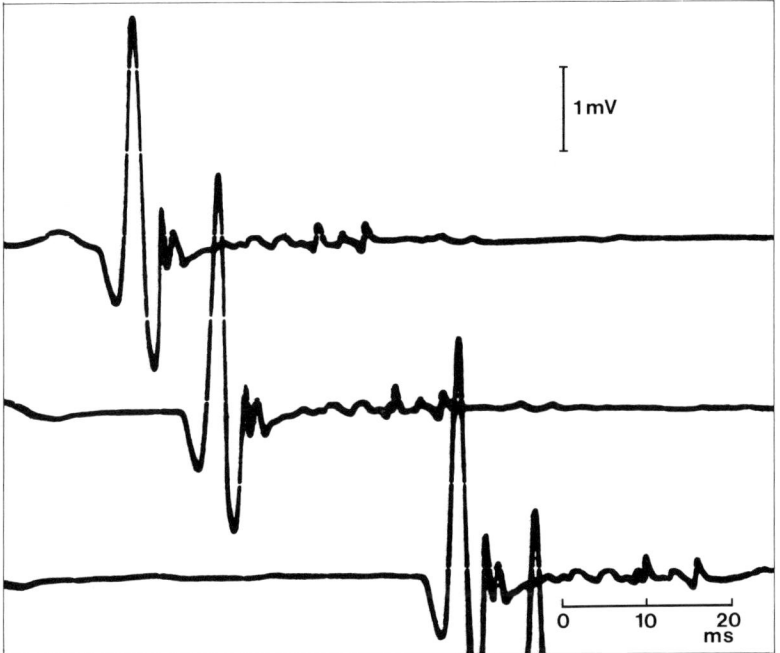

Abb. 21.1. Veränderte Potentialkonfiguration motorischer Einheiten bei chronisch-neu-rogenen Prozessen. Charakteristisch sind die Amplitudenerhöhungen, die Verbreiterung des Potentials und die Polyphasie. Kleinamplitudige späte Potentialkomponenten sind nur bei mehrfacher Darstellung auf dem Oszilloskop als zugehörige Komponenten zu identifi-zieren

Diagnose Verdacht auf Syringomyelie

Fall Nr. 22

Gebrauchsunfähigkeit der Hand nach Unfall

(Psychogene Armlähmung)

Anamnese

Der 31jährige Autohändler berichtet, daß er vor 8 Wochen einen Arbeitsunfall erlitt, als er über eine Schwelle stolperte und zu Boden fiel. Dabei habe er sich den Arm verstaucht. Seit dieser Zeit habe er Schmerzen im Nacken- und Hinterkopfbereich, es fehle ihm die Kraft im rechten Arm. In der Hand habe er kein Gefühl.

Klinisch-neurologischer Befund

Bei der Begrüßung wird die linke Hand ausgestreckt. Keine Schwellungszeichen im Schulter-Arm-Bereich rechts; keine Atrophien; Kraftprüfung: Handdruck rechts im Seitenvergleich mit fast fehlendem Innervationsaufwand; auch Schulterabduktion, Ellbogenbeugung und -streckung sowie Handgelenkbeugung und -streckung mit geringer Kraftentwicklung rechts; Bizeps- und Trizepsreflex mittellebhaft symmetrisch; diffuse Hypästhesie der gesamten Hand; Koordination intakt; Röntgenaufnahme der HWS und der oberen Extremität unauffällig.

Fragen zur Arbeitshypothese

1. Welche Diagnose läßt sich stellen?
2. Ist eine zentral bedingte Parese denkbar?
3. Gibt es klinische Kriterien für eine „funktionelle", psychogene Lähmung?
4. Wie ist eine „funktionelle" Lähmung zu definieren?

Antworten

zu 1 Die ausgeprägte Diskrepanz zwischen Parese des gesamten Arms und Fehlen objektiver Schädigungszeichen (keine Reflexdifferenzen, keine Atrophien) läßt an eine „funktionelle" (psychogene) Armlähmung denken.

zu 2 Eine zentrale Armlähmung (z. B. als Folge einer Contusio spinalis) kann abnorme Lähmungsbilder zur Folge haben. Nach 8 Wochen wäre allerdings eine infraläsionelle Reflexsteigerung zu fordern.

zu 3 Auch wenn es keine absolut sicheren klinischen Kriterien zur Unterscheidung einer „organischen" von einer „funktionellen" Lähmung gibt, so lassen sich doch in der Regel verschiedene „Indizien" gewinnen: a) demonstrativ anmutendes Reichen der gesunden (linken) Hand, b) für fehlenden Händedruck, wenn organisch bedingt, wäre eine Schädigung aller 3 Armnerven Voraussetzung; dies ist ohne objektive neurologische Zeichen schwer vorstellbar, c) nicht zuzuordnende Sensibilitätsstörungen.

zu 4 Es handelt sich um Lähmungen, bei denen die objektiv normale Funktionstüchtigkeit des neuromuskulären Apparats (Elektrophysiologie, neurologische Untersuchung) zu einer fehlenden oder ungenügenden aktiven Innervation von Muskelgruppen kontrastiert; die Annahme einer psychogenen Lähmung wird erschwert, wenn eine Abgrenzung gegen schmerzbedingte Minderinnervation erforderlich ist.

Ziele der EMG-Untersuchung

1. Fahndung nach neurogenen Schädigungszeichen.
2. Dokumentation eines unauffälligen elektroneurographischen und elektromyographischen Status.

Elektrophysiologischer Untersuchungsbefund
(Abkürzungen und Symbole s. S. XIII)

Elektroneurographie

Motorisch

	DML	NLG Ellbogen-Handgelenk	MSAP
N. medianus re.	3,2 ms	54 m/s	20 mV

Sensibel

	Dist. Latenz	NLG	SNAP
N. medianus re.	2,8 ms	52 m/s	35 μV
N. radialis re.	2,6 ms	55 m/s	18 μV

Elektromyographie

	Spontan-aktivität Ruhe/ Insertion	Mot. Einheiten (leichte Innervation)			Interferenzbild (max. Innerva-tion)
		Dauer	Ampl.	Form	
M. deltoideus re.	∅	n	n	n	gelichtet
M. triceps re.	∅	n	n	n	gelichtet
M. biceps re.	∅	n	n	n	gelichtet
M. brachiorad. re.	∅	n	n	n	gelichtet
M. flex. dig. prof. re.	∅	n	n	n	gelichtet
M. interosseus re.	∅	n	n	n	gelichtet

Fragen zur EMG-Untersuchung

1. Welche elektromyographischen Indizien sprechen für einen Normalbefund?
2. Worin sind Bedeutung und Wert der EMG-Untersuchung im vorliegenden Fall zu sehen?
3. Gibt es EMG-Befunde, die die Verdachtsdiagnose einer funktionellen Parese stützen können?
4. Welche Möglichkeiten gibt es, die Schmerzprovokation durch Nadelinsertion zu verringern?
5. Bei Reizelektroden (A) unterscheiden wir Anode und Kathode, bei Ableitelektroden (B) differente und indifferente Elektroden. Bei welcher Bedingung (A oder B) bewirkt eine versehentliche Vertauschung der Elektroden eine Veränderung (d. h. Verfälschung) der Latenzwerte?

Antworten

zu 1 Normale NLGs, normales MSAP, fehlende pathologische Spontanaktivität.

zu 2 Es gibt immer wieder Fälle, bei denen eine untergelagerte organische Störung durch eine ausgeprägte funktionelle Überlagerung maskiert wird. Die EMG-Untersuchung unterstützt hier eine objektive Problemlösung; dies kann auch aus medizinisch-juristischer Sicht von Bedeutung sein.

zu 3 a) Kokontraktion antagonistisch wirkender Muskeln.

b) Erkennbarer Innervationseffekt nach Schmerzreizen (ohne akustisches Feedback für den Patienten).

c) Synchronisationstendenz motorischer Einheiten mit rhythmischer Entladung (8–10/s).

d) Niedrige Entladungsrate motorischer Einheiten bei Aufforderung zur Maximalinnervation, dies gilt auch für zentral bedingte Paresen. Bei peripheren Paresen kommt es zu einer kompensatorisch hohen Entladungsrate motorischer Einheiten. Die normalen Entladungsraten von MUAPs liegen i. d. Regel zwischen 8 und 20/s.

zu 4 a) Bei dünneren Nadeln (Durchmesser 0,42 mm) ist die Schmerzbelastung geringer als bei dickeren (Durchmesser 0,65 mm). Die Spitze einer dünnen Nadel kann sich allerdings leichter verbiegen. Bei derber Haut empfiehlt es sich gelegentlich, den mittleren Nadelabschnitt zwischen Daumen und Zeigefinger zu halten.

b) Noch wichtiger aber ist (ähnlich wie bei Injektionskanülen) der spitze Anschliff der EMG-Nadel. Eine Betrachtung unter dem Mikroskop (geringe Vergrößerung) kann hier sehr aufschlußreich sein!

c) Eine rasche, abrupte Penetration der Haut kann die Schmerzbelastung reduzieren.

zu 5 Eine Verfälschung des Ergebnisses kommt nur bei Vertauschung der Reizelektroden vor (Abb. 22.1).

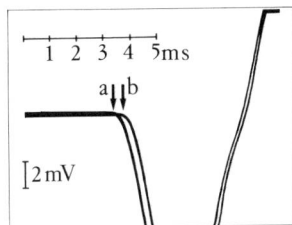

Abb. 22.1. Latenzverschiebung des MSAP bei Vertauschung von Kathode und Anode. Bei bipolarer Nervenreizung entsteht die Erregung des Nervs unter der Kathode. Befindet sich versehentlich die Anode ableitnah, so kommt es zu einer Verlängerung der DML; (a) Kathode ableitnah, (b) Kathode ableitfern

Da der Strom von der Anode (positiver Pol) zur Kathode (negativer Pol) fließt, führt dies zur Akkumulation negativer Ladung unter der Kathode und damit zur Erregung (Depolarisation) der Nerven. Bei bipolarer Reizung muß die Kathode deshalb näher in Richtung Ableitungsort liegen als die Anode. Für die Berechnung der NLG muß die Distanz jeweils zwischen 2 Kathodenreizorten (bzw. beim SNAP von einer Kathode zur Ableitelektrode) gemessen werden. Eine Vertauschung der Ableitelektroden hingegen bewirkt nur eine Umkehr der Polarität (Abb. 22.2). Die Latenzwerte erfahren hierdurch keine Verfälschung.

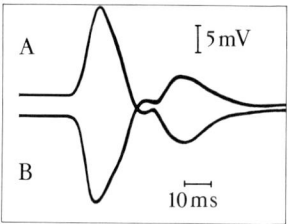

Abb. 22.2.   Einfluß auf die Konfiguration des MSAP bei Vertauschung der Ableitelektroden. Während sich die Polaritäten ändern, bleibt die Latenz unbeeinflußt

Diagnose   Verdacht auf funktionelle Armparese

B Untere Extremität

Fall Nr. 23

Akute Zehenheberschwäche

(Peronäusdruckschädigung)

Anamnese

Der 45jährige Geschäftsmann bemerkte vor 4 Wochen nach einer anstrengenden Sitzung ein unangenehmes, dumpfes Kribbeln über der Dorsalseite des distalen Unterschenkels und über dem Fußrücken links. Am nächsten Tag fiel ihm ein vermehrtes „Aufplatschen" des linken Fußes beim Gehen auf. Die Eigenanamnese ergibt gelegentliche Lumbalgien und Ischialgien in den letzten 10 Jahren. Er habe in den letzten 3 Monaten eine Abmagerungskur unternommen und 8 kg Gewicht verloren; täglicher Alkoholkonsum: 1/2 l Wein.

Klinisch-neurologischer Befund

Erschwerter Fersengang links; Kraftleistung der Fuß- und Zehenhebung links deutlich reduziert; Fußeversion links angedeutet paretisch; Fußinversion links intakt. Patellarsehnenreflex symmetrisch mäßig lebhaft, Achillessehnenreflex symmetrisch schwach auslösbar; Tibialis-posterior-Reflex bds. nicht erhältlich; Hypalgesie und Hypästhesie über der Dorsalseite des distalen linken Unterschenkels und über dem Fußrücken; positives Hoffmann-Tinel-Zeichen bei Beklopfen knapp unterhalb des Fibulaköpfchens links.

Fragen zur Arbeitshypothese

1. Welche Diagnose ist wahrscheinlich und sind differentialdiagnostische Überlegungen notwendig?
2. Welche Muskeln des Unterschenkels bewirken eine Inversion bzw. Eversion des Fußes, und von welchen Nerven werden diese Muskeln versorgt?
3. Warum darf eine erhaltene Willküraktivität der kurzen Zehenextensoren (M. ext. dig. brev.) nicht ohne weiteres als Beweis einer inkompletten Läsion des N. peronaeus profundus interpretiert werden?

Antworten

zu 1   Anamnese und klinischer Befund sprechen in erster Linie für eine Läsion des N. peronaeus communis, wobei der motorische Ausfall vor allem eine Beteiligung des Ramus profundus, die Sensibilitätsstörung eine Beteiligung des Ramus superficialis belegt. Da in der Anamnese Ischialgien vorkommen, muß auch an ein lumbales Wurzelkompressionssyndrom (L_5) gedacht werden, wenn auch die jetzt fehlende vertebrale Schmerzanamnese bei einem L_5-Syndrom atypisch ist. Eine isolierte Abschwächung des Tibialis-posterior-Reflexes (neben einer Fußheberlähmung) wäre jedoch immer ein wichtiges Indiz für ein L_5-Syndrom. Eine gleichzeitige Abschwächung des ASR würde auf eine Kombination von L_5- und S_1-Syndrom oder auf eine Ischiadikusläsion hindeuten. Eine Polyneuropathie würde eher eine Beidseitigkeit der Fußheberlähmung, Reflexausfälle und distale Sensibilitätsstörungen erwarten lassen. Als Sonderform einer Polyneuropathie ist jedoch die Mononeuritis multiplex zu berücksichtigen.

zu 2   Die Inversion des Fußes (Einwärtskanten) wird nicht nur vom M. tibialis posterior (N. tibialis), sondern auch vom M. tibialis anterior (N. peronaeus profundus) bewerkstelligt, der durch seinen Ansatz am medialen Fußrand eine Supinationswirkung besitzt. Die Eversion (Auswärtskanten) wird überwiegend von den Mm. peronaeus longus und brevis (N. peronaeus superficialis) versorgt.

zu 3   Bei 25% einer Normalpopulation wird der M. ext. dig. brev. über einen sog. N. peronaeus profundus accessorius (ein Ast des N. peronaeus superficialis) inerviert.

Ziele der EMG-Untersuchung

1. Fahndung nach einer isolierten Peronäusläsion.
2. Abgrenzung gegen eine lumbale Wurzelläsion L_5.
3. Abgrenzung gegen eine Polyneuropathie.

Elektrophysiologischer Untersuchungsbefund
(Abkürzungen und Symbole s. S. XIII)

Elektroneurographie

Motorisch

	DML	NLG	MSAP
N. peronaeus li.		(S_2-S_1)	
Fußgelenk (S_1)	4,2 ms	44 m/s	10 mV
unterh. Knie (S_2)	12,4 ms	(S_3-S_2)	8 mV
oberh. Knie (S_3)	15,5 ms	31 m/s (P)	2 mV (P)
N. peronaeus re.		(S_2-S_1)	
Fußgelenk (S_1)	3,9 ms	48 m/s	13 mV
unterh. Knie (S_2)	10,8 ms	(S_3-S_2)	12 mV
oberh. Knie (S_3)	12,6 ms	52 m/s	12 mV

Sensibel

	Dist. Latenz	NLG	SNAP
N. suralis re.	4,8 ms	49 m/s	9 µV

Elektromyographie

	Spontan-aktivität Ruhe/Insertion	Mot. Einheiten (leichte Innervation) Dauer	Ampl.	Form	Interferenzbild (max. Innervation)
M. tibialis anterior li.	+ +	n	n	n	gelichtet
M. ext. hall. longus li.	+ +	n	n	n	gelichtet
M. peronaeus longus li.	+	n	n	n	gelichtet
M. extensor dig. brevis li.	+ +	n	n	n	gelichtet
M. soleus li.	∅	n	n	n	normal
M. tibialis posterior li.	∅	n	n	n	normal
M. biceps femoris li.	∅	n	n	n	normal
M. glutaeus medius li.	∅	n	n	n	normal

Fragen zur EMG-Untersuchung

1. Wie sind die EMG-Befunde zu interpretieren?
2. Wie wird die Bestimmung der motorischen Nervenleitgeschwindigkeit des N. peronaeus durchgeführt? (Abb. 23.1)
3. Worin bestehen die technischen Probleme bei der Bestimmung der motorischen NLG des N. peronaeus, und warum ähneln sie denen bei der Messung der motorischen Ulnaris-NLG?
4. Wie hätten Sie den möglichen Befund (oder Ihre Beobachtung) interpretiert, daß bei Reizung des N. peronaeus über dem Fußgelenk ein wesentlich kleineres Antwortpotential (MSAP) vom M. ext. dig. brev. zu erhalten ist als bei Reizung in Höhe des Fibulaköpfchens? (Abb. 23.2)
5. Wenn kein Antwortpotential vom M. ext. dig. brev. zu erhalten ist, welche diagnostische Möglichkeit läßt sich ersatzweise zum Nachweis einer Kompression am Fibulaköpfchen anwenden?
6. Wie ist generell der neurogene Umbau (vermehrte Polyphasie) im M. ext. dig. brev., nicht aber in den übrigen peronäusversorgten Muskeln zu erklären?
7. Wie erklärt sich die unterschiedliche Potentialkonfiguration des MSAP, abgeleitet vom M. ext. dig. brev. bei distaler und proximaler Reizung? (Abb. 23.3)?

Antworten

zu 1   Die motorische Leitgeschwindigkeit zeigt über dem Knieabschnitt links eine überproportionale Herabsetzung (31 m/s) im Vergleich zum Unterschenkelabschnitt und auch im Seitenvergleich. Dieser Befund − zusammen mit der Tatsache, daß nur in den vom N. peronaeus communis versorgten Unterschenkelmuskeln eine pathologische Spontanaktivität nachweisbar war − spricht für eine partielle (axonale) Schädigung des N. peronaeus in Höhe des Fibulaköpfchens. Die Tatsache, daß das MSAP über dem M. ext. dig. brev. bei Reizung oberhalb der Fibula erheblich reduziert ist, unterhalb des Fibulaköpfchens aber relativ hoch ist, spricht dafür, daß bei vielen Nervenfasern nur ein Leitungsblock (Neurapraxie) vorliegt (s. Abb. 23.3).

zu 2   Die Durchführung der Bestimmung der motorischen NLG des N. peronaeus ist in Abb. 23.1 und 23.2 wiedergegeben.

Die Reizung erfolgt über dem Fußgelenk zwischen der Sehne des M. ext. dig. long. und des M. ext. hall. long. (S_1, s. Abb. 23.2), unterhalb des Knies (S_2) und

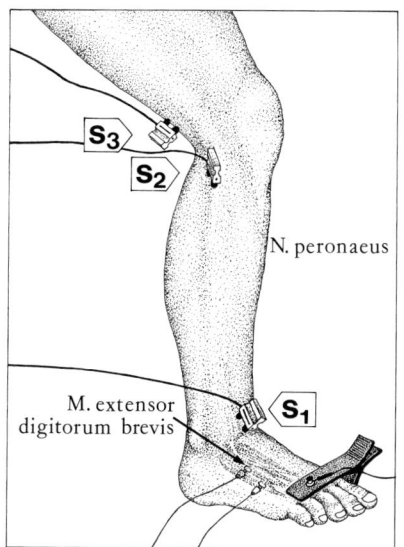 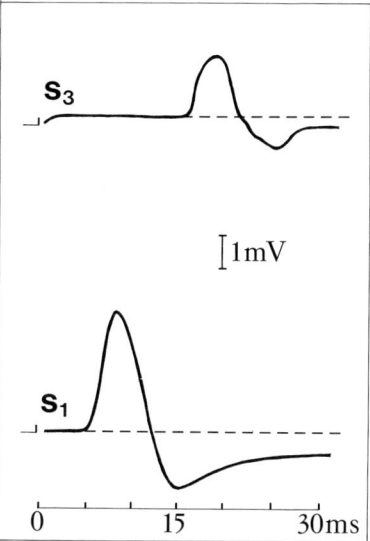

Abb. 23.1. Links: Bestimmung der motorischen Nervenleitgeschwindigkeit des N. peronaeus. Die Ableitung erfolgt in der Regel aus dem M. extensor dig. brevis. Die Reizung erfolgt am Fußgelenk (S_1), unterhalb des Kniegelenks (S_2) und oberhalb des Kniegelenks
(S_3). Rechts: Reduktion der Amplitude des MSAP bei proximaler Reizung (S_3). Wenn
durch chronische Kompression am Fibulaköpfchen die Überleitung gestört ist, werden
nicht wie bei distaler Reizung alle motorischen Einheiten erregt

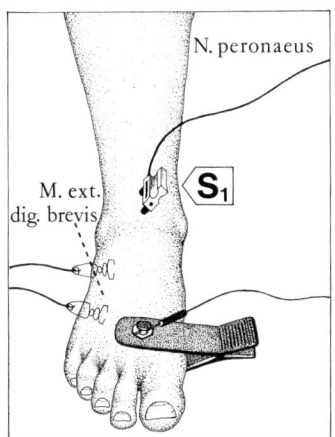

Abb. 23.2. Distale Reizung des N. peronaeus in volarer Aufsicht. Die Reizung erfolgt zwischen der Sehne des M. extensor dig. longus und des M. extensor hall. longus

oberhalb des Knies in Richtung Fossa poplitea (S_3). Gelegentlich ist eine Verlagerung der Reizung etwas weiter lateral zur Erreichung eines Antwortpotentials notwendig. Die Ableitung erfolgt über dem M. ext. dig. brev. Die Reizung bei S_1 kann bei ödematös geschwollenem Unterschenkel gelegentlich Schwierigkeiten bereiten. Man muß ggf. die Reizdauer vergrößern, von normalerweise 100 µs (0,1 ms) auf z. B. 200 µs (0,2 ms) oder 500 µs (0,5 ms).

zu 3   Bei der Bestimmung der motorischen NLG des N. peronaeus com. über dem Knieabschnitt besteht wegen der kurzen Distanz (ähnlich wie beim Sulcus-ulnaris-Syndrom) leicht die Gefahr eines erhöhten Meßfehlers (NLG = Wegstrecke/Zeit). Es sollte deshalb immer versucht werden, eine Reizdistanz zwischen proximalem (S_3) und distalem Stimulationsort (S_2) von mindestens 10 cm zu erreichen.

zu 4   Dieser Befund ist dadurch zu erklären, daß eine Innervationsanomalie vorliegt. Der M. ext. dig. brev. wird in diesem Fall vom N. peronaeus superficialis über einen akzessorischen Ast mitversorgt!

zu 5   Bei der Bestimmung der motorischen NLG über dem Knieabschnitt S_2–S_3 (s. Abb. 23.1) kann man auch den M. tib. ant. als Zielmuskel wählen und (insbesondere im Seitenvergleich) eine Herabsetzung der motorischen NLG erfassen. Alternativ kann auch eine isolierte Bestimmung der DML zum M. tib. ant. im Seitenvergleich bei Reizung oberhalb der Fibula nützlich sein!

zu 6   Auch bei sonst Gesunden kann es durch Druckwirkung (enges Schuhwerk) und leichtere Torsionen im Sprunggelenk zu isolierten Denervierungen des M. ext. dig. brev. kommen. Aufgrund dessen lehnen manche Autoren generell die Messung der motorischen NLG des N. peronaeus bei Fahndung nach Polyneuropathien ab. Bevorzugt wird deshalb die Messung des N. tibialis.

zu 7   Bei Reizung des N. peronaeus am Fibuläköpfchen (S_2) kommt es zu einer Erregung der prätibialen Flexoren, die als volumengeleitete Aktivität (seltener als Bewegungsartefakt) in Form einer vorzeitigen Potentialschwankung mit abgeleitet werden kann (Abb. 23.3 u. 23.4). Ähnliche Phänomene sind auch bei proximaler Reizung anderer Nerven zu beobachten.

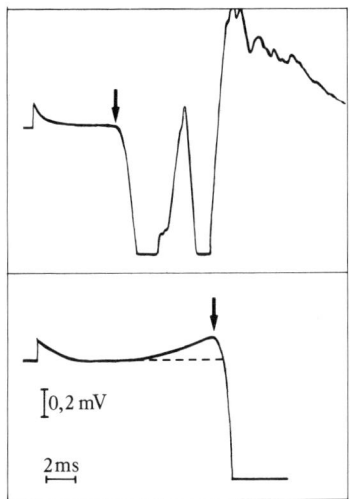

Abb. 23.3. Schwierigkeiten bei der Latenzbestimmung bei proximaler Reizung des N. peronaeus. Während nach distaler Reizung (oben) ein abrupter Beginn des MSAP zu beobachten ist, wird bei proximaler Reizung häufig ein flach ansteigendes Vorpotential beobachtet. Dieses geht auf eine volumengeleitete Aktivität proximaler Muskelgruppen (prätibiale Flexoren) zurück

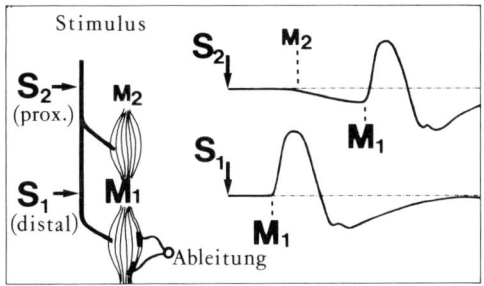

Abb. 23.4. Das Vorpotential bei proximaler Reizung resultiert aus der volumengeleiteten Aktivität proximaler Muskeln (M_2). Dieses Phänomen wird sowohl bei Reizung von Beinnerven als auch bei Reizung von Armnerven beobachtet

Diagnose Partielle Läsion des N. peronaeus communis
(Drucklagerungsschaden)

Fall Nr. 24

Akute, in das Bein ausstrahlende Schmerzen

(S_1-Syndrom, diabetische Polyneuropathie)

Anamnese

Der 51jährige Arbeiter gibt an, daß er vor 6 Wochen während des morgendlichen Schneeschaufelns erstmals einen heftigen, intensiven Schmerz verspürt habe, der vom Rücken in das linke Bein ausstrahlte. Im Bereich der Ferse und am lateralen Fußrand habe er seither ein dumpfes Gefühl. Auf Befragen werden Blasenstörungen bzw. Lähmungserscheinungen verneint. Vor 10 Jahren sei bei ihm ein Diabetes mellitus festgestellt worden, der seit 3 Jahren mit Insulin behandelt werde. Vor 2 Jahren Herzinfarkt.

Klinisch-neurologischer Befund

Leicht hinkender Gang; linkskonvexe Skoliose; Zehen- und Fersengang unauffällig; erschwertes Einbeinhüpfen links; PSR bds. mäßig lebhaft; ASR bds. nicht sicher erhältlich; Hypalgesie und Hypästhesie entlang des linken lateralen Fußrandes bzw. Fußgelenkes; Vibrationserkennen im Bereich der Malleoli bds. 5/8, im Großzehenbereich 3/8 bds.; Lagesinn der Zehen bds. intakt; Lasègue links bei 70° positiv; Hypertonus (190/110 mm Hg).

Fragen zur Arbeitshypothese

1. Welche Diagnose ist zu vermuten und warum?
2. Worin besteht die differentialdiagnostische Problematik?
3. Welches sind die wichtigsten Kennmuskeln zum Nachweis eines S_1-Syndroms?
4. Warum ist die Prüfung des Einbeinhüpfens notwendig?

Antworten

zu 1 Aus der Lokalisation der Schmerzausstrahlung sowie dem positiven Lasègue-Zeichen ist in erster Linie eine lumbale radikuläre Läsion (am ehesten auf dem Boden eines Bandscheibenvorfalls) zu vermuten. Die Schmerzausstrahlung in den lateralen Fußrand und die Sensibilitätsstörungen sprechen für ein S_1-Syndrom, obwohl das Kardinalsymptom, ein einseitig erloschener ASR (hier beidseitiger ASR-Ausfall), nicht gefunden worden ist.

zu 2 Der bekannte Diabetes mellitus, die nicht auslösbaren Achillessehnenreflexe, das verminderte Vibrationserkennen in den distalen Abschnitten beider Beine sprechen für das Vorliegen eines zusätzlichen (diabetischen) polyneuropathischen Syndroms.

zu 3 Die wichtigsten Kennmuskeln des S_1-Syndroms sind distal: M. triceps surae, M. peronaeus long. und M. abd. hall.; proximal: M. glut. max. und paravertebrale Muskulatur in Höhe S_1.

zu 4 Eine leichte bis mittelgradige Kraftminderung der Fußsenker kann in der Regel nicht durch eine klinische Kraftprüfung erfaßt werden; mit dem Einbeinhüpfen erreicht man eine höhere Belastung der Fußsenker durch das gesamte Körpergewicht (gleichzeitig auch Ermüdung), die in der Lage ist, leichte Paresen sichtbar zu machen.

Ziele der EMG-Untersuchung

1. Nachweis einer Wurzelaffektion (L_5? S_1?).
2. Fahndung nach einem polyneuropathischen Syndrom.

Elektrophysiologischer Untersuchungsbefund
(Abkürzungen und Symbole s. S. XIII)

Elektroneurographie

Motorisch

	DML	NLG	MSAP
N. peronaeus re.	4,9 ms	47 m/s	9 mV
N. peronaeus li.	4,7 ms	46 m/s	10 mV

Sensibel

	Dist. Latenz	NLG	SNAP
N. suralis re.	3,7 ms	39 m/s (P)	10 μV
N. suralis li.	3,8 ms	37 m/s (P)	10 μV

Elektromyographie (li.)

	Spontan-aktivität Ruhe/ Insertion	Mot. Einheiten (leichte Innervation)			Interferenzbild (max. Innerva-tion)
		Dauer	Ampl.	Form	
M. glutaeus max.	+	n	n	n	dicht
M. gastrocnemius	+	n	n	n	dicht
M. peronaeus long.	+ +	n	n	n	dicht
M. biceps fem.	∅	N	N	N	dicht
M. tibialis ant.	∅	N	N	N	dicht
M. tibialis post.	∅	N	N	N	dicht
M. ext. dig. brevis	∅	N	N	N	dicht
M. glut. med.	∅	N	N	N	dicht
Paravertebr. Muskulatur S_1	+	N	N	N	–
L_5	∅	N	N	N	–

Fragen zur EMG-Untersuchung

1. Wie sind die EMG-Befunde zu interpretieren?
2. Wie wird die Bestimmung der sensiblen NLG des N. suralis durchgeführt? Welches sind die häufigsten Schwierigkeiten?
3. Welche motorischen bzw. sensiblen Nerven sind zur spezifischen Abklärung eines polyneuropathischen Syndroms von vorrangiger Bedeutung und warum?
4. Welche elektrophysiologische Möglichkeit ergibt sich im Frühstadium eines S_1-Wurzelkompressionssyndroms, wenn bei frühzeitiger Untersuchung (< 10 Tage) noch keine pathologische Spontanaktivität nachweisbar ist?
5. Wie wird die Bestimmung des H-Reflexes durchgeführt? Welche Veränderungen können als pathologisch gelten?

Antworten

zu 1 Die pathologische Spontanaktivität sowohl im M. gastrocnemius und M. peronaeus longus als auch paravertebral ist mit einer Radikulopathie (S_1) vereinbar.

Die Verlangsamung der sensiblen NLG des N. suralis beiderseits spricht für das zusätzliche Vorliegen eines polyneuropathischen Syndroms.

zu 2 Die sensible Nervenleitgeschwindigkeit des N. suralis läßt sich mit geringstem Aufwand mit der antidromen Ableittechnik erfassen. In der Regel ist eine Aufsummierung des Potentials mittels „averaging" nicht notwendig. Die Ableitelektroden liegen entlang dem Nerv am Unterrand des Malleolus lateralis. Die Reizung des N. suralis erfolgt antidrom über der Dorsalseite des unteren Drittels des Unterschenkels (Abb. 24.1), knapp lateral der Mittellinie, ca. 14 cm oberhalb der Ableitelektroden. Bei der ebenfalls möglichen orthodromen Methode werden Reiz- und Ableitungsort ausgetauscht. Die Ableitung erfolgt dann am besten mit Nadelelektroden.

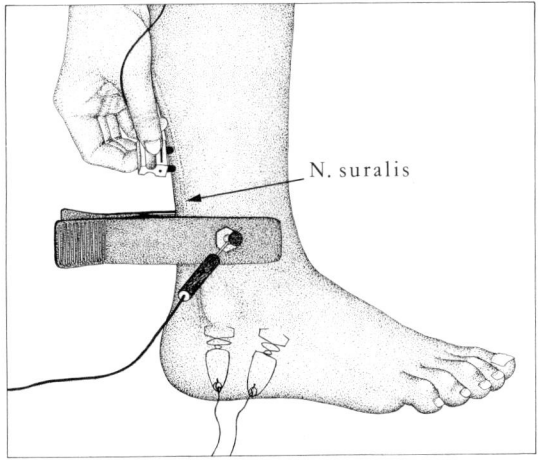

N. suralis

Abb. 24.1. Ableitung des SNAP des N. suralis bei antidromer Technik

Die häufigste Schwierigkeit besteht in der exakten Lokalisation des Stimulationsortes. Gelegentlich muß man durch systematische Verschiebung der Reizelektrode die optimale Reizantwort „heraustesten". Das sensible Antwortpotential ist nicht so selten durch ein motorisches Antwortpotential (direkte Muskelreizung des M. gastrocnemius) überlagert. Dies kann oft durch Reduktion der Reizintensität, u. U. auch durch Verkürzung des Reizimpulses (50 μs) erreicht werden.

zu 3   In einem nicht unbeträchtlichen Prozentsatz können bestimmte Nerven bereits bei Gesunden infolge gewisser anatomischer Gegebenheiten eine relative Verlangsamung der motorischen bzw. sensiblen NLG durch latente chronische Druckschädigungen zeigen: z. B. der N. medianus im Karpalkanal, der N. ulnaris in der Ulnarisrinne, der N. peronaeus am Fibulaköpfchen. Zur optimalen Erfassung eines eigenständigen polyneuropathischen Syndroms ist deshalb im Grundsatz eine Bestimmung der motorischen NLG des N. tibialis bzw. der sensiblen NLG des N. radialis bzw. N. suralis geeigneter, da diese Nerven wesentlich seltener durch eine chronische Kompression beeinträchtigt werden.

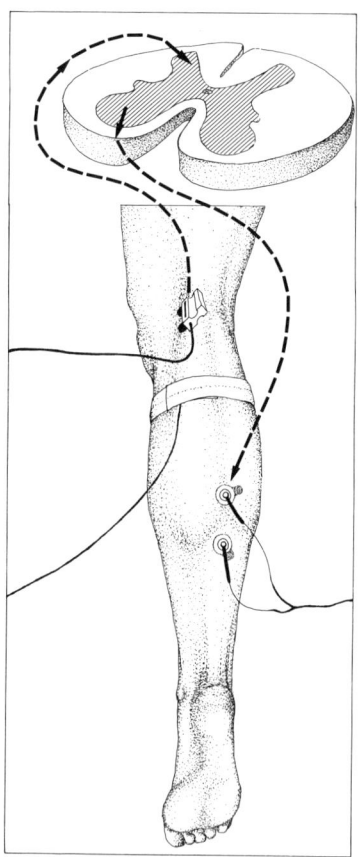

Abb. 24.2.   Bestimmung der Latenz des H-Reflexes, abgeleitet vom M. triceps surae. Bei submaximaler Reizung des N. tibialis werden überwiegend (Muskelspindel-)Afferenzen erregt. Nach Umschaltung im Rückenmarksegment S_1 kommt es zu einer reflektorischen Kontraktion des M. triceps surae

zu 4   Bei einseitiger S_1-Radikulopathie bieten sich als mögliche Testverfahren an:

a) Bestimmung des H-Reflexes (Hoffmann-Reflex) vom M. soleus bei Reizung des N. tibialis in der Kniekehle (Abb. 24.2). Beim H-Reflex handelt es sich um das elektrisch ausgelöste Analogon des ASR.

b) Bestimmung der F-Welle vom M. abd. hall. bei distaler Reizung des N. tibialis (s. auch Abb. 18.1).

zu 5   Die Reizung des N. tibialis erfolgt in der Mitte der leicht gebeugten Kniekehle. Die Kathode sollte proximal (!) der Anode liegen und mit einem gewissen Druck appliziert werden. Die Ableitung erfolgt unmittelbar unterhalb der Muskelbäuche des M. gastrocnemius über dem M. soleus (s. Abb. 24.2).

Zur Vermeidung einer Reizung des N. peronaeus sollte die Muskelantwort beobachtet werden (N. peronaeus: Fußhebung, N. tibialis: Fußsenkung). Wichtig ist, keine F-Welle, sondern den H-Reflex auszulösen. Die Auslösung des H-Reflexes ist daran zu erkennen, daß sie bei submaximaler Reizung auftritt und bei zunehmender Reizstärke abnimmt, während die Muskelantwort zunimmt (Abb. 24.3).

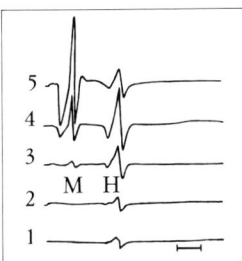

Abb. 24.3.   Abhängigkeit der M-Antwort und des H-Reflexes von der Reizstärke. Bei ansteigender Reizstärke (1–5) kommt es zu einem Ansteigen der M-Antwort, da mehr und mehr efferente Nervenfasern erregt werden. Die Amplitude des H-Reflexes nimmt jedoch mit zunehmenden Reizstärken wieder ab, da die Reflexaktivitäten durch antidrome Erregung der Efferenzen okkludiert werden. Um maximale H-Reflex-Amplituden zu erhalten und damit eine sichere Latenzbestimmung durchführen zu können, muß deshalb immer submaximal (z. B. Reizstärke 4) gereizt werden. Zeiteichung 10 ms.

Die Latenz des H-Reflexes liegt (je nach Beinlänge) zwischen 28 und 32 ms. Eine Seitendifferenz von mehr als 1,5 ms kann als pathologisch angesehen werden.

Diagnose   Verdacht auf S_1-Syndrom, zusätzlich blande Polyneuropathie

Fall Nr. 25

Schmerzhafte Mißempfindungen der Fußsohle

(Tarsaltunnelsyndrom)

Anamnese

Die 49jährige Verkäuferin erlitt vor einem halben Jahr eine Distorsion des rechten Fußgelenks mit erheblicher Schwellung und Verdacht auf Bänderriß. Damals 3wöchige Ruhigstellung im Gipsverband; seit 2–3 Monaten schmerzhafte Mißempfindungen im Bereich der Fußsohle, nicht aber der Ferse; deutliche Zunahme dieser Beschwerden, vor allem nach längerem Gehen oder Stehen, nur vereinzelt auch nachts auftretend, z. T. mit Ausstrahlen in die Wade; latenter Diabetes mellitus; Übergewicht.

Klinisch-neurologischer Befund

Fuß- und Zehenheber sowie -senker ohne Parese; symmetrisch auslösbare Beineigenreflexe; Hyperpathie und Hypästhesie im Bereich der Fußsohle; Schweißsekretion im Bereich der Fußsohlen seitengleich; leichte Druckdolenz des Tibialisnervenstammes hinter dem medialen Malleolus rechts.

Fragen zur Arbeitshypothese

1. Welche (Differential-)Diagnose ist zu stellen?
2. Von welchen Nerven wird die Fußsohle versorgt? Wann wird die Ferse beim Tarsaltunnelsyndrom von Mißempfindungen oder Sensibilitätsstörungen ausgespart?
3. Von welchen Nerven werden die intrinsischen Fußmuskeln innerviert?

4. Welche (nichtelektrophysiologische) Maßnahme trägt häufig zur Diagnosefindung beim Tarsaltunnelsyndrom bei und wann sollte sie durchgeführt werden?
5. Welches sind die häufigsten Ursachen eines Tarsaltunnelsyndroms?

Antworten

zu 1 Es kann ein Tarsaltunnelsyndrom vermutet werden. Die schmerzhaften Mißempfindungen der Fußsohle betreffen den Versorgungsbereich der Nn. plantares (lateralis und medialis), zumeist unmittelbar im Aufteilungsbereich aus dem distalen N. tibialis, wo sie − meistens als Traumafolge (selten spontan!) − bei Durchtritt durch das Retinaculum mm. flexorum im Bereich des Malleolus medialis einer Kompression ausgesetzt sein können. Differentialdiagnostisch wäre wegen der gelegentlich in das Bein ausstrahlenden Schmerzen eine S_1-Radikulopathie auszuschließen, obwohl Schmerzcharakteristik und auch Reflexbefund (ASR) nicht typisch hierfür sind. Die gehstreckenabhängige Zunahme der Beschwerden läßt differentialdiagnostisch auch an eine arterielle Verschlußerkrankung denken.

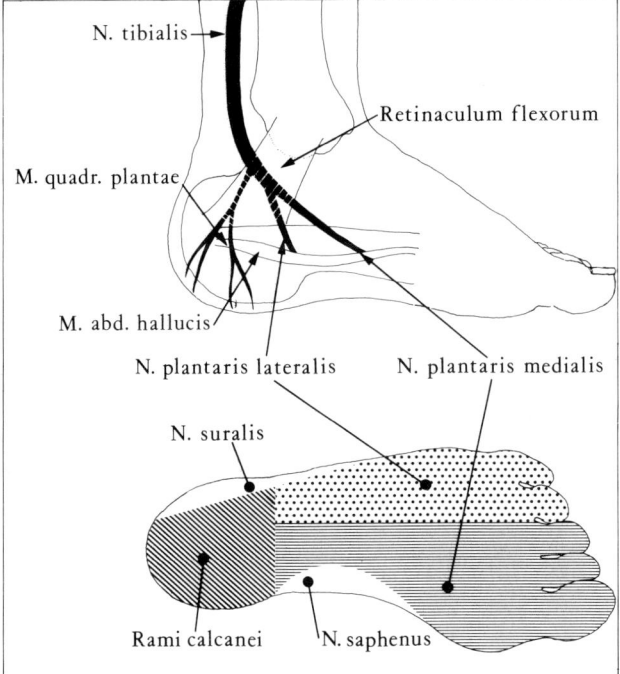

Abb. 25.1. Nervale sensible Versorgung der Fußsohle

zu 2   Die Fußsohle wird von den Endverzweigungen des N. tibialis (Rami calcanei, N. plantaris medialis und N. plantaris lateralis) versorgt, die sich in Höhe des Retinaculum mm. flexorum aufteilen (Abb. 25.1).

Die Ferse kann von Mißempfindungen ausgespart sein, wenn der Ramus calcanei medialis, der die Haut der Ferse und des medialen Fußrandes versorgt, oberhalb des Retinaculum mm. flexorum abgeht.

zu 3   Im „Tarsalkanal" teilt sich der N. tibialis in seine beiden Endäste, den N. plantaris medialis und den N. plantaris lateralis, die zusammen alle kleinen Fußmuskeln, außer den M. ext. dig. brev. (N. peronaeus prof.), versorgen.

zu 4   Da nur in etwa 30% der Patienten mit Tarsaltunnelsyndrom ein positiver elektrophysiologischer Befund erhoben werden kann, sollte bei negativem EMG-Befund stets der Versuch einer diagnostischen Leitungsblockade des N. tibialis oberhalb des Retinaculum mm. flexorum unternommen werden.

zu 5   Fast immer ist in der Anamnese eine traumatische Läsion, insbesondere eine Distorsio pedis, eruierbar. Das spontane Auftreten eines Tarsaltunnelsyndroms (etwa entsprechend dem Karpaltunnelsyndrom) ist sehr selten.

Ziele der EMG-Untersuchung

1. Untersuchung der Funktion des N. tibialis, oberhalb und unterhalb des Fußgelenks.
2. Ausschluß einer Radikulopathie S_1.

Elektrophysiologischer Untersuchungsbefund
(Abkürzungen und Symbole s. S. XIII)

Elektroneurographie

Motorisch

	DML	NLG Knie-Fußgelenk	MSAP
N. tibialis re.			
M. abd. hallucis	5,1 ms	47 m/s	6 mV
M. abd. dig. V	5,2 ms	48 m/s	5 mV
N. tibialis li.			
M. abd. hallucis	5,0 ms	49 m/s	7 mV
M. abd. dig. V	5,1 ms	48 m/s	5 mV
N. peronaeus re.	4,6 ms	51 m/s	7 mV

Sensibel

	Dist. Latenz	NLG
N. tibialis re. (N. plantaris medialis)		42 m/s
N. tibialis li.		48 m/s

Elektromyographie (re.)

	Spontan-aktivität Ruhe/ Insertion	*Mot. Einheiten* (leichte Innervation)			*Interferenzbild* (max. Innerva-tion)
		Dauer	Ampl.	Form	
M. gastrocnemius	∅	n	n	n	dicht
M. soleus	∅	n	n	n	dicht
M. ext. dig. brev.	∅	n	n	n	dicht
M. abd. hall.	∅	n	n	n	dicht
M. abd. dig. V	∅	n	n	n	dicht

Fragen zur EMG-Untersuchung

1. Welche Schlußfolgerungen sollten aus dem Ergebnis des EMG gezogen werden?
2. Wie wird die routinemäßige Bestimmung der motorischen NLG des N. tibialis durchgeführt?
3. Welche Werte für die DML des N. tibialis gelten als pathologisch und hätten im vorliegenden Fall zur Annahme eines Tarsaltunnelsyndroms berechtigt?
4. Dem hier besprochenen Tarsaltunnelsyndrom (engl. auch als „posterior tarsal tunnel syndrome" bezeichnet) wird ein seltenes vorderes Tarsaltunnelsyndrom (engl.: anterior tarsal tunnel syndrome) gegenübergestellt. Worum handelt es sich dabei und wie läßt es sich elektrophysiologisch untersuchen?
5. Wie läßt sich die sensible NLG des N. plantaris medialis und lateralis elektrophysiologisch messen?

Antworten

zu 1   Die elektrophysiologischen Untersuchungen können die Verdachtsdiagnose eines Tarsaltunnelsyndroms nicht weiter erhärten. Als objektive pathologische Befunde wären a) eine Verlängerung der DML, b) der sensiblen NLG des N. tibialis und c) Denervation der intrinsischen Fußmuskulatur zu fordern gewesen. Ein Tarsaltunnelsyndrom ist damit aber noch nicht mit Sicherheit ausgeschlossen (Reizzustand!). Es empfiehlt sich der Versuch einer diagnostischen Leitungsblockade des N. tibialis oberhalb des Retinaculum mm. flexorum (Schmerzfreiheit!).

zu 2   Die motorische NLG des N. tibialis wird gemessen (Abb. 25.2), indem der N. tibialis in der Tiefe der Kniekehle (S_2) und hinter bzw. etwas proximal des medialen Malleolus (S_1) gereizt und vom M. abd. hall. brev. abgeleitet wird (N. plantaris medialis). Es kann auch vom M. abd. dig. V (N. plantaris lateralis) abgeleitet werden. Die Reizung in der Kniekehle ist gelegentlich mit Schwierigkeiten verbunden, wenn der N. tibialis relativ tief in der proximalen Kniekehlenregion liegt. Es bedarf dann eines stärkeren Druckes auf den Reizblock.

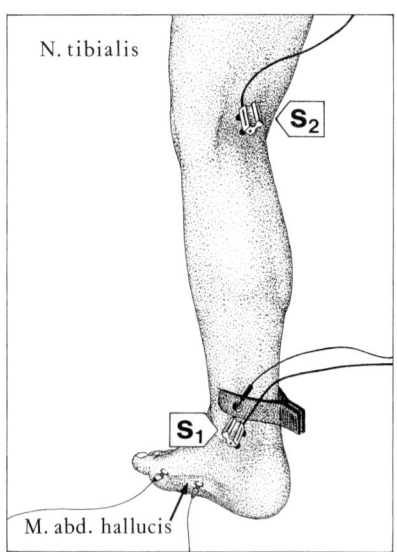

Abb. 25.2.   Bestimmung der motorischen NLG des N. tibialis. Bei Ableitung vom M. abd. hall. wird der N. tibialis distal (S_1) und proximal (S_2) gereizt

zu 3   Ein Wert für die DML des N. plantaris lateralis (M. abd. dig. V) von mehr als 6 ms kann als pathologisch angesehen werden (Abb. 25.3).

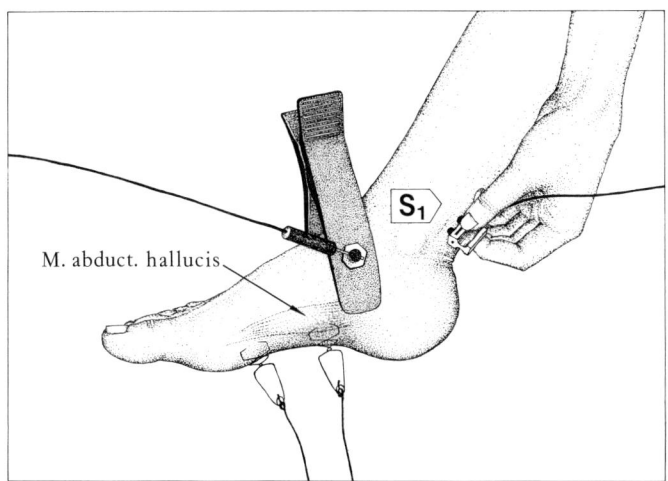

Abb. 25.3.   Positionierung der Reiz- und Ableitelektroden bei Bestimmung der DML zum M. abd. hall. (N. tibialis)

zu 4   Es handelt sich hier nicht um eine Läsion eines Endastes des N. tibialis, sondern des N. peronaeus prof. über dem Fußrücken (unter dem Lig. cruciatum). Das seltene Syndrom ist durch schmerzhafte Mißempfindungen am Fußrücken und Sensibilitätsstörungen über dem Spatium interosseum – häufig in Ruhe oder nachts – charakterisiert und wird am häufigsten durch zu enges Schuhwerk her-

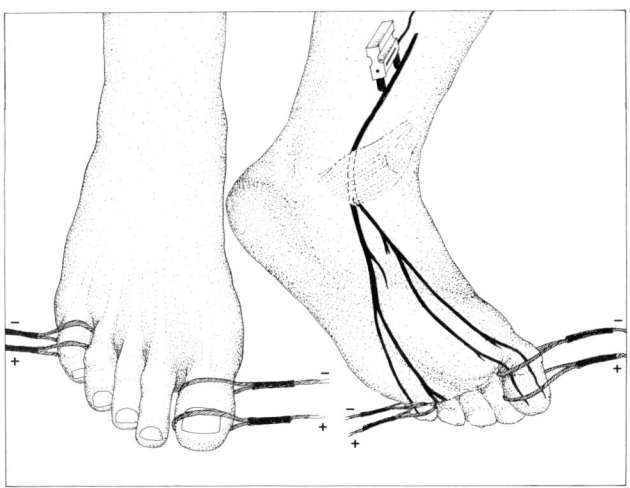

Abb. 25.4.   Bestimmung der sensiblen NLG des N. tibialis (antidrome Methode)

vorgerufen. Die elektrophysiologische Untersuchung erbringt eine Verlängerung der distalen motorischen Latenz zum M. ext. dig. brev. (>7 ms) und Denervation im M. ext. dig. brev.

zu 5   Bei der antidromen Bestimmung der sensiblen NLG des N. plantaris medialis (oder lateralis) erfolgt die Reizung des N. tibialis medial und etwas proximal des Malleolus medialis, die Ableitung mit Ringelektrode von der Großzehe (N. plantaris medialis) bzw. von der Kleinzehe (N. plantaris lateralis). Häufig ist eine elektronische Aufsummierung („averaging") notwendig (Abb. 25.4).

Diagnose Verdacht auf Tarsaltunnelsyndrom

Fall Nr. 26

Akute Schmerzen im Oberschenkelbereich

(Femoralisläsion)

Anamnese

Der 54jährige Chirurg gibt an, daß vor 3 Wochen beim Volleyballspielen im Urlaub plötzlich ein reißender Schmerz im Bereich der linken Leiste mit Ausstrahlen in den linken Oberschenkel aufgetreten sei. Er habe bald darauf auch eine Schwäche im linken Oberschenkel bemerkt. Seit einer Herzklappenoperation vor 3 Jahren wurde er bis vor kurzem mit Antikoagulanzien (Marcumar) behandelt.

Klinisch-neurologischer Befund

Hüftbeuger und Kniestrecker links deutlich paretisch; Patellarsehnenreflex links nicht auslösbar, rechts mittellebhaft; ASR bds. symmetrisch auslösbar; Adduktorreflex bds. mäßig lebhaft, seitengleich; Hypästhesie und Hypalgesie im Bereich der Vorderseite des linken Oberschenkels und Anästhesie und Analgesie im Bereich der Medialseite des linken Unterschenkels.

Fragen zur Arbeitshypothese

1. Warum ist die Diagnose unschwer zu stellen?
2. Welche Pathogenese der Nervenläsion ist wahrscheinlich?
3. Welche sonstigen Ursachen können diese Nervenläsion auslösen?
4. Welche Kontraindikationen zur Durchführung einer EMG-Untersuchung gibt es?

Antworten

zu 1   Alle pathologischen Auffälligkeiten wie fehlender PSR, Schwäche des M. iliopsoas und M. quadriceps femoris, Sensibilitätsstörung über dem vorderen Oberschenkel und dem medialen Unterschenkel sprechen für eine Läsion des N. femoralis links.

zu 2   Im vorliegenden Fall ist ein Psoashämatom bei Antikoagulanzientherapie zu vermuten. Dieses führt nicht so selten zu einer Kompression des N. femoralis (Computertomogramm).

zu 3   Andere wichtige Ursachen einer Femoralisläsion sind Psoasabszesse, retroperitoneale maligne Lymphadenome, Diabetes mellitus (Mononeuropathie) und allgemeine Gefäßerkrankungen.

zu 4   Bei 2 Patientengruppen sollte die Indikation zur Durchführung einer EMG-Untersuchung strenger gestellt werden: a) bei Patienten mit erhöhter Blutungsneigung (Antikoagulanzientherapie, Patienten mit Hämophilie, Koagulopathien); b) bei Patienten mit erhöhter Infektionsgefahr (Leukämie, Aids etc.).

Ziele der EMG-Untersuchung

1. Erhebung des Funktionsstatus des N. femoralis.
2. Abgrenzung gegen eine Affektion anderer Funktionsabschnitte (Beinplexus – lumbale Wurzelläsion).
3. Ausschluß einer proximalen asymmetrischen diabetischen Polyneuropathie.

Elektrophysiologischer Untersuchungsbefund
(Abkürzungen und Symbole s. S. XIII)

Elektroneurographie

Motorisch

	DML	MSAP
N. femoralis li.	∅	∅
N. femoralis re. (M. rectus femoris)	4,1 ms	8 mV

Elektromyographie

	Spontan-aktivität Ruhe/ Insertion	Mot. Einheiten (leichte Innervation) Dauer Ampl. Form			Interferenzbild (max. Innerva-tion)
M. quadriceps li.					
M. vastus medialis	+ +				
M. vastus lateralis	+ + +	keine motorischen			entfällt
M. rectus femoris	+ +	Einheiten ableitbar			
M. iliopsoas li.	+ +				
M. adductor magnus	∅	n	n	n	dicht
M. tensor fasciae latae	∅	n	n	n	dicht
M. tibialis anterior	∅	n	n	n	dicht
M. gastrocnemius	∅	n	n	n	dicht
Paravertebrale					
Muskulatur (L_2–L_4)	∅	n	n	n	–

Fragen zur EMG-Untersuchung

1. Wie ist der EMG-Befund zu interpretieren?
2. War bei Kenntnis der klinischen Situation eine EMG-Untersuchung über-haupt notwendig?
3. Wo wird der M. iliopsoas elektromyographisch aufgesucht?
4. Wie wird die motorische Latenz des N. femoralis zum M. quadriceps fe-moris bestimmt?
5. Wie wird die Bestimmung der sensiblen NLG des N. saphenus durchge-führt?

Antworten

zu 1 Der EMG-Befund (ausgeprägte Denervation nur im M. iliopsoas und M. quadriceps, keine Potentiale motorischer Einheiten) spricht für ein isoliertes Betroffensein des N. femoralis links (komplette Femoralisparese).

zu 2 Im vorliegenden Fall hätte man auch auf ein EMG verzichten können. In der Regel sind aber vor Annahme einer isolierten Femoralisläsion andere Ursachen, d. h. auch eine Mitbeteiligung anderer nervöser Strukturen (Wurzeln, Plexus, andere periphere Nervenläsionen, z. B. N. obturatorius), auszuschließen. Andererseits ist häufig für eine Verlaufskontrolle (posttraumatisch, postoperativ) auch aus prognostischen Gründen eine EMG-Untersuchung ratsam.

zu 3   Die Insertion der Nadelelektrode zum Aufsuchen des M. iliopsoas erfolgt beim liegenden Patienten (Abb. 26.1), 2 Finger breit unterhalb des Leistenbandes. Gerät man zu weit lateral, erreicht man den M. sartorius.

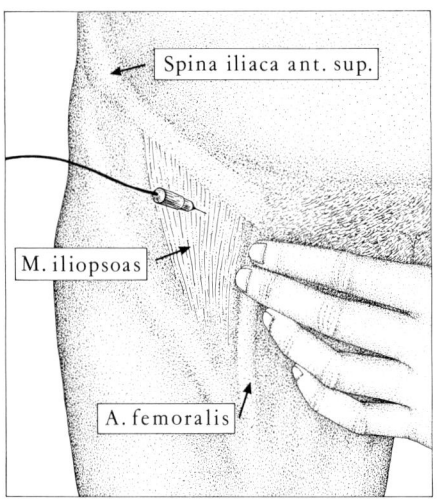

Abb. 26.1.   Elektromyographische Diagnostik des M. iliopsoas. Der M. iliopsoas wird 2 Fingerbreit unterhalb des Leistenbandes und 3 Fingerbreit lateral der zu ertastenden A. femoralis aufgesucht. Gerät man zu weit lateral, erreicht man fälschlich den M. sartorius

zu 4   Zur Erfassung der motorischen Latenz des N. femoralis wird (besser mit Nadel- als mit Oberflächenelektroden) mit einer Standarddistanz (ca. 15 cm) unterhalb des Leistenbandes vom M. rectus femoris abgeleitet. Die Reizung des N. femoralis erfolgt zumeist knapp unterhalb des Leistenbandes. Eine Verwertbarkeit des Ergebnisses sollte sich auch am Seitenvergleich orientieren.

zu 5   Die NLG des N. saphenus kann man mit orthodromer oder antidromer Technik bestimmen. Versucht werden kann die Reizung des Nervs im Unterschenkelbereich zwischen Tibia und M. gastrocnemius, die Ableitung erfolgt mit Oberflächenelektroden, 2–3 cm oberhalb und vor dem Malleolus medialis (Abb. 26.2).

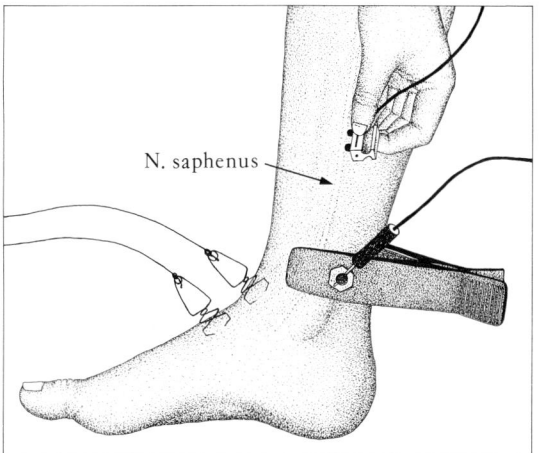

N. saphenus

Abb. 26.2.   Bestimmung der distalen sensiblen NLG des N. saphenus (antidrome Technik). Die Reizung erfolgt ca. 14 cm oberhalb des Malleolus medialis zwischen Tibia und
M. gastrocnemius. Da der Nerv tief liegt, müssen die Reizelektroden mit Druck aufgesetzt
werden. Die Ableitung erfolgt mit Oberflächenelektroden vor dem Malleolus medialis.
Eine sichere Ableitung des SNAP gestaltet sich häufig schwierig; auch nach Aufsummierung mit einem Averager sind nicht immer sichere Potentiale ableitbar

Diagnose   Verdacht auf proximale Läsion des N. femoralis

Fall Nr. 27

Vermehrte Schmerzen nach intraglutäaler Injektion

(Läsion des N. glutaeus superior)

Anamnese

Die 38jährige Lehrerin wurde vor 4 Jahren wegen eines Bandscheibenvorfalls operiert. Sie wurde jetzt erneut wegen seit einigen Monaten bestehender Rückenschmerzen, die gelegentlich in das rechte Bein ausstrahlten, mit intraglutäalen Spritzen analgetisch behandelt. Im Rahmen dieser Maßnahme kam es vor 4 Wochen akut zum Auftreten eines zusätzlichen heftigen Schmerzsyndroms in der rechten Gesäßregion und der Außenseite des rechten Oberschenkels. Anschließend kam es zu vermehrtem Hinken und einer leichten Unsicherheit beim Gehen.

Klinisch-neurologischer Befund

Beim Gehen erkennt man ein leichtes Hinken rechts. Der Oberkörper wird bei Belastung des rechten Beines etwas nach rechts geneigt. Trendelenburg-Zeichen rechts positiv; Abduktion des Oberschenkels in der Hüfte rechts leicht paretisch im Seitenvergleich; Zehen- und Fersengang intakt; ASR rechts abgeschwächt; PSR, Adduktorreflex und Tibialis-posterior-Reflex bds. symmetrisch auslösbar; Sensibilität intakt.

Fragen zur Arbeitshypothese

1. Welche Diagnose ist wahrscheinlich?
2. Welche Differentialdiagnosen sind zu überlegen?
3. Wie kommt a) das Trendelenburg-Zeichen und b) das Duchenne-Hinken zustande?

Antworten

zu 1 Anamnese und klinischer Befund sprechen für eine Spritzenläsion des N. glutaeus superior.

zu 2 Die Abschwächung des ASR re. könnte a) mit der früheren Bandscheibenanamnese in Zusammenhang gebracht werden, b) auf ein Bandscheibenrezidiv (S_1 rechts) hinweisen oder c) auf eine iatrogene Ischiadikusläsion hindeuten.

zu 3 Bei Parese der Hüftabduktoren, insbesondere des M. glutaeus medius (N. glutaeus superior), sinkt das Becken auf der Schwungbeinseite ab, da die Mm. glutaei auf der Standbeinseite es nicht zu halten vermögen.

Das Duchenne-Hinken kommt (zumeist bei leichter Parese der Hüftabduktoren) dadurch zustande, daß das drohende Absinken der Schwungbeinhüfte durch eine Rumpfneigung zur paretischen Seite kompensiert wird.

Ziele der EMG-Untersuchung

1. Funktionsstatus des N. glutaeus superior.
2. Fahndung nach Radikulopathie (L_5, S_1).

Elektrophysiologischer Untersuchungsbefund
(Abkürzungen und Symbole s. S. XIII)

Elektroneurographie

Motorisch

nicht durchgeführt

Sensibel

nicht durchgeführt

Elektromyographie (re.)

	Spontan- aktivität Ruhe/ Insertion	Mot. Einheiten (leichte Innervation) Dauer	Ampl.	Form	Interferenzbild (max. Innerva- tion)
Paravertebrale Musk.	$\emptyset$	n	n	n	dicht
M. glut. max.	$\emptyset$	n	n	n	dicht
M. glut. med.	$++$	n	n	n	gelichtet
M. tensor fasciae latae	$++$	n	n	n	Einzelpotentiale
M. quadriceps femoris	$\emptyset$	n	n	n	dicht
M. tib. ant.	$\emptyset$	n	n	p	dicht
M. gastrocnemius	$\emptyset$	↑	↑	p	dicht
M. ext. hall.	$\emptyset$	n	n	p	dicht

Fragen zur EMG-Untersuchung

1. Wie ist der EMG-Befund zu interpretieren?
2. Wo sind der M. tensor fasciae latae und der M. glut. medius aufzusuchen?
3. Viele Patienten sind nicht in der Lage, ihre Muskeln völlig zu entspannen. Dies kann die EMG-Untersuchung sehr erschweren. Welche Möglichkeiten bestehen, um eine Muskelentspannung in einem bestimmten Muskel zu er- reichen?

Antworten

zu 1 Die Konstellation einer isolierten Denervation in Muskeln, die vom N. glu- taeus superior versorgt werden, spricht — in Verbindung mit der Anamnese — für eine intraglutäale Spritzenlähmung.

zu 2 Musculus tensor fasciae latae: Beim liegenden Patienten (Rückenlage) wird die Nadel ca. 2 Finger breit anterior zum Trochanter major (Abb. 27.1) eingesto- chen.

Musculus glutaeus medius: Beim seitwärts liegenden Patienten wird die Nadel ca. 2 cm unterhalb des Oberrandes der Crista iliaca eingestochen (Abb. 27.2).

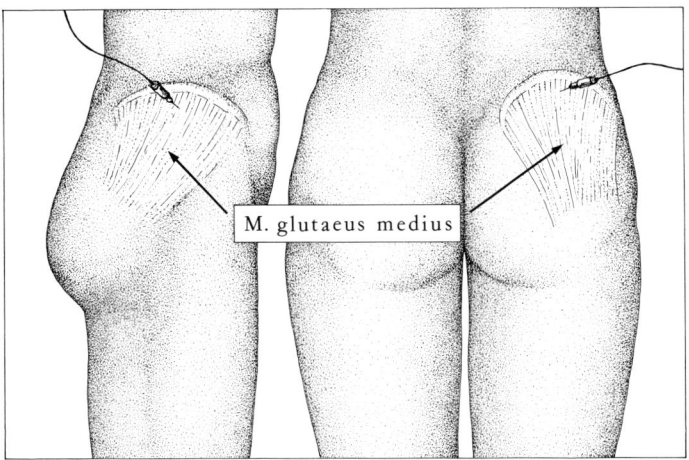

Abb. 27.1.   Elektromyographische Diagnostik des M. glutaeus med. Bei Seitenlage des Patienten wird die Nadel ca. 2 cm unterhalb der Crista iliaca im mittleren Bereich positioniert

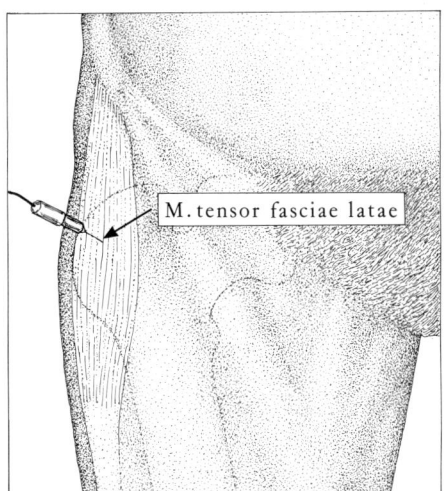

Abb. 27.2.   Elektromyographische Diagnostik des M. tensor fasciae latae. Beim liegenden Patienten (Rückenlage) wird die Nadel ca. 2 Fingerbreit anterior zum Trochanter major eingestochen

zu 3   In den meisten Fällen gelingt die Entspannung in einem Muskel, wenn man den Patienten auffordert, einen (zum untersuchten Muskel) antagonistisch wirkenden Muskel anzuspannen; spezielle Seit- bzw. Bauchlagerungen oder die Möglichkeit des Anlehnens können schlagartig eine Relaxation bewirken; zur Relaxation der paraspinalen Muskulatur eignet sich manchmal eine Reizung (leichtes Kneifen) der Bauchdecken.

Diagnose   Verdacht auf isolierte Spritzenläsion des N. glutaeus superior

Fall Nr. 28

Rückenschmerzen mit Ausstrahlen in das Bein

(L$_5$-Syndrom)

Anamnese

Der 36jährige Hochschullehrer gibt an, vor 8 Wochen wegen starker Kreuzschmerzen für einige Tage das Bett gehütet zu haben. Da er in den letzten Jahren schon des öfteren einen „Hexenschuß" mit spontaner Remission erlitten habe, habe er zunächst nicht den Arzt aufgesucht. Anfangs strahlte der Schmerz in das linke Bein aus. Bei Fuß- und Zehenhebung verspüre er einen muskelkaterartigen Schmerz. Zwischenzeitlich hätten die Schmerzen zwar nachgelassen, seien aber nicht völlig verschwunden.

Klinisch-neurologischer Befund

Keine nennenswerte Fehlstellung der Wirbelsäule. Großzehenheber links gering paretisch; Inversion im linken Fußgelenk ohne Parese; PSR und ASR mittellebhaft, symmetrisch. Tibialis-posterior-Reflex bds. nicht auslösbar. Lasègue links bei 70° positiv.

Fragen zur Arbeitshypothese

1. Welche Verdachtsdiagnose läßt sich stellen?
2. Welches sind die wichtigsten Kennmuskeln der L$_5$-Radikulopathie?
3. Welches sind − bei Fußheberparese − wichtige klinische Argumente, eine L$_5$- bzw. eine Peronäusparese anzunehmen?

Antworten

zu 1 Anamnese, radikulär anmutendes Schmerzsyndrom und der klinische Befund sprechen am ehesten für eine L_5-Radikulopathie.

zu 2 Die wichtigsten Kennmuskeln der L_5-Wurzel sind: M. ext. hall. long., M. tib. ant., M. tib. post. und M. ext. dig. brev.

zu 3 a) Eine komplette Fußheberlähmung ist bei der plurisegmentalen Versorgung des M. tibialis anterior immer ein Hinweis für eine Peronäusparese und spricht gegen eine L_5-Radikulopathie. Eine Inversionsschwäche bei intakter Plantarflexion des Fußes spricht für ein L_5-Syndrom. Eine stärkere Parese des Großzehenhebers (im Vergleich zu den Fußhebern) kann sowohl bei einem L_5-Syndrom als auch bei einer inkompletten Peronäusparese vorkommen.

Ziele der EMG-Untersuchung

1. Untersuchung distaler und proximaler Kennmuskeln zum Nachweis einer mono- oder plurisegmentalen Radikulopathie.
2. Ausschluß einer Peronäusparese.
3. Ausschluß einer Polyneuropathie.

Elektrophysiologischer Untersuchungsbefund
(Abkürzungen und Symbole s. S. XIII)

Elektroneurographie

Motorisch

	DML	NLG	MSAP
N. peronaeus li.	3,9 ms	51 m/s	11 mV

Sensibel (nicht durchgeführt)

Elektromyographie (li.)

	Spontan-aktivität Ruhe/ Insertion	Mot. Einheiten (leichte Innervation)			Interferenzbild (max. Innerva-tion)
		Dauer	Ampl.	Form	
Paravertebrale Musk. (L$_5$)	+	n	n	n	–
Paravertebrale Musk. (S$_1$)	∅	n	n	n	–
M. ext. hall.	+ +	n	n	n	gelichtet
M. tib. ant.	+	n	n	n	dicht
M. tib. post.	+	n	n	n	dicht
M. ext. dig. long.	∅	n	n	n	dicht
M. gastrocnemius	∅	n	n	n	dicht
M. ext. dig. brevis	∅	n	n	n	dicht
M. glut. med.	+	n	n	n	dicht
M. glut. max.	∅	n	n	n	dicht

Fragen zur EMG-Untersuchung

1. Wie ist der EMG-Befund zu interpretieren?
2. Wo sind die wichtigsten distalen Kennmuskeln der L$_5$-Wurzel (M. ext. dig. long., M. ext. hall. long., M. tibialis posterior) aufzusuchen?
3. Welche elektroneurographischen Untersuchungen stützen die Annahme eines L$_5$-Syndroms?
4. Welches sind L$_5$-Kennmuskeln, die nicht zugleich dem Versorgungsbereich des N. peronaeus zuzuordnen sind?
5. Da man (schon aus Gründen der Schmerzbelastung des Patienten) nicht alle in Frage kommenden Muskeln nadelelektromyographisch untersuchen kann, muß man sich — auch im Sinne einer Arbeitsökonomie — beschränken. Welches prinzipielle Vorgehen ist empfehlenswert?

Antworten

zu 1 Die Verteilung der Denervationsaktivität (paravertebrale Muskulatur, M. glut. med., M. ext. hall. long., M. ext. dig. long.) spricht am ehesten für eine Wurzelläsion L$_5$ links.

zu 2   Es ist nicht ganz einfach, den M. ext. dig. long. aufzufinden, da dieser weitgehend vom M. tibialis anterior und den Mm. peronaei überdeckt wird (Abb.
28.1). Am sichersten erreicht man ihn ca. 1 Handbreit distal der Tuberositas tibiae
und ca. 2 Fingerbreit lateral der Tibiakante. Man muß durch den M. tib. ant. hin-
durch den M. ext. dig. long. sondieren (Test: Nadelbewegung bei passiver Dorsalflexion der 4 Kleinzehen!).

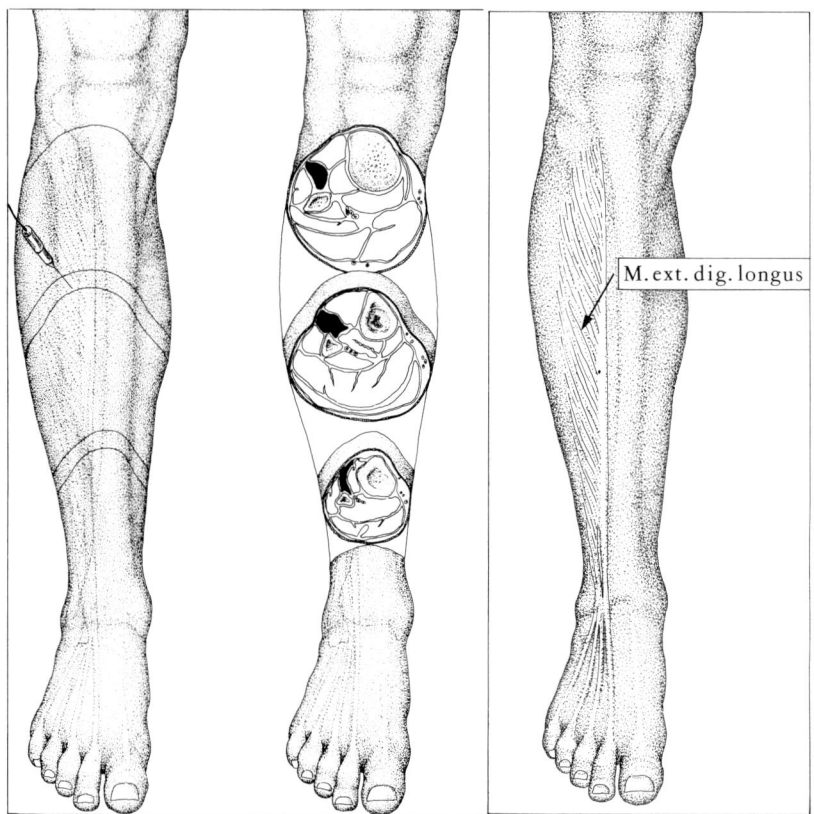

Abb. 28.1.   Situs des M. ext. dig. longus in der dorsalen Aufsicht und im Querschnittsbild.
Der Muskel wird ca. 1 Handbreit distal der Tuberositas tibiae und ca. 2 Fingerbreit lateral
der Tibiakante aufgesucht. Um den Muskel zu erreichen, muß der M. tib. ant. durchstochen werden

Der M. ext. hall. long. ist relativ weit distal am Unterschenkel aufzusuchen. Die
Insertion erfolgt 3 Fingerbreit oberhalb der Bimalleolarlinie, ca. 1 cm lateral zur
Tibiakante (Abb. 28.2). Ist die Elektrode zu oberflächlich und zu weit proximal
eingestochen, gerät man leicht in den M. tib. ant.

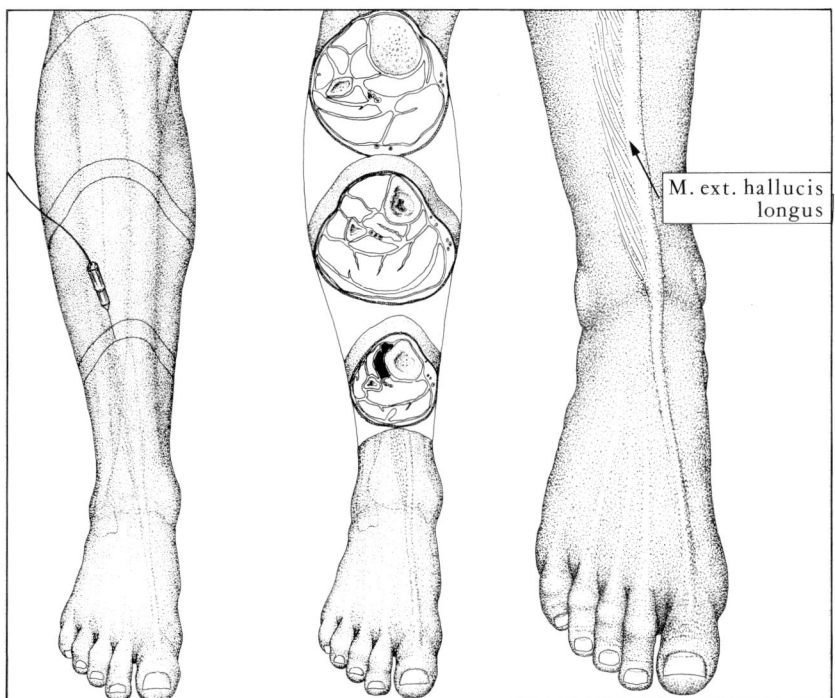

Abb. 28.2.   Situs und Untersuchung des M. ext. hall. longus. Die Nadelinsertion erfolgt 3 Fingerbreit oberhalb der Bimalleolarlinie, ca. 1 cm lateral der Tibiakante

Den M. tibialis posterior erreicht man 1 Handbreit unter der Tuberositas tibiae, 1 cm medial der Tibiakante (Abb. 28.3).

zu 3   a) Eine normal hohe Amplitude des SNAP des N. peronaeus (bei Vorhandensein von Sensibilitätsstörungen über dem distalen Unterschenkel bzw. Fußrücken) würde die Annahme einer radikulären (also präganglionären!) Läsion stützen.

b) Auch eine Verlängerung der F-Antwort, registriert vom M. ext. dig. brevis bei distaler Reizung des N. peronaeus profundus (s. Abb. 18.1), würde ein Argument für eine L_5-Radikulopathie darstellen (Seitenvergleich). Auf diese Untersuchung wird man aber nur selten zurückgreifen müssen.

zu 4   M. tibialis posterior, M. tensor fasciae latae, M. glutaeus medius, kurzer Kopf des M. biceps femoris, paravertebrale Muskulatur.

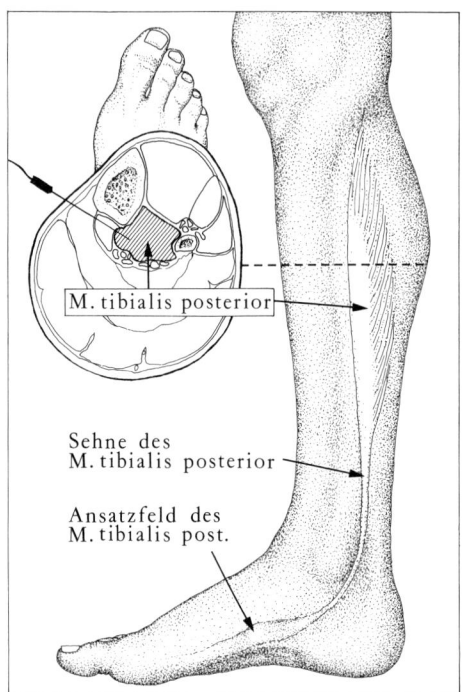

M. tibialis posterior

Sehne des
M. tibialis posterior

Ansatzfeld des
M. tibialis post.

Abb. 28.3.   Situs des M. tibialis posterior in der medialen Aufsicht und im Querschnittsbild. Zur Untersuchung dieses tief liegenden Muskels wird die Insertion der Nadel im mittleren Drittel des Unterschenkels von medial her am hinteren Rand der Tibia vorgenommen.
Die Elektrode muß dabei bis etwa in die Mitte des Unterschenkels (im Querschnitt) vorge-
schoben werden. Die adäquate Nadellage kann durch passive Supinations- und Prona-
tionsbewegungen im Sprunggelenk überprüft werden

zu 5   Es sollten grundsätzlich diejenigen Muskeln zuerst untersucht werden, die
in Anlehnung an die Arbeitshypothese die größte Validität für die Prozeßspezifikation und -lokalisation besitzen.

Im vorliegenden Beispiel wäre die Untersuchung des deutlich paretischen
M. ext. hall. long. vorrangig, um einen neurogenen Prozeß (Prozeßspezifikation)
anzuzeigen. Danach wäre die Untersuchung der paravertebralen Muskulatur und
des M. glut. medius geeignet, die Prozeßlokalisation zu bestimmen. Ein unauffälliger Befund in Kennmuskeln benachbarter Segmente würde schließlich den monoradikulären Prozeß anzeigen.

Diagnose   Verdacht auf radikuläre Läsion (L$_5$)

Fall Nr. 29

Chronische Rückenschmerzen

(Kaudaläsion)

Anamnese

Der 76jährige, schwerhörige Rentner wurde vor 2 Jahren an einem Adenokarzinom des Sigmoids operiert. Seitdem Anus praeter; seit 5 Monaten sich allmählich verschlimmernde Rückenschmerzen im Lendenwirbelsäulenbereich, z. T. auch dumpfe Schmerzen in der Gesäßregion und in beiden Beinen.

Klinisch-neurologischer Befund

Unsicherer, kleinschrittiger Gang, nur mit Unterstützung möglich; Zehen- und Fersengang werden nicht adäquat durchgeführt; bei der Kraftprüfung Verdacht auf Paresen der Fuß- und Zehenheber sowie der Fuß- und Zehensenker bds.; inadäquate Mitarbeit des Patienten; PSR und ASR bds. nicht auslösbar; Adduktorreflex rechts abgeschwächt. Analreflex nicht auslösbar. Hypalgesie und Hypästhesie über der Dorsalseite beider Oberschenkel, perianal und im Fußbereich bds.; Pallhypästhesie im Unterschenkel- und Fußbereich bds.; Miktion anamnestisch intakt.

Fragen zur Arbeitshypothese

1. Welche (Differential-)Diagnosen sind zu diskutieren?
2. Warum ist ein reines Konussyndrom eine Rarität?

3. Wie unterscheiden sich die Symptome beim Konus- bzw. Kaudasyndrom
   a) bezüglich Blasen- und Sexualfunktion, b) motorischer Funktion der
   Beinmuskeln, c) Symmetrie der Läsion, d) Schmerzen, e) Sensibilitätsstörungen?
4. Auf welcher Wirbelkörperhöhe liegt der Conus medullaris?

Antworten

zu 1 Differentialdiagnostisch ist aufgrund der Reflexausfälle, Paresen und Sensibilitätsstörungen an ein polyneuropathisches Syndrom (paraneoplastisch?) zu
denken. Die Rückenschmerzen sprechen allerdings mehr für eine Wurzelläsion.
Bei der Symptomatik und Anamnese des Patienten wäre eine Affektion der
Cauda equina (also eine multiple Radikulopathie!) wahrscheinlich.

zu 2 Weil die Wurzeln, die die Cauda equina bilden, den Konus umgeben und
damit bei Läsionen des Konus in Höhe von LWK_1 zumeist mitgeschädigt werden
(Abb. 29.1)!

zu 3 Siehe Tabelle 4.

Tabelle 4. Differenzierung zwischen Konussyndrom und Kaudasyndrom

	Konussyndrom	Kaudasyndrom
Blasen-/Sexualfunktion	Stark gestört	Oft intakt (bei hoher Kaudaläsion)
Motor. Funktion d. Beine	Intakt	Paresen
Reflexe	Intakt	Areflexie
Schmerzen	Selten	Häufig
Sensibilitätsstörung	Reithosenförmig (z. T. dissoziiert)	Radikulärer Verteilungstyp (nie dissoziiert)

zu 4 Der Conus medullaris liegt meist in Höhe von BWK_{12}/LWK_1 (selten bis
LWK_2). Unterhalb des LWK_2 beginnt immer die Cauda equina (s. Abb. 29.1).

Ziele der EMG-Untersuchung

1. Untersuchung auf multiple Radikulopathie der Segmente L_3–S_1 beiderseits.
2. Fahndung nach einer Polyneuropathie.
3. Fahndung nach einer Läsion des lumbosakralen Plexus.

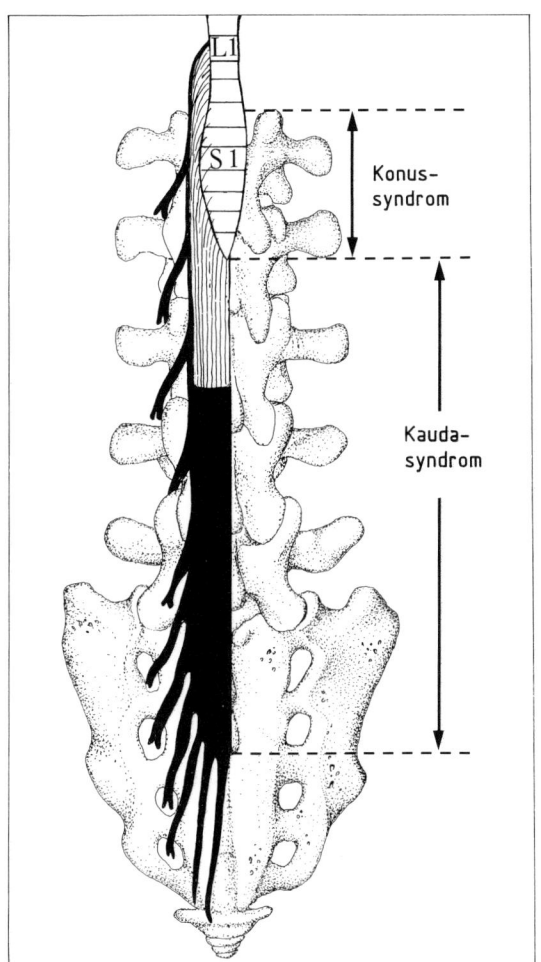

Abb. 29.1.   Die Lage des Conus medullaris und der Cauda equina in Relation zur Wirbelsäule

Elektrophysiologischer Untersuchungsbefund
(Abkürzungen und Symbole s. S. XIII)

Elektroneurographie

Motorisch

	DML	NLG	MSAP
N. peronaeus re.	4,5 ms	47 m/s	4 mV (P)
N. peronaeus li.	4,6 ms	44 m/s	6 mV

Sensibel

	Dist. Latenz	NLG	SNAP
N. suralis re.	∅	—	—
N. suralis li.	5,3 ms	38 m/s	6 µV

Elektromyographie

	Spontan-aktivität Ruhe/ Insertion	Mot. Einheiten (leichte Innervation) Dauer	Ampl.	Form	Interferenzbild (max. Innerva- tion)
M. tibialis ant. re.	+ HF	n	n	p	gelichtet
M. gastroc. re.	+ +	n	n	p	gelichtet
M. abduct. hall. brev. re.	+ +	n	n	n	gelichtet
M. ext. dig. brev. re.	+ FA	n	n	n	gelichtet
M. quadriceps re.	∅	n	n	n	dicht
M. biceps femoris re.	+	n	n	n	dicht
M. glut. max. re.	+	n	n	n	dicht
M. tibialis li.	+	n	n	p	Einzelpotentiale
M. gastroc. li.	+ +	n	n	n	gelichtet
M. abduct. hall. brev. li.	+	n	n	p	gelichtet
M. ext. dig. brev. li.	+	n	n	n	gelichtet
M. quadriceps li.	∅	n	n	n	dicht
M. biceps femoris li.	+	n	n	n	dicht
M. glut. max. li.	∅	n	n	n	dicht
Paravertebr. Musk. (L_5, S_1)	+ HF	n	n	P	

Fragen zur EMG-Untersuchung

1. Wie lassen sich die Befunde der EMG-Untersuchung deuten?
2. Welche neurographischen Möglichkeiten zum Nachweis eines proximalen radikulären Prozesses sind vorhanden?
3. Wodurch lassen sich die komplexen hochfrequenten repetitiven Entladungen (syn. „nigh frequency discharges", pseudomyotone Entladungen) charakterisieren (s. auch Fall 16)?

Antworten

zu 1   Die EMG-Untersuchung ergibt einen Denervationsprozeß aller Kennmuskeln ab L_5 bds. Da der M. tibialis anterior auch eine Innervation von L_4 erhält und der PSR beiderseits ausgefallen war, muß man eine Affektion auch der L_4-Wurzeln annehmen, auch wenn im M. quadriceps keine Fi und PSW nachweisbar waren. Der Befund muß im Sinne einer ausgedehnten Affektion der Cauda equina interpretiert werden.

zu 2   Die Analyse des H-Reflexes hilft in bestimmten Fällen, die funktionelle Integrität der über L_4 und L_5 laufenden Nervenfasern einschließlich der spinalen Umschaltstationen zu testen. Unauffällige SNAPs trotz eindeutiger Sensibilitätsstörungen sprechen für eine radikuläre Läsion. Die fehlende Darstellung des SNAP des N. suralis rechts läßt im Lichte der übrigen Befunde nicht an einer radikulären Läsion zweifeln. Wahrscheinlich handelt es sich hier um eine unabhängige Schädigung (Polyneuropathie?).

zu 3   Die komplexen repetitiven Entladungen zeigen a) über längere Zeit eine relativ stabile Frequenz (zwischen 5 und 100/s), b) komplexe polyphasische Potentialkonfigurationen mit relativ hoher Konstanz der einzelnen Phasen von einer

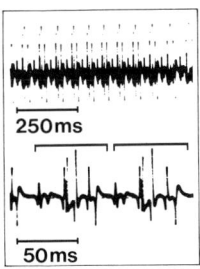

Abb. 29.2.   Komplexe repetitive Entladung mit langsamer und schneller Kippgeschwindigkeit

Entladung zur nächsten, c) abrupten Beginn und abruptes Ende, oft ausgelöst durch geringe Veränderung der Nadellage, d) ein unverkennbares akustisches (maschinenartiges) Geräusch (Abb. 29.2). Bezüglich ihres pathologischen Stellenwerts s. Fall 16.

Diagnose Verdacht auf (metastatische?) Kaudaläsion

Fall Nr. 30

Akute nächtliche Hüft- und Oberschenkelschmerzen

(Diabetische proximale Amyotrophie)

Anamnese

Bei dem 54jährigen Büroangestellten traten vor 8 Wochen innerhalb von Tagen sehr heftige, reißende Schmerzen im Hüft- und ventralen Oberschenkelbereich links auf. Dabei bestand eine deutliche nächtliche Intensivierung der Schmerzen mit resultierender Schlaflosigkeit. In der Folgezeit bemerkte er ein erschwertes Treppensteigen. Vor 2 Jahren sei ein latenter Diabetes mellitus festgestellt worden, der diätetisch eingestellt wurde. Gewichtsverlust in den letzten 6 Monaten; zwischenzeitlich partielle Rückbildung der Schmerzen bei Persistenz der Paresen.

Klinisch-neurologischer Befund

Leichte Atrophie des M. quadriceps fem. links; mittelgradige Parese der Hüftbeuger, Hüftadduktoren und Kniestrecker; PSR links nicht auslösbar, rechts mäßig lebhaft; ASR nur mit Jendrassik-Manöver bds. erhältlich; leicht verminderte Schmerzempfindung über der Mitte des ventralen Oberschenkels.

Fragen zur Arbeitshypothese

1. Welche Diagnose ist wahrscheinlich? Welche Differentialdiagnosen ergeben sich?
2. Welche Untertypen eines neuropathischen Syndroms sind beim Diabetes mellitus zu unterscheiden?
3. Welche Pathogenese kann bei dem vorliegenden Krankheitsbild diskutiert werden?

Antworten

zu 1   Das Symptom einer proximalen asymmetrischen Schwäche des Beins bei Diabetes mellitus legt die Diagnose der sog. diabetischen Amyotrophie nahe. Obwohl es häufig einer isolierten Neuropathie des N. femoralis ähnelt, geht in der Mehrzahl der Fälle das Syndrom über eine isolierte Femoralisneuropathie hinaus. Die Rami dorsales, der N. glutaeus superior, der N. obturatorius und der N. ischiadicus können in unterschiedlicher Kombination mitbetroffen sein. Differentialdiagnostisch ist eine mono- oder pluriradikuläre Affektion bei degenerativen LWS-Veränderungen oder eine andersartige lumbale Plexusläsion (idiopathische Plexusneuritis, tumorbedingte oder ischämische Plexusläsion) zu diskutieren.

zu 2   Es sind a) die symmetrischen, distal betonten Polyneuropathien von b) den Mononeuropathien und c) den multiplen Mononeuropathien zu unterscheiden. Seltener ist die thorakoabdominelle Form mit Schmerzen und Sensibilitätsstörungen isoliert im Rumpfbereich. Diese ist oft nur mittels EMG zu diagnostizieren (ausgedehnte bilaterale Denervation paravertebral im Thorakolumbalbereich!).

zu 3   Während bei der symmetrischen Polyneuropathie eine metabolische Genese (z. B. Anhäufung von Sorbitol, Verarmung des Nervs an Myoinositol) angenommen wird, werden bei den Mononeuropathien vaskuläre Faktoren vermutet. Es besteht z. T. eine Analogie zu den vaskulären Neuropathien (Panarteriitis nodosa, andere Immunvaskulopathien, Lupus erythematodes).

Ziele der EMG-Untersuchung

1. Funktionsstatus der proximalen Beinnerven links (vor allem N. femoralis, N. obturatorius).
2. Abklärung einer Radikulopathie (paravertebrale Beteiligung).
3. Abklärung einer symmetrischen Polyneuropathie.

Elektrophysiologischer Untersuchungsbefund
(Abkürzungen und Symbole s. S. XIII)

Elektroneurographie

Motorisch

	DML	NLG	MSAP
N. peronaeus li.	4,3 ms	46 m/s	8 mV
N. peronaeus re.	4,4 ms	42 m/s	8 mV
N. femoralis li.	7,8 ms (P)	–	3 mV (P)
N. femoralis re.	4,1 ms	–	8 mV

Sensibel

	Dist. Latenz	NLG	SNAP
N. suralis li.	3,8 ms	39 m/s (P)	12 μV
N. saphenus li.	4,1 ms	36 m/s (P)	3 μV (P)

Elektromyographie

	Spontan-aktivität Ruhe/ Insertion	Mot. Einheiten (leichte Innervation) Dauer	Ampl.	Form	Interferenzbild (max. Innervation)
M. rectus femoris li.	+ +	n	n	p	gelichtet
M. vastus medialis li.	+ +	n	n	p	gelichtet
M. iliopsoas li.	+ + HF	n	n	p	gelichtet
M. adductor magnus li.	+	n	n	n	dicht
M. tibialis ant. li.	∅	n	n	n	dicht
M. gastroc. li.	∅	n	n	n	dicht
M. ext. dig. brevis	∅	n	n	n	dicht
M. rectus fem. re.	∅	n	n	n	dicht
M. vastus med. re.	∅	n	n	n	dicht
M. iliopsoas re.	∅	n	n	n	dicht
Paravertebr. Musk. (L$_2$-L$_4$) links	+	n	n	n	–
Paravertebr. Musk. (L$_2$-L$_4$) rechts	∅	n	n	n	–

Fragen zur EMG-Untersuchung

1. Wie lassen sich die EMG-Befunde interpretieren?
2. Ergeben sich Hinweise für eine Polyneuropathie?
3. Wie wird die Bestimmung der motorischen Latenz des N. femoralis durchgeführt?
4. Welche Fehlermöglichkeit hinsichtlich distaler Latenzbestimmung des N. femoralis kann auftreten?

Antworten

zu 1   Drei pathologische Auffälligkeiten haben sich ergeben:

a) Pathologische Spontanaktivität überwiegend in der vom N. femoralis versorgten Muskulatur.

b) Fi und PSW auch in nicht vom N. femoralis versorgten Muskeln: M. adductor magnus, paravertebrale Muskulatur.

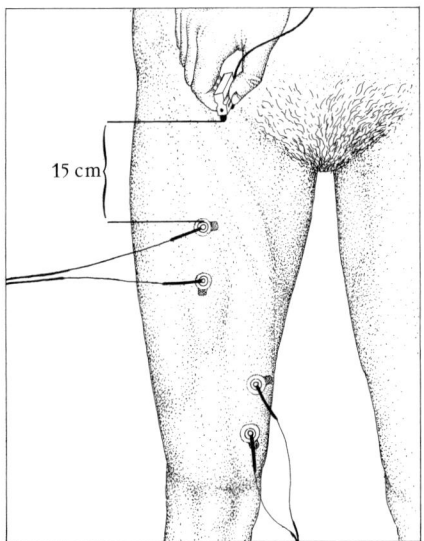

Abb. 30.1.   Bestimmung der distalen motorischen Latenz zum M. rectus femoris. Der N. femoralis wird mit Oberflächenelektroden lateral der A. femoralis etwas oberhalb des Leistenbandes gereizt. Die Ableitung sollte standardisiert mit einer Reizableitungsdistanz von 15 cm entweder mit Oberflächen- oder Nadelelektroden aus dem M. rectus femoris erfolgen. Alternativ kann vom M. vastus medialis mit einer Distanz von 25 cm abgeleitet werden

c) Verlängerung der DML des N. femoralis links.

Diese Befunde sprechen für eine proximale Läsion (L_2–L_4) links. In Verbindung mit Anamnese und klinischem Befund ist eine diabetische Amyotrophie am wahrscheinlichsten.

zu 2   Da die sensiblen NLGs des N. suralis und des N. saphenus grenzwertig pathologisch sind, ist zusätzlich eine leichte distale Polyneuropathie anzunehmen (ASR-Abschwächung!).

zu 3   Die Stimulation mit Oberflächenelektroden erfolgt knapp lateral der A. femoralis, etwas oberhalb des Leistenbandes. Die Ableitung (mit Oberflächen- oder Nadelelektroden) kann von dem prominentesten Abschnitt entweder des M. rectus femoris oder des M. vastus medialis erfolgen. Häufig erbringt nur der Seitenvergleich der Latenzen ein verwertbares Ergebnis. Seitendifferenzen >1,5 ms bei 15 cm Reizableitdistanz sind als pathologisch anzusehen (Abb. 30.1).

zu 4   Da gelegentlich durch die Stimulation der M. sartorius direkt erregt wird (dies führt zu falsch-negativem Resultat), sollte die klinisch ausgelöste Reizantwort (Bewegung der Patella zeigt Kontraktion des M. quadriceps an) beobachtet werden.

Diagnose   Verdacht auf (diabetische) proximale Atmyotrophie

Fall Nr. 31

Akute Ischialgie und Fußheberschwäche nach intraglutäaler Injektion

(Ischiadikusspritzenläsion)

Anamnese

Seit 6 Wochen klagt die 42jährige Kindergärtnerin über ischialgiforme Beschwerden. Vor 2 Monaten erhielt sie deswegen mehrfach intraglutäale Injektionen. Im Anschluß an eine der Injektionen verspürte die Patientin ein brennendes Gefühl in der linken Gesäßregion mit Ausstrahlen in die Wade links. Einige Stunden später fiel ihr auf, daß sie den Fuß nicht mehr richtig anheben konnte. Eine spinale Computertomographie erbrachte eine Bandscheibenprotrusion in Höhe L_5/S_1, die Myelographie ergab keinen Hinweis für eine manifeste Wurzelkompression.

Klinisch-neurologischer Befund

Paravertebraler Muskelhartspann; aufgehobene Lendenlordose; Atrophie des M. tibialis ant. links; livide Verfärbung über dem Fußrücken links; mittelgradige Fuß- und Zehenheberparese links; Fersengang links erschwert; Zehenspitzengang intakt; PSR mittellebhaft symmetrisch; Tibialis-posterior-Reflex bds. nicht erhältlich; ASR links im Seitenvergleich reduziert; diffuse Hypalgesie und Hypästhesie im Bereich des Fußrückens und lateralen Unterschenkels links.

Fragen zur Arbeitshypothese

1. Welche Arbeitshypothese läßt sich aufstellen?
2. Wie ist die Differentialdiagnose der Fußheberlähmung?

3. Wann ist die Durchführung eines Schweißsekretionstests der Fußsohle zur Unterscheidung einer peripheren Ischiadikusparese von einer radikulär bedingten Lähmung sinnvoll?

Antworten

zu 1 Bei der langen Rückenschmerzanamnese ist an eine L_5-Radikulopathie bei Bandscheibenvorfall und an eine Spritzenläsion des N. ischiadicus zu denken.

zu 2 Peronäusdruckschädigung, Läsion des N. ischiadicus mit besonderem Betroffensein des peronäalen Anteils, Radikulopathie L_5, Mononeuritis multiplex, beginnende Plexusneuritis, Peronäalform der amyotrophen Lateralsklerose.

zu 3 Die Differenzierung L_5-Radikulopathie versus Ischiadikusläsion über einen Schweißtest ist nur sinnvoll, wenn klinisch Hinweise für eine Beteiligung des N. tibialis vorliegen (Fuß- bzw. Zehensenkerparesen, Hypästhesie der Fußsohle). Da bei Spritzenlähmung häufiger der Peronäusanteil des N. ischiadicus betroffen ist, ist der differentialdiagnostische Wert des Schweißtests limitiert. Ein pathologischer Befund ist allerdings immer ein sehr wertvolles (und gutachtliches!) Argument für eine Ischiadikusläsion und gegen eine radikuläre Läsion (S_1).

Ziele der EMG-Untersuchung

1. Untersuchung des N. ischiadicus bzw. seiner Hauptäste (N. peronaeus und N. tibialis).
2. Abklärung der Ausdehnung der Läsion.
3. Untersuchung auf L_5-Radikulopathie.

Elektrophysiologischer Untersuchungsbefund
(Abkürzungen und Symbole s. S. XIII)

Elektroneurographie

Motorisch

	DML	NLG	MSAP
N. peronaeus li.	5,2 ms	42 m/s	2 mV (P)
N. tibialis li.	4,8 ms	44 m/s	9 mV

Sensibel

	Dist. Latenz	NLG	SNAP
N. peronaeus superfic. li.	— nicht erhältlich —		
N. peronaeus superfic. re.	2,2 ms	59 m/s	14 μV
N. suralis li.	2,1 ms	51 m/s	13 μV

Elektromyographie (li)

	Spontan-aktivität Ruhe/ Insertion	Mot. Einheiten (leichte Innervation)			Interferenzbild (max. Innerva-tion)
		Dauer	Ampl.	Form	
M. quadriceps	∅	n	n	n	dicht
M. biceps fem. (kurzer Kopf)	+	n	n	n	gelichtet
M. tibialis ant.	+ +	↑	n	P	gelichtet
M. ext. dig. longus	+	N	n	P	gelichtet
M. ext. hall. long.	+	↑	n	P	gelichtet
M. ext. dig. brevis	+ +	n	n	n	gelichtet
M. gastrocnemius	∅	n	n	n	dicht
M. tibialis posterior	∅	n	n	n	dicht
M. abd. hall. brevis	∅	n	n	n	dicht
Paravertebr. Musk. L_5, S_1	∅	N	N	N	—
M. glut. med.	∅	N	N	N	dicht

Fragen zur EMG-Untersuchung

1. Welche Diagnose wird durch die Befunde der neurophysiologischen Untersuchung unterstützt?
2. Worin liegt die Bedeutung der Untersuchung des kurzen Kopfes des M. biceps femoris und wo ist dieser elektromyographisch aufzusuchen?
3. Wie wird die sensible NLG des N. peronaeus superficialis (antidrome Methode) durchgeführt?
4. Welche diagnostische Information hätte ein intaktes SNAP des linken N. peronaeus superficialis erbracht?

Antworten

zu 1 Die EMG-Untersuchung bringt mehrere wichtige Erkenntnisse: a) Die Läsion beschränkt sich nicht auf die vom N. peronaeus versorgten Muskeln; auch der M. biceps femoris (kurzer Kopf) ist mitbetroffen. b) Die hochgradige Denervation im M. tibialis anterior müßte, wenn sie durch eine radikuläre Läsion (L_4) hervorgerufen wäre, mit einer PSR-Abschwächung und einer Affektion des M. quadriceps verbunden sein. c) Paravertebral und im M. glut. med. waren keine neurogenen Schädigungszeichen nachweisbar.

In Verbindung mit dem klinischen Befund (ASR-Abschwächung) ist eine Läsion des N. ischiadicus (vorwiegend peronäaler Anteil) zu vermuten.

zu 2 Die Bedeutung des kurzen Kopfes des M. biceps femoris liegt darin, daß dieser Muskel als einziger Muskel des Oberschenkels vom sog. peronäalen Anteil des N. ischiadicus versorgt wird. Dieser Nervenanteil kann bei Ischiadikusläsionen isoliert betroffen sein.

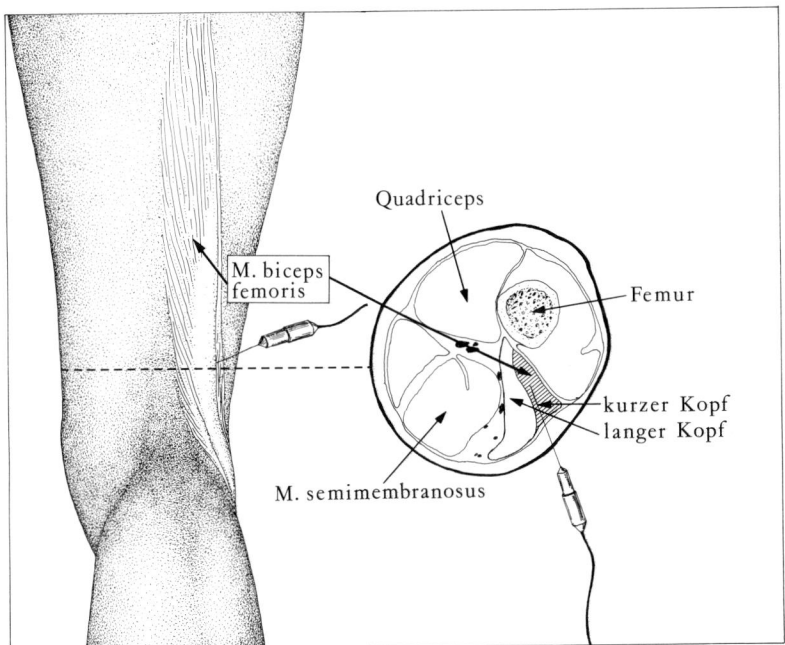

Abb. 31.1. Situs und elektromyographische Diagnostik des Caput breve (kurzer Kopf des M. biceps femoris). Der Muskel wird 4 Fingerbreit oberhalb der tastbaren Sehne des M. biceps femoris im Bereich der Kniekehle aufgesucht. Die Nadelinsertion erfolgt lateral der Sehne bzw. der ersten Muskelfaseranteile des langen Bizepskopfes (s. Querschnittsbild)

Das Auffinden des M. biceps femoris (Caput breve) erfordert einige Sorgfalt. Man tastet zunächst die Sehne des M. biceps femoris oberhalb der Kniekehle und wandert ca. 4 Fingerbreit entlang der Sehne nach proximal. Knapp lateral der Sehne erfolgt dann die Insertion in den darunterliegenden Muskel (Abb. 31.1).

zu 3   Die Reizung wird etwa 12–14 cm oberhalb des Fußgelenks in Projektion auf die Fibula vorgenommen, die Ableitung medial des lateralen Malleolus über dem volaren Fußgelenk (Abb. 31.2).

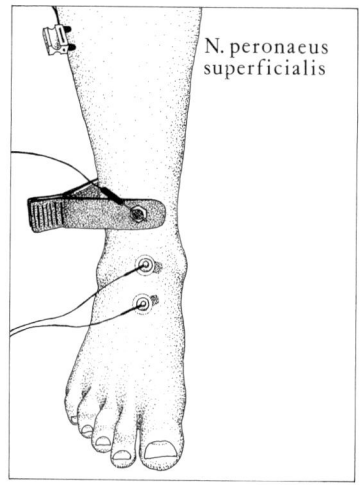

Abb. 31.2.   Bestimmung der sensiblen NLG des N. peronaeus superficialis (antidrome Methode). Der Nerv wird etwa 12 cm oberhalb des Malleolus lateralis über der Fibula gereizt. Die Ableitung erfolgt in Höhe des Sprunggelenks, die aktive Elektrode liegt dabei medial des Malleolus lateralis

zu 4   Ein intaktes SNAP des N. peronaeus superfic. bei vorhandener Sensibilitätsstörung über dem Fußrücken spräche für eine präganglionäre, also radikuläre Läsion.

Diagnose Verdacht auf Spritzenläsion des N. ischiadicus (überwiegend peronäaler Anteil)

Fall Nr. 32

Akute, in das Bein ausstrahlende Schmerzen

(L_4-Syndrom)

Anamnese

Bei dem 56jährigen Krankenpfleger traten vor 6 Wochen Schmerzen in der Lendengegend auf, zunächst für 1 Woche eher schleichend, dann zunehmend. Anfangs strahlten sie in die Gesäßregion, später vorwiegend in das rechte Bein (Vorderseite Oberschenkel und z. T. Tibiakante) aus. Beim Husten Verstärkung der Schmerzausstrahlung; vor 2 Jahren Exstirpation eines Prostatakarzinoms.

Klinisch-neurologischer Befund

Bei Inspektion erkennbare Entlastungshaltung der Wirbelsäule mit linkskonvexer Skoliose; Lasègue rechts bei 30°, links bei 60° positiv; keine Paresen, auch nicht der Hüftbeuger oder Kniestrecker; PSR rechts nicht auslösbar, links mittellebhaft; Tibialis-posterior-Reflex bds. nicht erhältlich; ASR bds. mittellebhaft; diskrete Hypästhesie über der Medialseite des Unterschenkels; Miktion nach Angaben intakt.

Fragen zur Arbeitshypothese

1. Welche differentialdiagnostischen Überlegungen sind anzustellen?
2. Worauf beruht das Lasègue-Zeichen? Wodurch kann der Lasègue verstärkt werden? Was ist ein gekreuzter Lasègue und wie ist er zu interpretieren?
3. Wie häufig ist ein L_4-Syndrom?

Antworten

zu 1 Die Rückenschmerzen, die radikuläre Ausstrahlung, der Reflexbefund und die Sensibilitätsstörungen sprechen in erster Linie für eine Radikulopathie links (L_4). Die PSR-Abschwächung und die Sensibilitätsstörung würden auch zu einer Femoralisläsion passen; atypisch sind hier allerdings die Kreuzschmerzen, der Lasègue und die Haltungsanomalie.

zu 2 Bei positivem Lasègue-Zeichen wird durch die Beugung des im Knie gestreckten Beines eine Dehnung an der betroffenen Wurzel ausgelöst, die die radikulären Schmerzen intensiviert.

Man kann den Lasègue-Versuch noch erweitern, indem man zusätzlich den Fuß nach dorsal extendiert (sog. Bragard-Manöver). Ein gekreuzt positiver Lasègue (Auslösen der radikulären Schmerzen auch bei Durchführung des „Lasègue" an dem nicht betroffenen Bein) spricht fast immer für einen ausgeprägteren Diskusprolaps.

zu 3 Eine L_4-Radikulopathie als Folge degenerativer LWS-Veränderungen ist selten (5%), so daß differentialdiagnostisch immer andere Ursachen ernsthaft erwogen werden müssen (z. B. Metastasen, Neurinome).

Ziele der EMG-Untersuchung

1. Fahndung nach radikulärer Läsion.
2. Erhebung des Funktionsstatus des N. femoralis.

Elektrophysiologischer Untersuchungsbefund
(Abkürzungen und Symbole s. S. XIII)

Elektroneurographie

Motorisch

	DML	NLG Knie-Fußgelenk	MSAP
N. peronaeus re.	4,7 ms	49 m/s	9 mV

Elektromyographie (re.)

	Spontan-aktivität Ruhe/ Insertion	Mot. Einheiten (leichte Innervation)			Interferenzbild (max. Innervation)
		Dauer	Ampl.	Form	
M. vastus lateralis	+	n	n	n	dicht
M. vastus medialis	+	n	n	n	dicht
M. rectus femoris	$\varnothing$	n	n	n	dicht
M. iliopsoas	$\varnothing$	n	n	n	dicht
M. adductor magnus	+	n	n	n	dicht
M. tib. anterior	+	n	n	n	dicht
M. gastrocnemius	$\varnothing$	n	n	n	gelichtet *
M. ext. hall.	$\varnothing$	n	n	n	dicht
Paravertebr. Musk.					
L_3	$\varnothing$	n	n	n	−
L_4	+	n	n	n	−
(L_5, S_1)	$\varnothing$	n	n	n	−

(* S. S. 293, Nr. 6)

Fragen zur EMG-Untersuchung

1. Wie sind die EMG-Befunde zu interpretieren?
2. Welche Kennmuskeln des L_4-Syndroms, die nicht über den N. femoralis innerviert werden, sind bei Verdacht auf ein L_4-Syndrom grundsätzlich zu untersuchen?
3. Läßt sich vom EMG-Befund her die Höhe der Bandscheibenläsion angeben?
4. Welche Bedeutung hat die Elektromyographie der lumbalen paravertebralen Muskulatur und wie wird sie durchgeführt?
5. Worin bestehen die Schwierigkeiten bei der nadelelektromyographischen Ableitung von lumbalen paravertebralen Muskeln?
6. Wie sollte der M. quadriceps elektromyographisch untersucht werden?

Antworten

zu 1   Die Verteilung der Denervation (M. quadriceps femoris, M. adductor magnus, paravertebrale Muskulatur) spricht für eine lumbale Wurzelläsion (L_4). Eine isolierte Femoralisläsion scheidet nach dem vorliegenden EMG-Befund aus.

zu 2   Dies sind der M. tibialis anterior (der allerdings in ähnlicher Häufigkeit beim L_5-Syndrom betroffen sein kann), die Adduktorengruppe und die paravertebrale Muskulatur.

zu 3   Ebenso wie vom klinischen Befund läßt sich auch vom EMG-Befund her nur die Läsion einer bestimmten Wurzel, aber nicht der genaue Ort der Schädigung angeben (z. B. lateral im L_4/L_5-Zwischenwirbelraum, mediolateral im L_3/L_4-Zwischenwirbelraum).

zu 4   Die Elektromyographie der paravertebralen Muskulatur hat einen hohen Stellenwert bei der Erfassung radikulärer Läsionen im Rahmen von Bandschei-

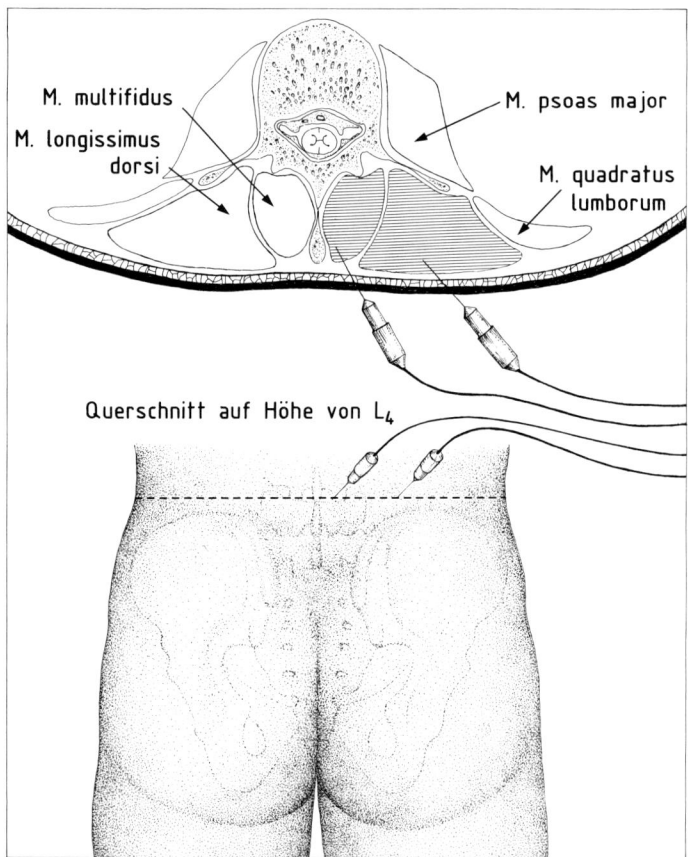

Abb. 32.1.   Aufsuchen der monosegmental versorgten Mm. multifidi (s. Querschnittsbild) und Identifikation der Wirbelkörper anhand der Verbindungslinie der Beckenkämme (unten)

benvorfällen. Es lassen sich 2 Anteile der paraspinalen Muskulatur abgrenzen: a) die elektromyographisch wichtigeren (kurzen) spinalen Muskeln (M. multifidus) und b) die längeren spinalen Muskeln (M. longissimus dorsi). Die Mm. multifidi liegen tiefer und unmittelbar medial der Processus spinosi und werden relativ selektiv von dem jeweiligen segmentalen Ramus dorsalis versorgt. Die Nadel muß deshalb tief und mittelliniennah (!) eingestochen werden (Abb. 32.1).

Die mehr lateral gelegenen langen Rückenstrecker (M. longissimus) liegen oberflächlicher, haben eine stärkere segmentale Überlappung (von mindestens je 1 Segment nach oben und unten) und lassen sich 2–3 cm lateral der hinteren Dornfortsätze relativ oberflächlich ableiten (dies gilt sowohl lumbal als auch zervikal).

zu 5 a) Bei Untersuchung in Seitlagerung wird nicht immer eine vollständige Entspannung der Muskulatur erreicht. Es empfiehlt sich dann eine Bauchlagerung mit Kissen unter dem Abdomen (Abb. 32.2).

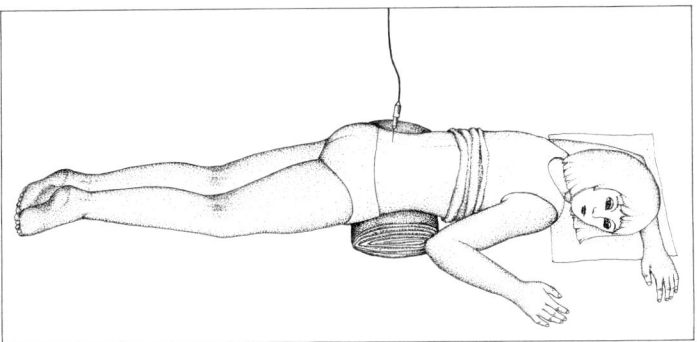

Abb. 32.2. Elektromyographische Diagnostik der lumbalen paravertebralen Muskulatur in Bauchlage. Diese Lagerung wird erforderlich, wenn in Seitenlage keine ausreichende Muskelentspannung erreicht werden kann

b) Zum anderen ist die exakte Orientierung hinsichtlich der segmentalen Höhe der Ableitung gelegentlich schwierig. Es empfiehlt sich, immer sowohl die hinteren Dornfortsätze von L_1–L_5 mit Filzstift auf dem Rücken zu markieren als auch die Verbindungslinie der Beckenkämme (entspricht der Höhe L_3/L_4, (Abb. 32.3).

zu 6 Bei Fahndung nach radikulären Läsionen sollten grundsätzlich die 3 oberflächlichen Anteile des M. quadriceps (M. vastus lateralis, M. vastus medialis, M. rectus femoris) elektromyographisch untersucht werden, da aufgrund der

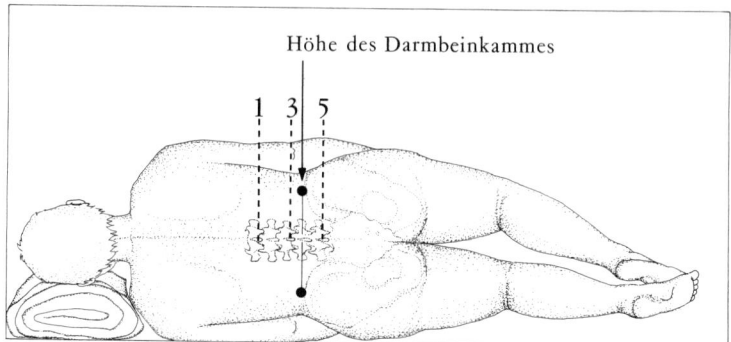

Abb. 32.3. Orientierungshilfe beim Aufsuchen der segmentalen paravertebralen Musku-latur bei Untersuchung in Seitenlage

etwas unterschiedlichen radikulären Versorgung (L_2–L_4) Denervationsaktivität bei monoradikulären Läsionen nicht gleichförmig in allen Muskelköpfen auftre-ten muß. Der M. rectus wird mehr von der Wurzel L_3, der Vastus medialis mehr von der Wurzel L_4 versorgt.

Diagnose Verdacht auf Radikulopathie (L_4-Syndrom)

Fall Nr. 33

Beinschmerzen und Lähmung der Fußheber und -senker

(Lumbosakrale Plexopathie)

Anamnese

Bei der 27jährigen Arzthelferin war es 2 Wochen vor der Untersuchung zu heftigen lumboischialgiformen Beschwerden links gekommen. Bei Annahme eines akuten Bandscheibenvorfalls wurde auswärts eine lumbale Myelographie durchgeführt, die einen unauffälligen Befund erbrachte. Zum Zeitpunkt der Erstuntersuchung litt die Patientin nach wie vor an heftigsten Beinschmerzen mit nächtlicher Intensivierung; in den letzten Tagen zeichnete sich eine progrediente Lähmung im Bereich der linken unteren Extremität ab.

Klinisch-neurologischer Befund

Ausgedehnte Parese im Bereich der linken unteren Extremität unter Einschluß der Mm. glutaei, der Oberschenkel-, Unterschenkel- und Fußmuskulatur; peronäale Muskulatur plegisch; übrige Muskulatur mittelgradig paretisch; PSR, ADR (Adduktorreflex) und ASR links erloschen, bei rechts mittellebhafter Auslösbarkeit; im Versorgungsgebiet des N. saphenus leichte Hypästhesie; livide Verfärbung und Schwellung des linken Fußes mit Hypohidrosis im Bereich der linken Fußsohle.

Die Labordiagnostik, die Computertomographie des Beckens und der Wirbelsäule, die Lymphographie, die gynäkologische Untersuchung und die Lumbalpunktion erbrachten zuvor sämtlich unauffällige Befunde.

Fragen zur Arbeitshypothese

1. Welche (Differential-)Diagnose ist zu erwägen?
2. Welche Erkrankung kann als das Pendant der idiopathischen lumbosakralen Plexopathie im Bereich der oberen Extremitäten angesehen werden?

3. Wie ist die idiopathische Plexusneuritis (besser: Plexusneuropathie) des Plexus lumbosacralis diagnostisch zu sichern?

4. Eine Läsion des sakralen Plexus (versorgt von den Wurzeln $L_5/S_1/S_2$) verursacht ein Ausfallsmuster, das einer Ischiadikusläsion sehr ähnlich sein kann. Worin besteht der Unterschied?

Antworten

zu 1   Die differentialdiagnostischen Erwägungen sind zunächst sehr vielfältig. Wegen des akuten Beginns sind vor allem eine Radikulopathie, eine proximale (diabetische?) asymmetrische Neuropathie und eine „idiopathische" Plexusneuritis (besser: Neuropathie) zu differenzieren.

zu 2   Das Pendant ist die neuralgische Schulteramyotrophie (sog. „idiopathische" Neuritis des Plexus brachialis).

zu 3   Zumeist nur im Wege der Ausschlußdiagnostik.

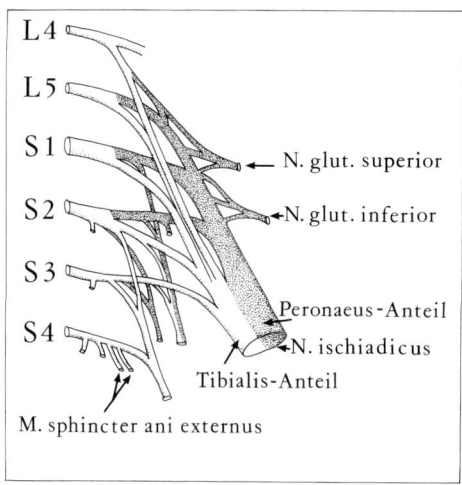

Abb. 33.1.   Schematische Darstellung der Ursprünge und Aufzweigung des sakralen Plexus. Beachte, daß bei Läsionen des sakralen Plexus die Glutäalmuskulatur, die über den N. glutaeus superior und N. glutaeus inferior versorgt wird, betroffen ist, während eine Läsion des N. ischiadicus nicht zu einer Affektion dieser Muskelgruppen führt

zu 4 Bei der Läsion des sakralen Beinplexus ist zusätzlich die Glutäalmuskulatur (M. glut. max., M. glut. med.) mitbetroffen, u.U. auch der M. sphincter ani (Abb. 33.1).

Ziele der EMG-Untersuchung

1. Erfassung des Ausmaßes der Schädigung im Bereich des linken Beins im proximalen und distalen Bereich.
2. Abklärung der mono- bzw. plurisegmentalen Verteilung.
3. Abklärung des polyneuropathischen Syndroms.

Elektrophysiologischer Untersuchungsbefund
(Abkürzungen und Symbole s. S. XIII)

Elektroneurographie

Motorisch

	DML	NLG	MSAP
N. peronaeus li.	—	nicht meßbar	—
N. tibialis li.	8,2 ms (P)	32 m/s (P)	3 mV (P)

Sensibel

	Dist. Latenz	NLG	SNAP
N. suralis li.	—	nicht meßbar	—

Elektromyographie

	Spontan-aktivität Ruhe/ Insertion	Mot. Einheiten (leichte Innervation)			Interferenzbild (max. Innerva-tion)
		Dauer	Ampl.	Form	
Paravertebr. Musk. li.					
(L$_1$–S$_2$)	∅	n	n	n	–
M. glutaeus max. li.	+ +	n	n	n	gelichtet
M. glutaeus med. li.	+ +	n	n	n	gelichtet
M. iliopsoas li.	+	n	n	n	dicht
M. quadriceps li.	+	n	n	n	gelichtet
M. adduct. magnus li.	+	n	n	n	gelichtet
M. biceps li.	+	n	n	n	gelichtet
M. tib. anterior li.	+ +	n	n	n	Einzelpotentiale
M. gastrocnemius li.	+ +	n	n	n	gelichtet
M. abd. hall. brevis li.	+	n	n	n	gelichtet
Paravertebrale Musk. re.	∅	n	n	n	–
M. glut. max. re.	∅	n	n	n	dicht
M. tib. ant. re.	∅	n	n	n	dicht

Fragen zur EMG-Untersuchung

1. Wie sind die EMG-Befunde zu interpretieren?
2. Welche Kriterien helfen bei der Nadelelektromyographie eher eine Radikulopathie als eine Plexopathie anzunehmen?
3. Welche elektrophysiologischen Möglichkeiten würden sich noch anbieten, um Hinweise für a) eine lumbale bzw. b) eine sakrale Plexopathie zu erhalten?
4. Ein häufiges technisches Problem bei elektroneuro- und elektromyographischen Untersuchungen ist das Auftreten eines „50-Hz-Wechselstromartefakts". Wodurch kommt es zustande und welche Möglichkeiten der Beseitigung bieten sich zunächst an?

Antworten

zu 1 Die EMG-Befunde sprechen für eine ausgedehnte Läsion von Axonen des gesamten Beinplexus (L$_3$–S$_1$). Mit einer akuten Radikulopathie ist dieser Befund schwer vereinbar.

zu 2 Proximale Muskelgruppen, rostral des Beinplexus (paravertebrale Muskulatur), sind in der Mehrzahl der Fälle (allerdings nicht obligat!) bei Plexusneuropathien ausgespart.

zu 3 a) Bei lumbalen Plexopathien ergäbe der Nachweis einer ipsilateralen Erniedrigung des sensiblen Nervenaktionspotentials, z. B. des N. saphenus, einen Hinweis für eine postganglionäre Schädigung, b) bei sakralen Plexopathien eine Amplitudenerniedrigung des SNAP des N. suralis.

zu 4 In der Regel handelt es sich um sehr verschiedenartige, einstreuende externe elektrische oder elektromagnetische Potentialquellen, z. B. durch elektrostatische Induktion von 220-Volt-Energiequellen in den Patienten, durch stromführende Kabel eingeschalteter Geräte (z. B. Lampen, Diktiergeräte etc.) oder durch weiter entfernt im Gebäude liegende Hochspannungsgeräte (z. B. Fahrstuhl etc.). Die periodisch auftretenden Wellen (Pulse, Spikes, Sinus etc.) haben einen Abstand von exakt 20 ms (!). Die wichtigsten Maßnahmen zur Abhilfe sind:

1. Herausziehen aller übrigen Stecker von elektrisch betriebenen Geräten aus der Wand (Ausschalten eines Geräts genügt zumeist nicht!); 2. Überprüfung der Erdung des Patienten; 3. Überprüfung der Erdung des EMG-Geräts; 4. Überprüfung der Ableitelektroden (defektes Kabel?).

Diagnose   Verdacht auf lumbosakrale Plexopathie

Fall Nr. 34

Schmerzhafte Parästhesien beim Gehen

(Claudicatio intermittens spinalis)

Anamnese

Bei dem 64jährigen Kaufmann treten seit einigen Monaten verstärkt Rückenschmerzen mit Ausstrahlen in die Rückseite beider Oberschenkel beim Gehen auf. Die ziehenden Schmerzen in den Waden zeigten eine deutliche Belastungsabhängigkeit. Längeres Gehen steigert die Beschwerden. Zumeist bringt Stehenbleiben die Beschwerden nicht zum Verschwinden. Vielmehr muß sich dazu der Patient setzen oder hinlegen.

Klinisch-neurologischer Befund

Hüftbeuger und -strecker sowie Kniebeuger und -strecker ohne Paresen, Fußheber intakt; Zehenheber sowie Fuß- und Zehensenker bds. mäßiggradig paretisch; Zehenspitzengang bds. erschwert; PSR bds. mittellebhaft; ASR bds. nicht auslösbar; Vibration mit 5/8 im Bereich der Malleoli bds. herabgesetzt; keine Blasenstörung; Fußpulse bds. tastbar.

Im Nativröntgenbild der LWS Osteochondrose und Spondylose der unteren 4 Lumbalsegmente; leichte Spondylolisthesis mit Vorverlagerung des LWK_5 vor das Sakrum von 1/2 cm; lumbales Computertomogramm mit erheblicher Einengung des Spinalkanals in den unteren Lumbalsegmenten.

Fragen zur Arbeitshypothese

1. Wie lassen sich die Beschwerden diagnostisch interpretieren?
2. Welche klinischen Befunde lassen eine Kaudaläsion wahrscheinlich und eine Konusläsion unwahrscheinlich erscheinen?
3. Wie kommen die Symptome einer sog. Pseudoclaudicatio intermittens zustande und welche Faktoren prädisponieren dazu?

Antworten

zu 1 Die gehstreckenabhängige Zunahme der Beschwerden läßt an eine vaskuläre Claudicatio-Symptomatik („Schaufensterkrankheit") denken; auffällig ist aber, daß Stehenbleiben sie nicht zum Verschwinden bringt; alternativ ist hier an eine Claudicatio intermittens spinalis zu denken.

zu 2 Konusläsionen zeigen immer Störungen der Blasenfunktion. Bei hohen Kaudaläsionen ist die Blasenstörung selten. Ein Mitbetroffensein von Anteilen der S_3–S_5-Wurzeln bei Kaudaläsionen ist in der Regel ein spätes Symptom. Reine Konusläsionen (extrem selten!) verursachen keine motorischen Ausfälle, Kaudaläsionen hingegen regelhaft Reflexausfälle und schlaffe (distale) Lähmungen. Schmerz ist die Regel bei Kaudaläsion, selten bei Konusläsion. Die Sensibilitätsstörungen haben bei Konusläsion „Reithosencharakter" (mit dissoziierter Sensibilitätsstörung bei intramedullärem Prozeß), bei Cauda-equina-Läsionen weisen Sensibilitätsstörungen zumeist eine radikuläre Verteilung auf.

zu 3 Die sog. Pseudoclaudicatio intermittens, auch bezeichnet als Claudicatio intermittens spinalis der Cauda equina, kommt durch eine mechanische Kompression der Cauda equina zustande, sie stellt also im Prinzip eine bilaterale multiple Radikulopathie dar (häufig L_4–S_1). Ihr Auftreten wird begünstigt durch einen konstitutionell engen lumbalen Spinalkanal; treten beim älteren Menschen dann zusätzliche Einengungen des Spinalkanals durch Osteochondrose (auch Pseudospondylolisthesis) hinzu, wird die Krankheit manifest.

Ziele der EMG-Untersuchung

1. Nachweis einer evtl. bilateralen multiplen Radikulopathie.
2. Ausschluß einer Polyneuropathie.

Elektrophysiologischer Untersuchungsbefund
(Abkürzungen und Symbole s. S. XIII)

Elektroneurographie

Motorisch

	DML	NLG	MSAP
N. peronaeus re.	4,4 ms	48 m/s	10 mV
N. peronaeus li.	4,3 ms	46 m/s	11 mV

Sensibel

	Dist. Latenz	NLG	SNAP
N. suralis	2,3 ms	46,2 m/s	12 μV

Elektromyographie

	Spontan-aktivität Ruhe/ Insertion	*Mot. Einheiten* (leichte Innervation) Dauer	Ampl.	Form	*Interferenzbild* (max. Innerva-tion)
Paravertebr. Musk. L$_3$, L$_4$ bds.	+	↑	↑	P	–
Paravertebr. Musk. L$_5$, S$_1$ bds.	+ HF	↑	↑	P	–
M. iliopsoas re.	∅	n	n	n	dicht
M. quadriceps re.	∅	n	n	n	dicht
M. biceps femoris re.	+	↑	n	P	gelichtet
M. gastrocnemius re.	+ FA	n	n	n	dicht
M. tibialis ant. re.	∅ FA	n	n	n	dicht
M. ext. dig. brev. re.	+	↑	↑	P	gelichtet
M. flex. hall. re.	+	n	n	n	gelichtet
M. glut. medius re.	∅	n	n	n	dicht
M. abd. hall. re.	+ +	↑	N	P	gelichtet
M. iliopsoas li.	∅	n	n	n	dicht
M. quadriceps li.	∅	n	n	n	dicht

(Fortsetzung Tabelle)

Elektromyographie

	Spontan-aktivität Ruhe/ Insertion	Mot. Einheiten (leichte Innervation)			Interferenzbild (max. Innerva-tion)
		Dauer	Ampl.	Form	
M. biceps femoris li.	∅	n	n	n	dicht
M. gastrocnemius li.	+	↑	↑	P	gelichtet
M. tibialis ant. li.	+	↑	N	P	gelichtet
M. ext. dig. brev. li.	+	↑	↑	P	gelichtet
M. flex. hall. li.	∅	N	N	N	dicht
M. glut. medius li.	+	↑	N	P	gelichtet
M. abd. hall. li.	+ +	↑	N	P	Einzelpotentiale

Fragen zur EMG-Untersuchung

1. Welche Aussage über den Läsionsort erlaubt die EMG-Untersuchung?
2. Ermöglicht die EMG-Untersuchung eine Diagnose?
3. Wie lassen sich Faszikulationspotentiale formal von motorischen Einheiten unterscheiden?
4. Zahlreiche Muskeln zeigten aufgesplitterte und verbreiterte Potentiale; wie sind diese Aktionspotentiale motorischer Einheiten unter Berücksichtigung des Krankheitsbildes zu bewerten? Welche grundsätzlichen Erklärungsmöglichkeiten gibt es für Potentiale motorischer Einheiten, die a) polyphasisch sind, b) eine verlängerte Potentialdauer aufweisen?

Antworten

zu 1   Die nadelelektromyographische Untersuchung zeigt einen pathologischen Befund in Muskeln, die von den Nervenwurzeln L_4-S_2 beiderseits versorgt werden. Die ausgedehnten bilateralen Schädigungszeichen sprechen für eine Läsion der Cauda equina.

zu 2   Eine Diagnose jenseits der Annahme, daß es sich um eine Kaudaläsion handelt, ist vom EMG her nicht möglich.

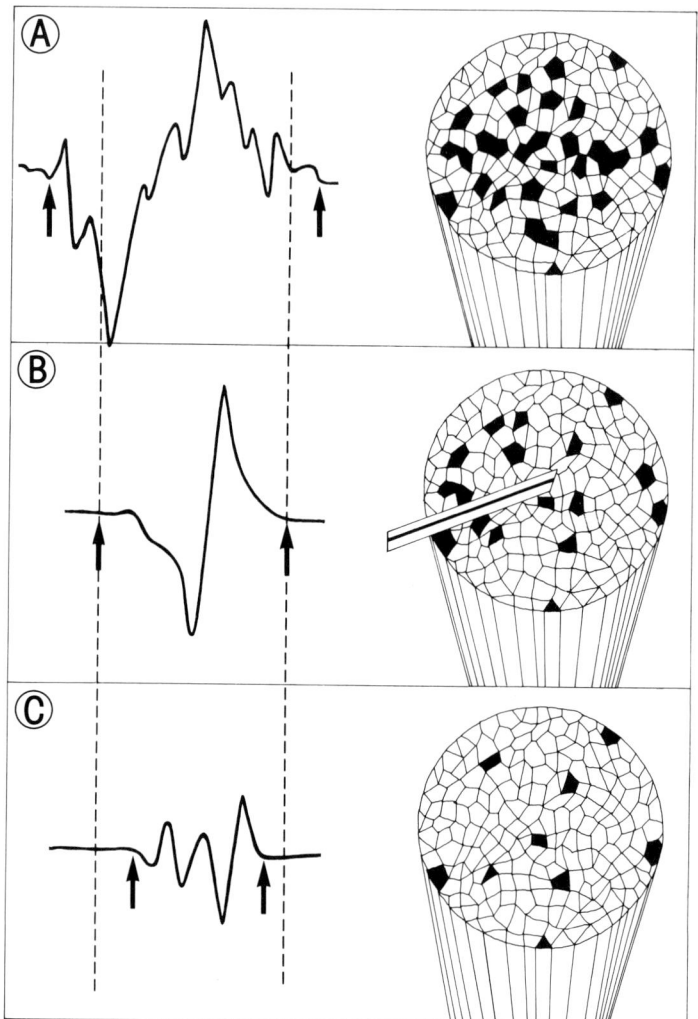

Abb. 34.1 A–C.   Die Entstehung einer pathologischen Polyphasie von Aktionspotentialen motorischer Einheiten (schematisch). **A** Pathologisch polyphasisch konfiguriertes Aktionspotential mit vergrößerter Dauer nach Aussprossen und Neubildung von Axonterminalen. Rechts ist die resultierende Zunahme der Faserdichte innerhalb des Versorgungsareals dargestellt. **B** Unauffälliges Aktionspotential einer motorischen Einheit. **C** Polyphasisches und verkürztes Aktionspotential einer motorischen Einheit nach Ausfall von Muskelfasern

zu 3   Faszikulationspotentiale (s. auch Fall Nr. 35) unterscheiden sich in ihrer Form in den meisten Fällen nicht von willkürlich aktivierbaren Potentialen in einem bestimmten Muskel. Die Unterscheidung erfolgt anhand der Entladungscharakteristik: sie sind unregelmäßig, d. h. arrhythmisch. Eine präzise Analyse gelingt nur, wenn keine (zumeist regelmäßigere) Willküraktivität unterlagert ist.

zu 4 Die Potentialkonfiguration spricht für eine Reorganisation zuvor denervierter Muskelfasern durch Aussprossen intakt gebliebener Axone. Polyphasische Potentiale motorischer Einheiten (mehr als 4 Phasen, s. Fall 49) weisen darauf hin, daß die Synchronizität der Entladungen von Potentialen einzelner Muskelfasern innerhalb einer motorischen Einheit abgenommen hat als Folge größerer Leitungszeitdifferenzen entlang terminaler Axonaufzweigungen. Eine besondere Rolle spielen dabei die langsam leitenden Fasern, die im Rahmen regenerativer Aussprossungen neu gebildet werden. Die Potentialdauer ist in diesen Fällen verlängert (s. Abb. 34.1).

Andererseits kommt eine Polyphasie auch dann zustande, wenn Potentiale einzelner Muskelfasern einer motorischen Einheit ausfallen und dadurch die synchrone Entladung des bi- oder triphasischen MUAP verlorengeht. Die Potentialdauer jedoch ist in diesem Fall nicht verlängert (s. Abb. 39.1).

Diagnose
Verdacht auf multiple, bilaterale Radikulopathie (Claudicatio intermittens spinalis bei engem Spinalkanal?)

Fall Nr. 35

Muskelzuckungen in beiden Waden

(Benignes Faszikulieren)

Anamnese

Der 43jährige Journalist ist beunruhigt, weil er seit einigen Monaten ein ständiges irreguläres Muskelzucken im Bereich beider Waden beobachtet. Vereinzelt habe er dies auch an den Oberschenkeln bemerkt. Anamnestisch wird über rezidivierende Lumboischialgien berichtet; z. Z. keine radikulären Schmerzen; gelegentlich schmerzhafte Muskelkrämpfe in den Waden, vor allem nach starken körperlichen Anstrengungen; vor 3 Jahren wegen einer endogenen Depression medikamentöse Behandlung.

Klinisch-neurologischer Befund

Im Liegen erkennt man in beiden Waden regelloses Faszikulieren, vereinzelt auch im Bereich der Fußheber; kein sicheres Faszikulieren im Bereich der Oberschenkel und im Bereich der oberen Extremitäten; keine Paresen oder Sensibilitätsstörungen. Armeigenreflexe und PSR mittellebhaft, symmetrisch; ASR bds. schwach auslösbar; keine Miktionsstörungen.

Fragen zur Arbeitshypothese

1. Welche differentialdiagnostischen Möglichkeiten sind zu erwägen?
2. Wie können Faszikulationspotentiale charakterisiert werden und welche Vorstellungen bestehen über den Entstehungsort der Faszikulationen?
3. Ist die Nomenklatur „benignes Faszikulieren" gerechtfertigt?

4. Was würde am ehesten für „malignes" Faszikulieren im Rahmen einer Vorderhornerkrankung, z. B. amyotrophische Lateralsklerose (ALS), sprechen?

Antworten

zu 1   In differentialdiagnostische Überlegungen sind einzubeziehen: beginnender Vorderhornprozeß (z. B. ALS); latente Wurzelläsion bei rezidivierenden Lumboischialgien; Polyneuropathie; sog. benignes Faszikulieren.

zu 2   Faszikulationen sind definiert als spontane, unwillkürliche Entladungen einer Gruppe von Muskelfasern, die entweder eine ganze motorische Einheit oder (wahrscheinlich) Teile einer motorischen Einheit repräsentieren. Da der Ausgangspunkt der Entladung entlang des gesamten peripheren Nervs (Abb. 35.1) vom Motoneuron bis in die feinsten Nervenendigungen (Axonterminalen) entstehen kann, muß die klinische Bewertung der Faszikulationspotentiale immer im Rahmen zusätzlicher klinischer und EMG-Befunde erfolgen.

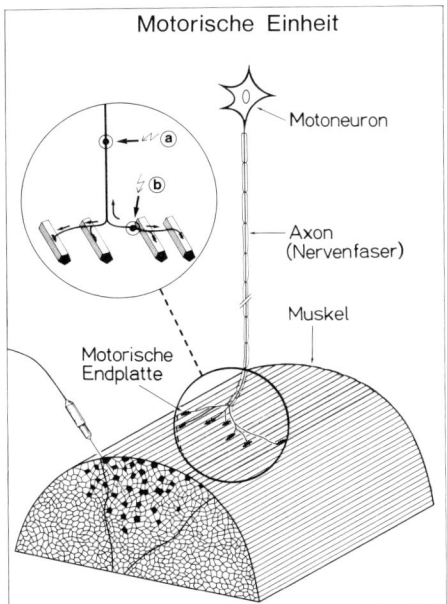

Abb. 35.1.   Schematische Darstellung der möglichen Entstehungsorte von Faszikulationspotentialen. Faszikulationspotentiale können von Erregungen im Bereich der Vorderhornzelle selbst, im Bereich des proximalen Axonabschnitts (a) bis hin zu den terminalen Axonaufzweigungen (b) muskelfasernah ausgehen

zu 3 Die Einteilung in benignes und malignes Faszikulieren ist problematisch, da gutartig und bösartig relative und wertende Begriffe sind. Von „benignem Faszikulieren" sollte nur dann gesprochen werden, wenn alle anderen Untersuchungen keine Hinweise für eine neurologische Erkrankung erbracht haben. Von „malignem Faszikulieren" könnte man allenfalls dann sprechen, wenn dieses im Rahmen eines gesicherten progredienten Vorderhornprozesses auftritt.

zu 4 Am wichtigsten ist dabei das ubiquitäre Auftreten von Faszikulationspotentialen im Bereich verschiedener Muskelgruppen.

Ziele der EMG-Untersuchung

1. Abklärung des Ausmaßes und der Verteilung von Faszikulationspotentialen.
2. Abklärung der peripheren Nervenfunktion.
3. Abklärung einer lumbosakralen Radikulopathie.

Elektrophysiologischer Untersuchungsbefund
(Abkürzungen und Symbole s. S. XIII)

Elektroneurographie

Motorisch

	DLM	NLG	MSAP
N. peronaeus re.	3,8 ms	48 m/s	9 mV
N. tibialis li.	4,0 ms	47 m/s	10 mV

Sensibel

	Dist. Latenz	NLG	SNAP
N. suralis re.	3,5 ms	42 m/s	15 µV

Elektromyographie

	Spontan-aktivität Ruhe/ Insertion	Mot. Einheiten (leichte Innervation)			Interferenzbild (max. Innerva-tion)
		Dauer	Ampl.	Form	
M. quadriceps bds.	$\varnothing$	n	n	n	dicht
M. gastroc. re.	FA	n	n	n	dicht
M. gastroc. li.	FA	n	n	n	dicht
M. soleus re.	FA	n	n	n	dicht
M. tib. ant. re.	FA	n	n	n	dicht
M. tib. ant. li.	FA	n	n	n	dicht
M. ext. dig. brev. bds.	$\varnothing$	n	n	n	dicht
M. abd. hall. bds.	$\varnothing$	n	n	n	dicht
M. glut. med. bds.	$\varnothing$	n	n	n	dicht
Paravertebr. Musk.					
L_5, S_1 bds.	$\varnothing$	n	n	n	dicht
M. deltoideus bds.	$\varnothing$	n	n	n	dicht
M. brachioradialis bds.	$\varnothing$	n	n	n	dicht
M. interosseus bds.	$\varnothing$	n	n	n	dicht

Fragen zur EMG-Untersuchung

1. Wieweit kommt den Faszikulationen a) im allgemeinen und b) in diesem speziellen Fall eine pathologische Bedeutung zu?
2. Welche Kriterien sollte man beim Beobachten von Faszikulationspotentialen beachten?
3. Warum ist die elektromyographische Fahndung nach Faszikulationspotentialen der klinischen Inspektion überlegen?
4. Wie ist das methodische Vorgehen bei Fahndung nach Faszikulationen?

Antworten

zu 1   a) Ob einem Faszikulationspotential eine pathologische Bedeutung zukommt und ob es Hinweis für eine spezifische Läsion ist, ergibt sich grundsätzlich erst aus dem Hinzutreten weiterer elektromyographischer Befunde (z. B. Fibrillationspotentiale, veränderte Aktionspotentiale motorischer Einheiten, Verteilungsmuster und Frequenz der Faszikulationspotentiale) und klinisch relevanter Daten.

b) Da im vorliegenden Fall keine weiteren pathologischen klinischen oder EMG-Befunde vorliegen, wird man das Faszikulieren als „benigne" (zunächst harmlos) klassifizieren. Man sollte es aber immer zugleich als unspezifisch abnorm ansehen und Kontrolluntersuchungen ins Auge fassen.

zu 2 Faszikulationspotentiale lassen sich nach Form und Entladungsverhalten aufgliedern (Abb. 35.2). Obwohl eine solche Differenzierung für die Klassifizierung oder Zuordnung zu speziellen Läsionsformen (Prozeßspezifikation) im Einzelfall nur einen eingeschränkten Wert besitzt, sollte sie dennoch in jedem Falle versucht werden.

Nach der Form können wir Faszikulationspotentiale, die Konfigurationen wie motorische Einheiten zeigen (di- und triphasische Potentiale), von polyphasischen und gruppierten Entladungsfolgen unterscheiden. Es ist wahrscheinlich, daß die einfach konfigurierten Faszikulationspotentiale von Entladungen der Motonerone bzw. Axone (s. Abb. 35.1a) und die komplexen Faszikulationspotentiale von einzelnen Axonterminalen ausgehen (s. Abb. 35.1b). Im letzteren Falle läßt sich eine rückläufige Erregung entlang der Verzweigung eines Axons vermuten. Dadurch werden die einzelnen Muskelfasern in ganz anderer zeitlicher Reihenfolge aktiviert als bei der synchronen Erregung von Motoneuronen oder proximalen Axonabschnitten. Dies erklärt die abnorme Potentialkonfiguration.

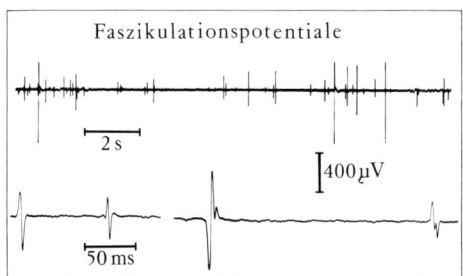

Abb. 35.2. Darstellung von Faszikulationspotentialen bei langsamer Kippgeschwindigkeit (oben) und bei rascher Kippgeschwindigkeit (unten). Die Darstellung mit langsamer Kippgeschwindigkeit ist geeignet, das Entladungsverhalten der Faszikulationspotentiale zu erfassen, während die Darstellung mit rascher Kippgeschwindigkeit eine Beurteilung der Potentialformen zuläßt. Bei der Darstellung mit rascher Kippgeschwindigkeit empfiehlt sich zusätzlich eine interne Triggerung und die Benutzung einer Verzögerungsleitung

Nach dem Entladungsverhalten können wir sporadisch auftretende bzw. hochgradig unregelmäßige Entladungsfolgen von mehr regelmäßigen, rhythmischen oder periodischen bzw. repetitiven Serien differenzieren.

zu 3 Bei Patienten mit Faszikulieren in tiefliegenden Muskelgruppen sowie adipösen Patienten mit ausgeprägtem subkutanen Gewebe ist eine inspektive Beurteilung der Faszikulationen häufig nicht möglich. Auch seltenes Faszikulieren entzieht sich oft einer Beobachtung.

zu 4 Es ist stets ratsam, mit einer langsamen Kippgeschwindigkeit (500 ms/cm) über mindestens 2 min für eine jeweils eingenommene Nadelposition den Oszillographen zu beobachten. Hierbei orientiert man sich über Häufigkeit, Irregularität und Amplituden der spontan auftretenden Faszikulationspotentiale. Mit einer schnelleren Kippgeschwindigkeit (50 ms/cm) informiert man sich über die Konfiguration der Faszikulationspotentiale (biphasisch, triphasisch, polyphasisch?).

Diagnose Benignes Faszikulieren

Fall Nr. 36

Schmerzen und Lähmung des Beins (Zustand nach Unfall)

(Traumatische Beinplexusläsion)

Anamnese

Der 18jährige Lehrling erlitt vor 8 Wochen einen Verkehrsunfall. Neben einer beidseitigen Unterschenkelfraktur kam es zu einer Oberschenkelfraktur links, zu einer Beckenringfraktur und zu einer hinteren Luxation des linken Hüftgelenks. Die Beinfrakturen wurden bereits partiell operativ osteosynthetisch versorgt.

Klinisch-neurologischer Befund

Der Patient kann nur in Rückenlage untersucht werden; wegen Frakturbehandlung und Unterschenkelgipsschale war eine Umlagerung nicht möglich. Die Beineigenreflexe und der Kraftstatus waren deshalb nur eingeschränkt untersuchbar. Dorsalflexion der Zehen nur rechts möglich. Angabe einer verminderten Sensibilität über dem linken Fußrücken.

Fragen zur Arbeitshypothese

1. Kann man aus der neurologischen Untersuchung sinnvolle diagnostische Rückschlüsse gewinnen?
2. Welche Nervenstrukturen sind bei Becken(ring)frakturen besonders betroffen?

Antworten

zu 1   Die fehlende Zehenmotilität zusammen mit der Sensibilitätsstörung wäre mit einer Peronäusläsion oder einer L_5-Wurzelläsion vereinbar. Eine sichere klinische Diagnose ist jedoch wegen des unvollständigen Befundes nicht zu stellen.

zu 2   Beckenringfrakturen führen nicht selten zu einer Läsion des Beinplexus, Luxationsfrakturen und hintere Luxationen des Hüftgelenks besonders zu Ischiadikusläsionen.

Ziele der EMG-Untersuchung

1. Abklärung des Verteilungstyps der Beinlähmung links: Untersuchung des Plexus lumbalis, des Plexus sacralis, des N. ischiadicus, des N. femoralis.

Elektrophysiologischer Untersuchungsbefund
(Abkürzungen und Symbole s. S. XIII)

Elektroneurographie

Motorisch

	DML	NLG	MSAP
N. peronaeus li.	kein Antwort-potential	(bei Nadelableitung im M. ext. dig. brev., M. tib. ant., M. peronaeus longus)	
N. tibialis li.	kein Antwort-potential	(bei Nadelableitung im M. abduct. hallucis, M. soleus)	

Elektromyographie

	Spontan-aktivität Ruhe/ Insertion	Mot. Einheiten (leichte Innervation)			Interferenzbild (max. Innervation)
		Dauer	Ampl.	Form	
M. iliopsoas li.	+	n	n	n	dicht
M. quadriceps li.	+	n	n	n	dicht
M. adductor magnus li.	+	n	n	n	dicht
M. biceps fem. li.	+ +	∅	∅	∅	∅
M. tib. ant. li.	+ +	∅	∅	∅	∅
M. gastroc. li.	+ + +	∅	∅	∅	∅
M. ext. dig. brev. li.	+ + +	∅	∅	∅	∅
M. abd. hall. li.	+ + +	∅	∅	∅	∅
M. tensor fasc. lat. li.	∅	n	n	n	gelichtet
M. glut. med. li.	∅	n	n	n	gelichtet
M. tib. ant. re.	∅	n	n	n	dicht
M. gastroc. re.	∅	n	n	n	dicht
M. quadriceps re.	∅	n	n	n	dicht

Fragen zur EMG-Untersuchung

1. Welche diagnostische Aussage läßt die EMG-Untersuchung zu?
2. Wie unterscheidet sich eine Läsion des sakralen Beinplexus von einer Ischiadikusläsion?
3. Wie wird die Abschätzung des Ausmaßes einer Denervationsaktivität graduiert?
4. Wo ist der M. adductor magnus aufzusuchen und welche Fehlermöglichkeiten sind gegeben?

Antworten

zu 1 Die EMG-Untersuchung zeigt einen ausgedehnten neurogenen Schädigungsprozeß, wobei der Funktionsausfall des N. ischiadicus komplett, der des N. femoralis (M. iliopsoas, M. quadriceps) und des N. obturatorius (M. adductor magnus) inkomplett ist. Da die Glutäalmuskulatur nicht mitbetroffen ist, ist

einerseits eine distale komplette proximale Ischiadikusläsion, andererseits eine inkomplette Läsion des Plexus lumbosacralis zu vermuten.

zu 2 Bei einer Läsion des Plexus sacralis ist zusätzlich die Glutäalmuskulatur
betroffen (Nn. glutaeus superior und inferior).

zu 3 Es ist für eine Verlaufsbeobachtung oft sinnvoll, das Ausmaß des Auftretens von Fibrillationspotentialen und positiven Wellen graduiert anzugeben:

+ Gelegentliches Auftreten von einzelnen Fi oder PSW in Ruhe an minde-
    stens 2 verschiedenen Stellen des Muskels.
+ + Auftreten von Spontanaktivität in Ruhe in allen Ableitungsstellen des
    Muskels.
+ + + Massives Auftreten von Spontanaktivität nahezu mit Ausfüllung der
    Grundlinie auf dem Oszilloskop.

zu 4 Er wird auf halber Strecke zwischen Epicondylus femoris medialis und dem
Schambein aufgesucht. Bei medialem Zugang muß der M. gracilis durchstochen
werden (Abb. 36.1 u. 36.2).

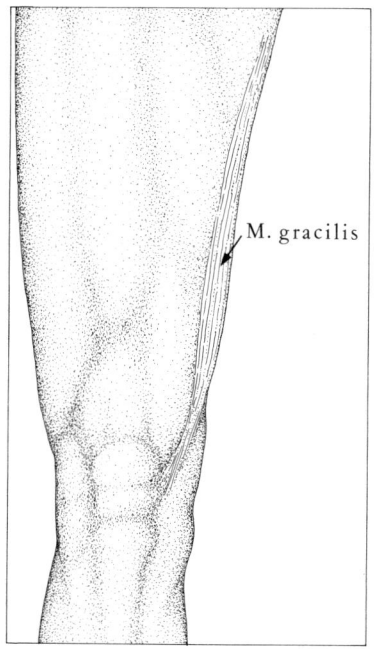

Abb. 36.1. Oberflächliche Lage des M. gracilis im medialen Oberschenkelabschnitt

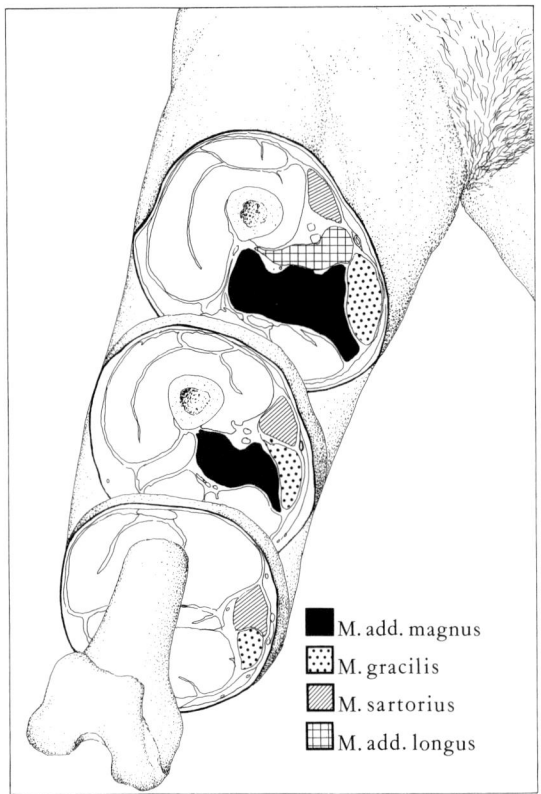

Abb. 36.2. Situs des M. add. magnus und longus im Querschnittsbild. Nur bei tiefer Insertion ist gewährleistet, daß vom M. add. magnus und nicht vom M. gracilis oder M. sartorius (vom N. femoralis versorgt) abgeleitet wird

Diagnose Schwere Zerrungsschädigung des Plexus lumbosacralis

Fall Nr. 37

Rückenschmerzen

(Isolierte paravertebrale Denervation)

Anamnese

Die 62jährige übergewichtige Hebamme klagt seit 5–6 Wochen über Rückenschmerzen (Lumbalbereich und unterer Thorakalbereich). In früheren Jahren gelegentlich Lumboischialgien. Bisher nie ernstlich erkrankt gewesen; vor Jahren sei ein Diabetes mellitus festgestellt worden, der mit oralen Antidiabetika behandelt wird.

Klinisch-neurologischer Befund

Lasègue bds. negativ; Finger-Boden-Abstand 20 cm; Zehen- und Fersengang intakt; Hüftbeugung und -streckung sowie Kniebeugung und -streckung ohne Paresen; PSR schwach, symmetrisch auslösbar; ASR bds. nicht sicher auslösbar; Sensibilität bis auf Pallhypästhesie im Fußbereich intakt.

Fragen zur Arbeitshypothese

1. Lassen sich Anamnese und klinischer Befund zu einer diagnostischen Arbeitshypothese integrieren?
2. Wie ist die Differentialdiagnose isolierter Rückenschmerzen?

Antworten

zu 1 Eine solche Integration ist schwierig. Die Anamnese kennzeichnet nur ein umschriebenes Schmerzsyndrom im unteren Rückenbereich. Die klinischen Befunde lassen an ein blandes polyneuropathisches Syndrom (Reflexe, Sensibilität) denken.

zu 2 Die Erfassung der vollständigen Differentialdiagnose umschriebener Rückenschmerzen überschreitet oft die Kompetenz eines Neurologen. Seine Aufgabe wird zumeist darin bestehen, Erkrankungen von seiten des Nervensystems zu erfassen.

Ziele der EMG-Untersuchung

1. Suche nach Hinweisen für Radikulopathie.
2. Fahndung nach Polyneuropathie.

Elektrophysiologischer Untersuchungsbefund
(Abkürzungen und Symbole s. S. XIII)

Elektroneurographie

Motorisch

	DML	NLG Knie-Fußgelenk	MSAP
N. peronaeus re.	5,1 ms	51 m/s	10 mV
N. tibialis li.	5,3 ms	48 m/s	12 mV

Sensibel

	Dist. Latenz	NLG	SNAP
N. suralis	3,6 ms	48 m/s	18 μV

Elektromyographie

	Spontan-aktivität Ruhe/ Insertion	Mot. Einheiten (leichte Innervation)			Interferenzbild (max. Innerva-tion)
		Dauer	Ampl.	Form	
M. glut. med.	∅	n	n	n	dicht
M. tib. ant. bds.	∅	n	n	n	dicht
M. gastroc. bds.	∅	n	n	n	dicht
M. ext. dig. brev.	∅	n	n	n	dicht
Paravertebr. Musk. bds.					
Th$_{2-6}$ bds.	∅	n	n	n	—
Th$_{7-12}$ bds.	+	n	n	n	—
L$_{1,2}$ bds.	+ +	n	n	n	—
L$_{3,4}$ bds.	+ +	n	n	n	—
L$_5$, S$_1$ bds.	+	n	n	n	—

Fragen zur EMG-Untersuchung

1. Wie sind die EMG-Befunde zu interpretieren?
2. Welche differentialdiagnostischen Überlegungen sollten bei ausgeprägter isolierter Denervation der paravertebralen Muskulatur angestellt werden?
3. Wie ist ein isoliertes Auffinden einer positiven scharfen Welle oder eines Fibrillationspotentials in einem Muskel zu werten?

Antworten

zu 1 Durch die EMG-Untersuchung ließ sich ein isolierter (!) Denervationsbefund in der paravertebralen Rückenmuskulatur beiderseits objektivieren. Eine genaue Einordnung ist schwierig; obwohl dieser Befund gar nicht so selten ist (8 Fälle in 2 Jahren des eigenen Krankenguts), sind die pathophysiologischen Hintergründe weitgehend unbekannt. Am wahrscheinlichsten ist eine seltenere Unterform einer Polyneuropathie, zumeist auf der Basis eines (latenten) Diabetes mellitus (sog. thorakoabdominelle Form).

zu 2 Thorakoabdominelle Form der diabetischen Neuropathie, Polyradikulitis mit überwiegendem Befall der Rami dorsales (Abb. 37.1 u. 37.2).

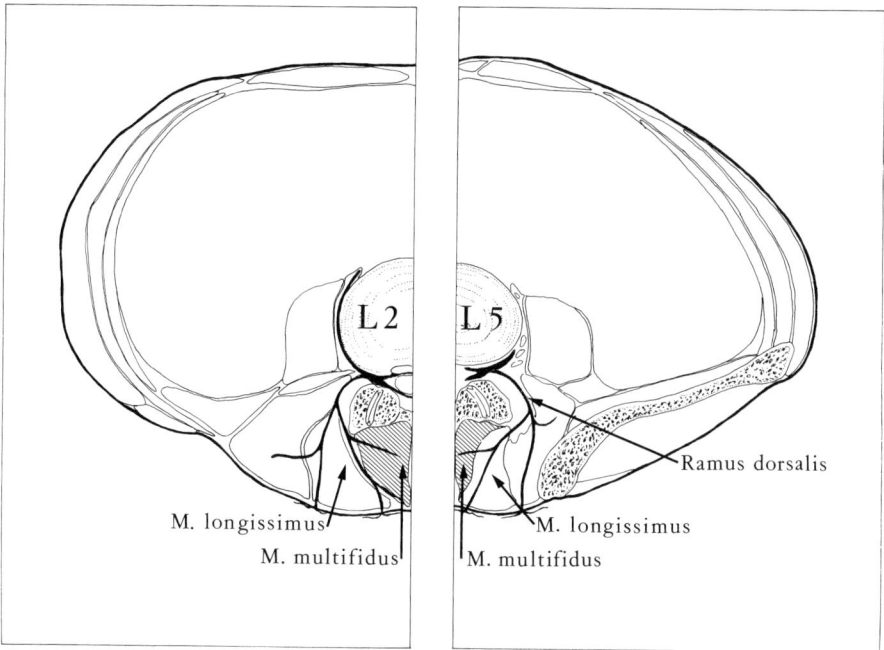

Abb. 37.1. Abgang und Aufteilung des Ramus dorsalis. Bei dem Syndrom der isolierten, jedoch ausgedehnten Denervation der paravertebralen Muskulatur sind sowohl die monoradikulär als auch die multiradikulär versorgten Muskeln betroffen. Beachte das variable Volumen der Mm. multifidi in verschiedenen Höhen (L_2 bzw. L_5)

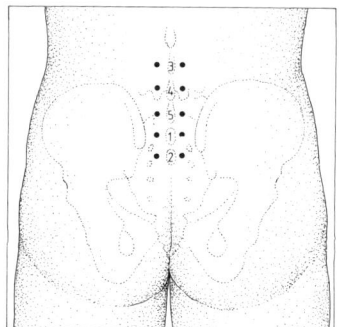

Abb. 37.2. Aufsuchen der monosegmental versorgten Mm. multifidi (Punkte kennzeichnen die Insertionsstellen) mit Orientierung anhand der Dornfortsätze

zu 3 Das isolierte Auftreten eines einzigen Fibrillationspotentials bzw. PSW darf nicht überbewertet werden. Es sollte nur sicher als Zeichen einer Abnormität gewertet werden, wenn zumindest an einem anderen, 2. Insertionsort im selben Muskel ebenfalls ein Fibrillationspotential/PSW aufgedeckt wird.

Diagnose Ausgedehnte isolierte paravertebrale Denervation (thorako-abdominelle Form der diabetischen Neuropathie?)

Fall Nr. 38

Akuter Schmerz in der Prätibialregion

(Tibialis-anterior-Kompartment-Syndrom)

Anamnese

Der 28jährige Taxifahrer war von seinem Hausarzt wegen Verdachts auf Beinphlegmone zunächst zum Hautarzt überwiesen worden. Dieser veranlaßte jetzt eine neurophysiologische Untersuchung.

Der Patient hatte am Vorabend ein langes Fußballspiel absolviert und dabei auch 2mal einen Stoß gegen das Schienbein erlitten. In der Nacht entwickelte sich zunächst ein Ziehen, dann rasch zunehmend ein intensiver, reißender Schmerz über der Prätibialregion rechts. Zugleich bemerkte er, daß er den rechten Fuß nicht mehr anheben konnte, und daß eine Gefühlsstörung über dem Fußrücken bestand.

Klinisch-neurologischer Befund

Deutliche Schwellung und Rötung des rechten Unterschenkels; Fuß- und Zehenhebung rechts nicht möglich; PSR und ASR bds. symmetrisch erhältlich; Tibialis-posterior-Reflex bds. nicht auslösbar; Analgesie und Anästhesie über dem Spatium interosseum dorsale I; Hypästhesie und Hypalgesie über dem Fußrücken und der Dorsalseite des Unterschenkels rechts; A. dorsalis pedis nicht tastbar.

Fragen zur Arbeitshypothese

1. Welches Krankheitsbild ist zu vermuten und wie kommt es zustande?
2. Welches sind die häufigsten Ursachen dieses Syndroms?

3. Ist der fehlende Puls der A. dorsalis pedis Voraussetzung zur Annahme der Diagnose?
4. Wie entstehen die Nervenläsionen?

Antworten

zu 1   Ursache der Fuß- und Zehenheberlähmung ist eine ischämische Muskel-schädigung in Kombination mit einer Läsion des N. peronaeus profundus als Folge eines sog. Tibialis-anterior-Kompartment-Syndroms. Eine Gewebsschwel-lung des M. tibialis anterior (z. B. als Folge eines Traumas) führt zur Kompression der Kapillaren, dadurch zu einer Zunahme der Ischämie und weiterer Schwellung im Sinne eines Circulus vitiosus. Eine Ausdehnung der Schwellung ist in der sog. Tibialisloge, die allseits von Knochen oder straffem Bindegewebe umgeben ist, nicht möglich (Abb. 38.1).

zu 2   Neben einer akuten direkten Traumatisierung des M. tibialis anterior (Schlag gegen das Schienbein, nach operativen Eingriffen, Polytrauma) kommt eine indirekte Traumatisierung (lange Fußmärsche) sowie eine primäre Ischämie (nach Embolie, Thrombus oder Verschluß) der weiter proximal gelegenen Beinar-terien als Ursache des Ödems in der Tibialisloge in Frage.

zu 3   Dies ist ein häufiges, aber nicht obligates Symptom.

zu 4   Die ischämische Muskelnekrose betrifft die Muskeln der Tibialisloge (M. tib. ant., M. ext. dig. long., M. ext. hall. long.). Als Folge der Ischämie wird der N. peronaeus prof. geschädigt, mit neurogener Parese des M. ext. dig. brevis. In manchen Fällen ist auch der N. peronaeus superfic. mit neurogener Parese der Mm. peronaei betroffen.

Ziele der EMG-Untersuchung

1. Untersuchung der Leitfunktion des N. peronaeus prof. und N. peronaeus superfic.
2. Fahndung nach einer ischämischen Muskelnekrose.

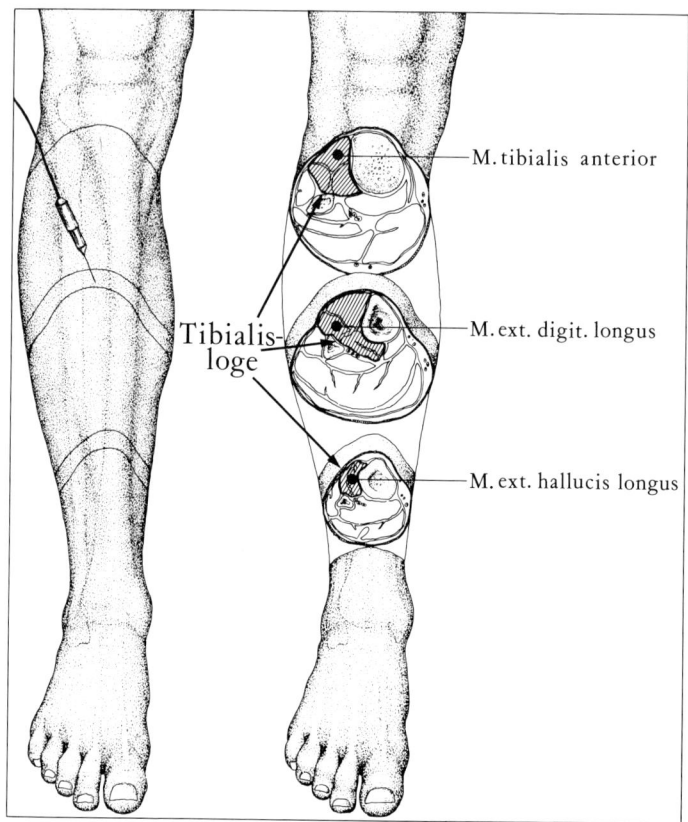

Abb. 38.1.   Tibialisloge im Querschnittsbild. Bei einem Tibialis-anterior-Syndrom kommt es zu einer ischämischen Nekrose des M. tibialis ant., M. ext. digit. longus und M. ext. hall. longus

Elektrophysiologischer Untersuchungsbefund
(Abkürzungen und Symbole s. S. XIII)

Elektroneurographie

Motorisch

	DML	NLG Knie-Fußgelenk	MSAP
N. peronaeus re.		nicht meßbar	
N. tibialis re.	4,1 ms	46 m/s	11 mV

Elektromyographie (re.)

	Spontan- aktivität Ruhe/ Insertion	Mot. Einheiten (leichte Innervation) Dauer Ampl. Form	Interferenzbild (max. Innerva- tion)
M. tibialis ant.	keine	keine Potentiale	$\varnothing$
M. ext. dig. longus	Inser-	keine Potentiale	$\varnothing$
M. ext. hall. long.	tionsaktiv.!	keine Potentiale	$\varnothing$
M. ext. dig. brev.	+ +	keine Potentiale	$\varnothing$
M. peronaeus long.	$\varnothing$	n n n	dicht
M. gastrocnemius	$\varnothing$	n n n	dicht

Fragen zur EMG-Untersuchung

1. Wie ist das Ergebnis der EMG-Untersuchung interpretierbar?
2. Ist das „stumme EMG" Voraussetzung zur Annahme einer ischämischen Muskelnekrose?
3. Bei welchen anderen Ursachen kommt eine reduzierte oder fehlende Insertionsaktivität vor?
4. Welche Bedeutung hat eine verlängerte Insertionsaktivität und wie wird sie gemessen?

Antworten

zu 1 Es liegt ein sog. „stummes EMG" in den prätibialen Flexoren vor. Eine fehlende Insertionsaktivität (d. h. fehlende elektrisch erregbare Membranen) spricht für eine Nekrose des Muskels, vorausgesetzt die Nadelelektrode befand sich im Muskelgewebe.

zu 2 Der Schluß, daß eine fehlende Insertionsaktivität eine Muskelnekrose am Ort der Ableitung dokumentiert, ist korrekt, darf aber nicht zu dem Umkehrschluß verleiten, daß bei noch vorhandener Insertionsaktivität kein Tibialis-anterior-Syndrom vorliegt.

zu 3 Eine Insertionsaktivität kann reduziert sein oder fehlen, a) wenn die Muskelfaser funktionell unerregbar geworden ist (z. B. familiäre periodische Paralyse),

b) wenn die Nadel defekt ist, c) wenn sich die Nadel fälschlicherweise nicht in Muskelgewebe befindet (z. B. adipöse Patienten).

zu 4   Die genaue Beurteilung einer verlängerten, d. h. pathologischen Einstichaktivität verlangt ein großes Ausmaß an Erfahrung und sollte vom „Anfänger" nicht als Kriterium herangezogen werden. Verlängerte Insertionsaktivität (Überdauerung von Muskelpotentialen nach Nadelvorschub, oft in Form kurzer Serien von PSW) wird am häufigsten beobachtet a) bei neurogenen Läsionen kurz vor dem Auftreten (2–3 Tage) von Fi/PSW, es stellt hier also nur einen temporären Übergangsbefund dar; b) bei abortiven Formen („formes frustes") einer kongenitalen Myotonie, sowie c) bei anderen myogenen Störungen einschließlich Polymyositis. Die verlängerte Einstichaktivität ist Ausdruck einer vermehrten Instabilität der Muskelfasermembran.

Diagnose Tibialis-anterior-Syndrom

Fall Nr. 39

Schmerzhafte Parästhesien über dem Oberschenkel

Läsion des N. cutaneus femoris lateralis (Meralgia paraesthetica)

Anamnese

Bei dem 36jährigen Maurer sind anamnestisch rezidivierende Lumbalgien bekannt; vor 12 Monaten Appendektomie. Er gibt an, seit dieser Zeit an progredienten brennenden Schmerzen und Kribbelgefühlen über der Außenseite des rechten Oberschenkels zu leiden. Anfangs seien die Beschwerden nur vorübergehend aufgetreten, besonders nach langem Stehen. Wenn die Schmerzen zunehmen, seien Berührungen der Hose auf der Haut unangenehm. Seit 2–3 Wochen bemerke er, eine permanente Gefühllosigkeit über der Oberschenkelaußenseite, auch meint er eine leichte Schwäche im rechten Arm zu verspüren.

Klinisch-neurologischer Befund

Intaktes Muskelrelief der unteren Extremitäten; keine sicheren Paresen; geringe, symmetrisch auslösbare Beineigenreflexe; Hypästhesie und z. T. Hyperpathie an der Vorderaußenseite des mittleren und distalen Oberschenkels rechts; keine Druckdolenz medial der Spina iliaca anterior superior.

Fragen zur Arbeitshypothese

1. Welche Diagnose ist zu stellen?
2. Welche Differentialdiagnosen sind zu erwägen?

Antworten

zu 1 Das Beschwerdebild und die isolierte Sensibilitätsstörung sprechen für eine Läsion des N. cutaneus femoris lateralis im Sinne einer sog. Meralgia paraesthetica.

zu 2 Es ist stets zu prüfen, ob der N. cutaneus femoris lateralis die einzige betroffene Struktur ist. Differentialdiagnostisch ist vor allem eine Läsion des N. femoralis, eine lumbale Plexopathie, eine lumbale Radikulopathie (L_3, L_4), seltener auch eine diabetische proximale Neuropathie zu erwägen.

Ziele der EMG-Untersuchung

1. Ausschluß einer Läsion des N. femoralis, des Plexus lumbalis, einer Polyneuropathie.
2. Bestimmung der sensiblen NLG des N. cutaneus femoralis lateralis zur Sicherung der Diagnose Meralgia paraesthetica.

Elektrophysiologischer Untersuchungsbefund
(Abkürzungen und Symbole s. S. XIII)

Elektroneurographie

Motorisch

	DML	NLG Knie-Fußgelenk	MSAP
N. peronaeus	3,9 ms	49 m/s	12 mV

Sensibel

	Dist. Latenz	NLG	SNAP
N. suralis	3,4 ms	46 m/s	16 µV

Elektromyographie

	Spontan-aktivität Ruhe/ Insertion	Mot. Einheiten (leichte Innervation) Dauer	Ampl.	Form	Interferenzbild (max. Innerva- tion)
Paravertebrale Musk.					
L_1-S_2 re.	$\varnothing$	n	n	n	—
M. glutaeus max. re.	$\varnothing$	n	n	n	dicht
M. glutaeus med. re.	$\varnothing$	n	n	n	dicht
M. iliopsoas re.	$\varnothing$	n	n	n	dicht
M. rectus fem. re.	$\varnothing$	n	n	n	dicht
M. tibialis ant. re.	$\varnothing$	n	n	n	dicht
M. ext. hall. long. re.	$\varnothing$	n	n	n	dicht

Fragen zur EMG-Untersuchung

1. Ist im vorliegenden Fall eine elektrophysiologische Untersuchung notwendig bzw. sinnvoll?
2. Wie läßt sich die Bestimmung der sensiblen NLG des N. cutaneus femoralis lateralis durchführen (Abb. 39.1)?
3. Worin bestehen die technischen und interpretatorischen Schwierigkeiten dieser Messung?
4. Im M. rectus femoris war an 2 Stellen eine − wie in Abb. 39.2 dargestellte − Spontanaktivität nachweisbar (man beachte die Darstellung mit 2 unterschiedlichen Kippgeschwindigkeiten). Welcher pathologische Stellenwert ist ihr beizumessen?

Antworten

zu 1 In der Mehrzahl der Fälle ist die Diagnose klinisch so eindeutig zu stellen, daß eine elektrophysiologische Untersuchung nicht notwendig erscheint. Sie kann in einigen Fällen mit hartnäckiger Beschwerdepersistenz und Ausweitung der subjektiven Symptome sinnvoll sein.

zu 2 Bei der antidromen Methode wird der Nerv knapp oberhalb des Leistenbandes ca. 1 cm medial der Spina iliaca anterior superior elektrisch gereizt und mit Oberflächenelektroden abgeleitet, die auf einer gedachten Linie von der Spina iliaca anterior zur Lateralseite der Patella positioniert werden (s. Abb. 39.1).

zu 3 Die Durchführung ist insgesamt schwierig. Die sensible Antwort kann durch einen Reizartefakt oder durch ein motorisches Antwortpotential (M. quadriceps femoris, M. sartorius) überlagert sein. Ein fehlendes Antwortpotential ist weniger informativ als ein seitendifferenter Befund (Amplitude des SNAP, NLG).

zu 4 Die Spontanaktivität (Abb. 39.2) ist physiologisch; es handelt sich um sog. Endplattenpotentiale, erkennbar a) an der initial negativen Auslenkung und b) an der unregelmäßigen Entladungsfolge (s. auch Abb. 12.3).

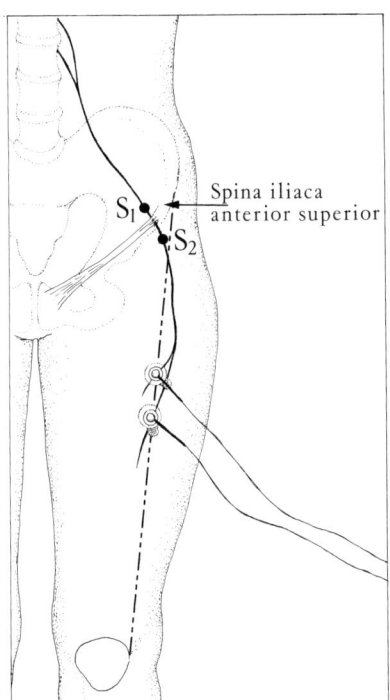

Abb. 39.1. Sensible Neurographie des N. cutaneus femoris lateralis. Die Reizung erfolgt medial der Spina iliaca anterior superior, entweder oberhalb oder unterhalb des Leistenbands. Die Ableitung erfolgt mit Oberflächenelektroden im mittleren Oberschenkelbereich auf einer gedachten Linie zwischen Spina iliaca anterior superior und Lateralrand der Patella

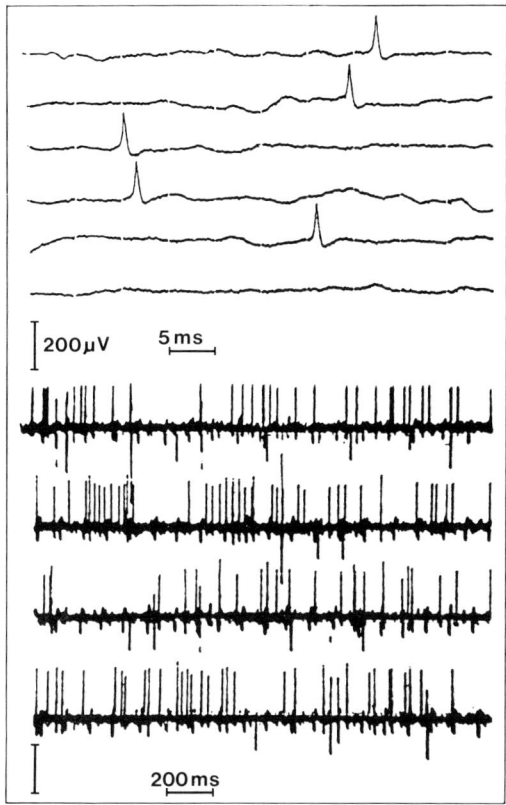

Abb. 39.2. Endplattenpotentiale als Ausdruck physiologischer Spontanaktivität; oben mit rascher Kippgeschwindigkeit, unten mit langsamer Kippgeschwindigkeit. Beachte die Irregularität und den negativen Abgang der Einzelpotentiale

Diagnose Läsion des N. cutaneus femoris lateralis (Meralgia paraesthetica)

Fall Nr. 40

Chronische intermittierende Lumboischialgien

(L_5- und S_1-Syndrom)

Anamnese

Der 61jährige Portier wurde vor 4 Jahren an einem Bandscheibenvorfall L_4/L_5 operiert. Danach bestand zunächst Beschwerdefreiheit. Er klagt jetzt seit 1 1/2 Jahren erneut über intermittierend auftretende Rückenschmerzen, die teilweise in den linken Unterschenkel ausstrahlen. Manchmal habe er den Eindruck, daß der linke Fuß beim Gehen „aufplatsche". Gelegentlich bemerke er eine unbestimmte Mißempfindung im lateralen Unterschenkelbereich. Präzisere Angaben hierüber konnte er nicht machen. Bisherige Behandlung ausschließlich analgetisch mit intraglutäalen Injektionen.

Klinisch-neurologischer Befund

Verschmächtigung der linken Wade im Seitenvergleich; keine sicheren Paresen; PSR bds. mittellebhaft; TPR bds. nicht erhältlich; ASR links nicht, rechts schwach auslösbar; keine Sensibilitätsstörungen; Lasègue negativ.

Fragen zur Arbeitshypothese

1. Welche Diagnosen müssen in erster Linie vermutet werden?
2. Welche Wurzel(n) ist (sind) wahrscheinlich affiziert?
3. Wie ist die einseitige Wadenhypotrophie zu bewerten?

Antworten

zu 1 Die Rückenschmerzen mit Ausstrahlung in das Bein sprechen in erster Linie für eine Wurzelaffektion. Eine weitere Stütze wäre ein positiver Lasègue gewesen.

zu 2 Der fehlende ASR spricht für eine S_1-Affektion. Eine Ischiadikusläsion ist jedoch auszuschließen. Die anamnestischen Angaben deuten auf eine zusätzliche Läsion der Wurzel L_5 hin (Fußheberparese?).

zu 3 In Frage kommt eine echte chronische neurogene Atrophie bei S_1-Syndrom und eine Inaktivitätsatrophie bei Minderbelastung der linken unteren Extremität.

Ziele der EMG-Untersuchung

1. Fahndung nach einer mono- oder plurisegmentalen Wurzelläsion.
2. Ausschluß einer Ischiadikusläsion.

Elektrophysiologischer Untersuchungsbefund
(Abkürzungen und Symbole s. S. XIII)

Elektroneurographie

Motorisch

	DML	NLG	MSAP
N. peronaeus li.	3,8 ms	49 m/s	10 mV
N. tibialis li.	4,3 ms	48 m/s	12 mV

Sensibel

	Dist. Latenz	NLG	SNAP
N. suralis li.	3,7 ms	46 m/s	20 μV

H-Reflex

	Latenz	Amplitude
M. soleus re.	30,2 ms	6,0 mV
li.	32,8 ms	0,8 mV

Elektromyographie (li.)

	Spontan-aktivität Ruhe/ Insertion	Mot. Einheiten (leichte Innervation)			Interferenzbild (max. Innerva- tion)
		Dauer	Ampl.	Form	
Paravertebr. Muskulatur					
Höhe L_3–L_4	$\varnothing$	n	n	n	–
Höhe L_4–L_5	+	n	n	n	–
Höhe L_5–S_1	+ +	n	n	n	–
M. glut. max.	$\varnothing$	n	n	P	dicht
M. glut. med.	+	↑	↑	p	dicht
M. quadriceps	$\varnothing$	n	n	n	dicht
M. biceps fem.	$\varnothing$	n	n	n	dicht
M. tibialis ant.	$\varnothing$	n	n	n	dicht
M. ext. hall.	+	↑	n	n	dicht
M. gastrocnemius	+ + FA	↑	↑	P	gelichtet
M. peronaeus longus	+	n	n	P	gelichtet
M. tibialis posterior	+ +	↑	n	n	gelichtet

Fragen zur EMG-Untersuchung

1. Welche Aussage läßt die EMG-Untersuchung zu?
2. Welche Schlußfolgerungen hätten sich ergeben, wenn die EMG-Untersuchung in der paravertebralen Muskulatur keine Denervation gezeigt hätte?
3. Wie ist die pathologische Spontanaktivität in der paravertebralen Muskulatur zu bewerten?
4. Welcher pathologische Stellenwert ist dem gelichteten Interferenzmuster im M. gastrocnemius beizumessen?
5. Das Nadel-EMG des M. gastrocnemius zeigte lebhaftes Faszikulieren. Welche Nachteile hat die Fahndung nach Faszikulationspotentialen mit Oberflächen- und Nadelelektroden?

Antworten

zu 1 Die distale und proximale Verteilung der Denervation spricht am ehesten für eine plurisegmentale Wurzelaffektion (L_5 und S_1).

zu 2 Im vorliegenden Fall bliebe die wahrscheinlichste Diagnose weiterhin eine radikuläre Affektion. Die Mitbeteiligung des M. glut. med. (pathologische Spontanaktivität) spricht gegen eine isolierte Ischiadikusläsion. Die wichtigere Frage, ob es sich bei den EMG-Veränderungen um alte oder frische Veränderungen handelt, ist vom EMG-Befund allein nicht zweifelsfrei zu entscheiden. Der deutliche Anteil polyphasischer Potentiale spricht allerdings für einen chronischen Prozeß (s. auch Abb. 48.2).

zu 3 Da bei vielen Patienten, die früher an einem Bandscheibenvorfall operiert wurden, auch noch nach Jahren postoperativ Fi und PSW nachweisbar sind, kann im Hinblick auf die aktuelle Symptomatik kein brauchbarer diagnostischer Rückschluß gezogen werden.

zu 4 Der pathologische Stellenwert dieses Befundes ist verhältnismäßig gering: Im M. gastrocnemius (seltener auch im M. quadriceps) ist auch bei Gesunden häufig ein dichtes Interferenzmuster bei Maximalinnervation gegen Widerstand nicht zu erreichen. Dies hängt damit zusammen, daß ein Teil der Kraftleistung nur reflektorisch (Vordehnung beim Stehen oder Gehen mit Einwirkung des vollen Körpergewichts) erreicht wird.

zu 5 Bei Ableitung mit Oberflächenelektroden erhält man quantitativ einen besseren Überblick über das Ausmaß der Faszikulationsaktivität, während eine Analyse der Potentialformen sowie die Ableitung aus tiefen Muskelschichten nur mit der Nadelelektrode möglich ist (Abb. 40.1).

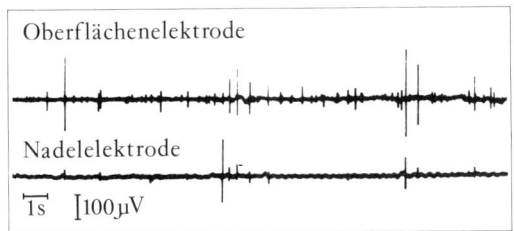

Abb. 40.1. Faszikulieren im M. gastrocnemius bei gleichzeitiger Ableitung mit Oberflächen- und Nadelelektroden. Beachte, daß im vorliegenden Fall mit Oberflächenelektroden Aktivitäten abgeleitet werden können, die sich der Registrierung mit Nadelelektroden entziehen

Diagnose Verdacht auf plurisegmentale radikuläre Läsion (L_5, S_1)

C Generalisierte Prozesse

Fall Nr. 41

Schwäche beim Treppensteigen

(Muskeldystrophie – Gliedergürteltyp)

Anamnese

Der 26jährige Angestellte gibt an, seit längerem eine Schwäche in den Beinen zu bemerken. Schon seit einigen Jahren könne er keine größeren Wanderungen mehr unternehmen und auch nicht mehr rennen. Nach längeren Fußmärschen, insbesondere nach Steigungen, bemerke er ein Ziehen in den Hüften und Beinen. Die Eltern seien gesund. Sein 10 Jahre älterer Bruder habe ähnliche Beschwerden, jedoch mit deutlich geringerer Intensität. Einen Arzt habe dieser bisher nicht aufgesucht.

Klinisch-neurologischer Befund

Übergewicht; Hyperlordose der LWS; Trendelenburg bds. positiv; Aufrichten aus der Hocke deutlich erschwert; Hüftbeuger und Kniestrecker bds. paretisch (KG 4); diskrete Fußheberschwäche, ebenso diskrete Schwäche der Schulterabduktion und Außenrotation; keine erkennbaren Muskelatrophien (wegen der Adipositas erschwert beurteilbar); BSR bds. schwach vorhanden; TSR mittellebhaft bds., PSR bds. nicht auslösbar, ASR bds. schwach vorhanden; Sensibilität und Koordination intakt. (BKS 6/14); EKG o. B.; CK im Normbereich.

Fragen zur Arbeitshypothese

1. Welche Differentialdiagnosen stehen bei proximaler Muskelschwäche im Vordergrund?
2. Welche klinischen Argumente würden eher für eine progressive Muskeldystrophie und gegen eine Polymyositis sprechen?
3. Gibt es eindeutige klinische Hinweise, um zwischen einer spinalen Muskelatrophie (z. B. Kugelberg-Welander) und einer Muskeldystrophie vom Gliedergürteltyp zu unterscheiden?

Antworten

zu 1   Die rein motorischen, proximal betonten Paresen lassen sowohl an eine hereditäre Myopathie (z. B. Gliedergürteltyp der progressiven Muskeldystrophie) als auch an eine erworbene Muskelerkrankung (z. B. Polymyositis, endokrine Myopathien, Myasthenia gravis) und an eine spinale Muskelatrophie (z. B. juvenile Form, Kugelberg-Welander, oder adulte Form, Mastaglia-Walton) denken.

zu 2   Positive Argumente für eine Polymyositis sind: a) unauffällige Familienanamnese, b) höheres Alter bei Beginn der Erkrankung, c) raschere Entwicklung der Paresen, d) frühere oder gegenwärtige Hinweise für eine Karzinomerkrankung oder Kollagenose (rheumatoide Arthritis, Sklerodermie, Lupus erythematodes), e) CPK und LDH erhöht, f) Ansprechen auf Kortikoide.

zu 3   Eine klinische Differenzierung zwischen Myopathie und spinaler Muskelatrophie ist oft nicht möglich. Häufig können nur differenzierte Zusatzuntersuchungen (EMG, Muskelbiopsie) weiterhelfen. Das Auftreten von Muskelkrämpfen während Innervation oder nach starker Muskelanstrengung sowie der Nachweis von Faszikulationspotentialen sind diagnostische Indizien für eine spinale Muskelatrophie.

Ziele der EMG-Untersuchung

1. Fahndung nach einem myopathischen Prozeß.
2. Suche nach neurogenen Schädigungszeichen.
3. Bei Fehlen pathologischer Befunde (1 oder 2) Ausschluß eines myasthenen Syndroms.

Elektrophysiologischer Untersuchungsbefund

(Abkürzungen und Symbole s. S. XIII)

Elektroneurographie

Motorisch

	DML	NLG	MSAP
		Ellbogen-Handgelenk	
N. medianus re.	3,4 ms	54 m/s	12 mV
		Knie-Fußgelenk	
N. peronaeus re.	5,4 ms	50 m/s	12 mV

Sensibel

	Dist. Latenz	NLG	SNAP
N. suralis re.	3,9 ms	46 m/s	15 µV

Elektromyographie

	Spontan-aktivität Ruhe/ Insertion	Mot. Einheiten (leichte Innervation) Dauer	Ampl.	Form	Interferenzbild (max. Innervation)
M. deltoideus re.	∅	↓	↓	P	dicht
M. biceps re.	∅	↓	↓	P	dicht
M. triceps re.	∅	N	N	N	dicht
M. brachiorad. re.	∅	N	N	N	dicht
M. flex. dig. prof.	∅	N	N	N	dicht
M. glutaeus medius bds.	+ HF	↓	↓	P	dicht
M. quadriceps fem. bds.	∅	↓	↓	P	dicht
M. tib. ant. li.	∅	N	N	P	dicht
M. gastrocnemius li.	∅	N	N	N	dicht

Fragen zur EMG-Untersuchung

1. Welches sind die wichtigsten elektromyographischen Kriterien, um den Verdacht auf einen myopathischen Prozeß aussprechen zu können? Welche pathophysiologischen Mechanismen liegen diesem Befund zugrunde?

2. Eine verkürzte Dauer von MUAPs kann auch bei nicht myogenen Prozessen beobachtet werden. Bei welchen?
3. Welche verschiedenen Komponenten des MUAP unterscheidet man und warum ist die Amplitude des einzelnen motorischen Aktionspotentials ein deutlich weniger wertvolles Kriterium als die Potentialdauer und die Potentialform?
4. Wodurch wird die Messung der Potentialdauer der motorischen Einheiten erschwert? Welche Hilfsmittel erleichtern die Bestimmung?
5. Ist das vorzeitig dichte Interferenzmuster eine „conditio sine qua non" für die Annahme eines myopathischen Prozesses?
6. Welche Bedeutung haben Fi und PSW für die Differentialdiagnose von Myopathien?

Antworten

zu 1   Die wichtigsten Kriterien (in der Reihenfolge ihrer Bedeutung, Abb. 41.1) sind a) verkürzte mittlere Dauer des Aktionspotentials, b) vermehrt polyphasische Potentiale (mehr als 4 Phasen), z. T. auch mit gekoppelten Spätpotentialen, c) frühzeitiges, d. h. bei geringerer Kraftentfaltung bereits dichtes Interferenzmuster mit niedriger mittlerer Gesamtamplitude (s. Abb. 41.1); a und b kommen durch einen Untergang von Muskelfasern („Ausdünnung" der motorischen Einheit) in jeder motorischen Einheit zustande; d) die verminderte Funktionsleistung jeder motorischen Einheit wird durch die vorzeitige Rekrutierung und Frequenzzunahme der motorischen Einheit kompensiert.

zu 2   Bei Störungen der neuromuskulären Übertragung (Myasthenia gravis, myasthenes Syndrom) sowie in frühen Stadien einer Reinnervation können die MUAPs verkürzt und ihre Amplitude erniedrigt sein.

zu 3   Man unterscheidet beim Aktionspotential einer motorischen Einheit (MUAP) eine Spitzenpotentialkomponente sowie eine initiale und terminale Komponente (Abb. 41.2). Die 3 Komponenten ergeben die Gesamtdauer des Aktionspotentials der motorischen Einheit. Die Amplitude des Spitzenpotentials wird nur von wenigen Muskelfasern in unmittelbarer Nähe des Ableitpunkts der Nadelelektrode generiert. Geringe Verschiebungen der Elektrode können bereits zu einem deutlichen Amplitudenabfall führen. Ist die Anstiegszeit des Spitzenpotentials geringer als 500 µs, dann befindet sich die Ableitelektrode in einem repräsentativen Abschnitt der motorischen Einheit. Es gibt allerdings keinen Weg, die exakte Zahl der Muskelfasern anzugeben, die zur Amplitude des Spitzenpotentials

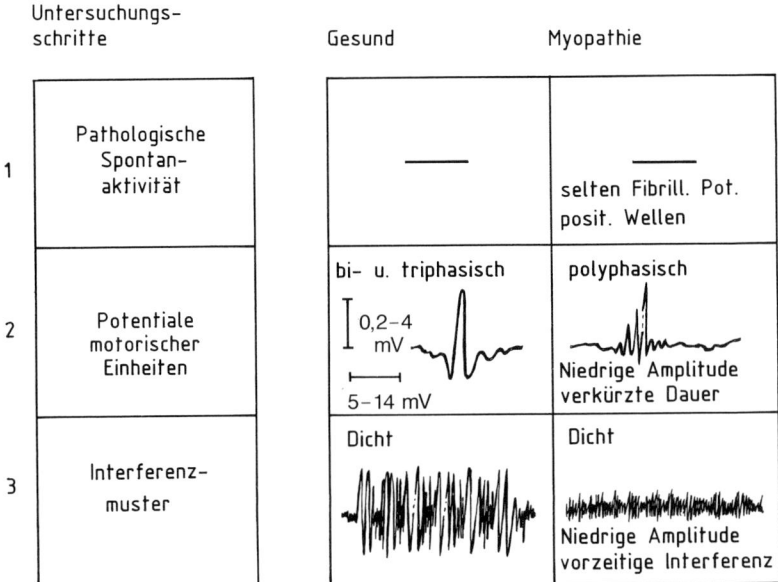

Abb. 41.1. Elektromyographische Graphoelemente beim Gesunden und bei einer Myopathie im Vergleich

beitragen. Die initiale und terminale Komponente werden von der weitaus größeren Zahl der entfernter von der Elektrode liegenden Muskelfasern der motorischen Einheit gebildet. Sie haben eine höhere Aussagekraft über die Gesamtzahl von Muskelfasern, die einer motorischen Einheit zugehörig sind.

zu 4   Die Messung wird dadurch erschwert, daß die präzise Bestimmung von Anfang und Ende des Potentials häufig schwierig ist (s. Abb. 41.3) und darüber hinaus von der Verstärkung (s. auch Abb. 47.1) und der Stabilität der Grundlinie (Ausmaß der Vorinnervation) abhängig ist. Nur eine Mehrfachzeilenschreibung ermöglicht die Identifizierung des gleichen, nicht kontaminierten Potentials.

Da das EMG-Muster bei Myopathien relativ früh ein dichtes Interferenzmuster zeigt, kommt es u. U. auf eine sehr fein abgestimmte Innervation an, um überhaupt ausreichend voneinander isolierte motorische Einheiten mehrfach zu registrieren. Häufig gelingt dies erst durch mehrfach veränderte Nadelplazierung.

zu 5   Das Interferenzbild kann bei sehr fortgeschrittenen Myopathien gelichtet sein, da ganze motorische Einheiten und nicht nur einzelne Muskelfasern einer motorischen Einheit ausgefallen sind.

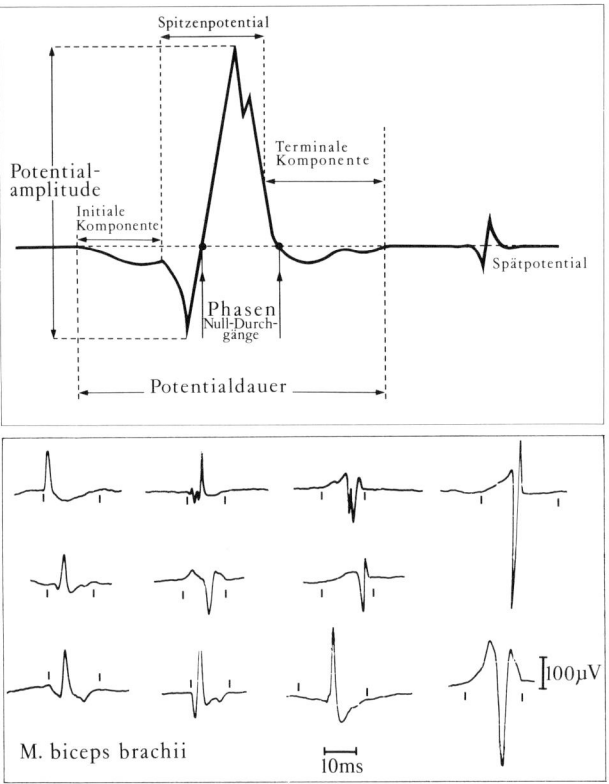

Abb. 41.2.   Die Unterkomponenten des Aktionspotentials einer motorischen Einheit. Oben: schematische Darstellung. Unten: Originalregistrierungen aus dem M. biceps brachii eines Gesunden

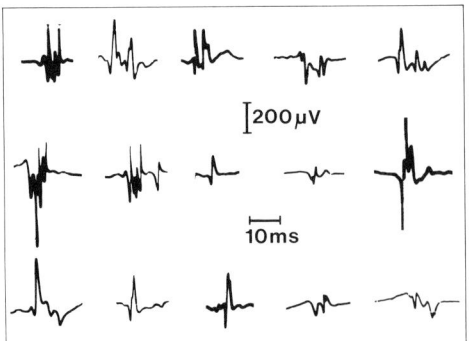

Abb. 41.3.   Motorische Einheiten bei Myopathie, abgeleitet aus dem M. deltoideus

zu 6 Auch wenn Fi und PSW zunächst vorrangig den Verdacht auf eine Läsion des 2. (unteren) Motoneurons nahelegen (z. B. Läsion der Vorderhornzelle, Radikulopathie, Plexopathie, Neuropathie), schließen sie die Annahme eines myopathischen Prozesses bzw. eines Prozesses der neuromuskulären Übertragung keinesfalls aus. Insbesondere bei Muskeldystrophien, Dermato- bzw. Polymyositis werden sie häufiger beobachtet, auch wenn sie nie das Ausmaß wie bei akuten neurogenen Prozessen erreichen.

Diagnose Verdacht auf Muskeldystrophie (Gliedergürteltyp)

Fall Nr. 42

Rasch zunehmende Schwäche der Arme und Beine

(Polyradikulitis — Guillain-Barré)

Anamnese

Ein 25jähriger Student wurde wegen einer zunehmenden Schwäche in die Klinik eingewiesen. Er war bisher nie ernstlich erkrankt. Vor 3 Wochen hatte er einen grippalen Infekt mit Fieber und Durchfall durchgemacht. Eine Woche später fiel ihm das Treppensteigen schwer, zusätzlich bemerkte er ein leichtes Kribbeln in den Füßen und Händen. Wenige Tage später imponierte eine leichte Dysarthrie und Schluckstörungen. Eine progrediente Verschlechterung des Gehens führte zur stationären Aufnahme.

Klinisch-neurologischer Befund

Leicht nasale Sprache; erschwerte Artikulation; inkomplette Faszialisparese links; leichtes Rechtsabweichen der Uvula; unsicherer Gang; Fersen- und Zehengang sowie Aufrichten aus der Hocke nicht möglich; Parese der Hand- und Fußhebermuskeln (KG 3–4); keine erkennbaren Atrophien; Arm- und Beineigenreflexe nicht auslösbar; Bauchhautreflexe auslösbar; Koordination, soweit durch Paresen bedingt, gestört. Sensibilität bis auf diskrete Minderung des Vibrationserkennens im Bereich der Malleoli ungestört. Lumbaler Liquor: 3/3 Zellen; Gesamteiweiß normal.

Fragen zur Arbeitshypothese

1. Ist die Diagnose klinisch zu stellen?
2. Welche Differentialdiagnosen sind zu bedenken?
3. Warum ist der Terminus „Polyradikulitis" ein schlecht gewählter Begriff?

Antworten

zu 1 Mit dem Rückgang der Poliomyelitis und der Diphtherie in Europa und Nordamerika ist die akute Polyradikulitis Guillain-Barré im Normalfall keine schwer zu stellende Diagnose. Der Verteilungstyp und das Ausmaß der Lähmungen kann von Patient zu Patient außerordentlich variabel sein.

zu 2 Die extrem selten gewordene Poliomyelitis ist gewöhnlich eine initial fieberhafte Erkrankung mit Kopfschmerz und Nackensteife, zeigt zumeist asymmetrische Paresen und eine Zellzahlerhöhung im liquor über 50/3.

Bei sehr akuten Lähmungen sollte eine Hypokaliämie durch sofortige Serumelektrolytbestimmung ausgeschlossen werden. Ene Sphinkterstörung in Verbindung mit einer Sensibilitätsgrenze sollte bei akuter Lähmung an eine akute Myelitis denken lassen. Botulismus und Porphyrie können eine Polyradikulitis imitieren. Die Differenzierung des Botulismus kann schwierig werden, wenn Störungen der Okulomotorik und Pupillomotorik fehlen. Bei einer akuten intermittierenden Porphyrie ist die Lähmung oft proximal und an den oberen Extremitäten betont. Wenn Sensibilitätsstörungen fehlen, muß auch an ein myasthenes Syndrom gedacht werden.

zu 3 Weil, wie elektrophysiologische Untersuchungen zeigen, der gesamte Nerv (nicht nur die Wurzel!) betroffen ist bzw. betroffen sein kann (im Angelsächsischen wird deshalb von akuter Polyneuritis gesprochen).

Ziele der EMG-Untersuchung

1. Erhebung eines Funktionsstatus der distalen peripheren Nerven.
2. Untersuchung des proximalen Nervenabschnitts mittels F-Welle.
3. Bei unauffälligen Befunden (1 und 2) Ausschluß einer myasthenen Reaktion.

Elektrophysiologischer Untersuchungsbefund
(Abkürzungen und Symbole s. S. XIII)

Elektroneurographie

Motorisch

	DML	NLG	MSAP
N. medianus re.	3,9 ms	45 m/s	14 mV
	F-Wellen-Latenz 33 ms (P)		
N. peronaeus re.	5,2 ms	39 m/s (P)	10 mV
	F-Wellen-Latenz 58 ms (P)		

Sensibel

	Dist. Latenz	NLG	SNAP
N. medianus re.	3,0 ms	46 m/s	38 μV
N. ulnaris re.	2,8 ms	48 m/s	30 μV
N. suralis re.	4,4 ms	43 m/s	20 μV

Elektromyographie

	Spontan-aktivität Ruhe/ Insertion	Mot. Einheiten (leichte Innervation) Dauer	Ampl.	Form	Interferenzbild (max. Innerva- tion)
M. interosseus I bds.	∅	n	n	n	Einzel-potentiale
M. abd. poll. brev. bds.	∅	n	n	n	gelichtet
M. abd. dig. V bds.	∅	n	n	n	gelichtet
M. biceps bds.	∅	n	n	n	dicht
M. deltoideus bds.	∅	n	n	n	dicht
M. tib. ant. bds.	∅	n	n	n	dicht
M. soleus bds.	∅	n	n	n	dicht
M. ext. dig. brev. bds.	∅	n	n	n	gelichtet

Fragen zur EMG-Untersuchung

1. Wie sind die vorliegenden elektromyographischen Befunde zu interpretieren und was tragen sie zur Diagnosesicherung bei?
2. Gibt es bei der Polyradikulitis (Guillain-Barré-Syndrom) typische EMG-Befunde?
3. Wie ist der Befund einer höhergradigen Parese bei fehlenden Denervationszeichen zu bewerten?
4. Worin besteht der Wert der elektromyographischen Untersuchung?
5. Welche methodischen Aspekte sind bei der Bestimmung der F-Wellen-Latenz zu beachten?
6. Wie ist das MSAP (s. Abb. 42.2) des M. abd. poll. brev., abgeleitet von einem anderen Patienten mit Polyradikulitis, zu interpretieren?

Antworten

zu 1 Die elektrophysiologischen Veränderungen sind in diesem Fall vergleichsweise gering. Auffällig ist nur a) eine verlängerte Latenz der F-Wellen, b) eine grenzwertig verlangsamte motorische NLG des N. peronaeus und ein gelichtetes Interferenzmuster der Hand- und Fußmuskeln. Dies ist mit einem partiellen Leitungsblock (Demyelinisierung) mehr proximal als distal (F-Wellen) vereinbar.

zu 2 Die EMG-Befunde bei der Polyradikulitis können von Patient zu Patient, entsprechend dem Ausmaß der pathologischen Veränderung, stark variieren. Es kommt zusätzlich darauf an, zu welchem Zeitpunkt der Erkrankung der Patient untersucht wird. Die pathologischen Befunde nehmen jenseits der 4. Erkrankungswoche oft deutlich zu. Die akute Polyradikulitis ist das klassische Beispiel einer Neuropathie vom primär demyelinisierenden Typ. Besonders betroffen können die distalen Nervenabschnitte sein (distal motorische Latenzen, oft hochgradig verlangsamt), aber auch die proximalen Nervenabschnitte (z. B. Fehlen der F-Wellen oder verlängerte F-Wellen-Latenzen). Wichtig zu wissen ist, daß die elektroneurographischen Parameter (NLG) den klinischen Parametern nachhinken und sich noch verschlechtern können, während klinisch bereits eindeutig eine Besserung eingetreten ist. Bei Verdacht auf eine Polyradikulitis sollte immer die gesamte Länge des Nervs untersucht werden.

zu 3 Man muß hier einen sog. Leitungsblock (fehlende Fortleitung von Impulsen über einen umschriebenen Abschnitt) für die Mehrheit der Axone annehmen. Typischerweise wird ein solcher partieller Leitungsblock durch eine Zunahme der

Entladungsfrequenz der funktionell intakten motorischen Einheiten zu kompensieren versucht.

zu 4 Der Sinn der EMG-Untersuchung liegt oft nicht so sehr in der Diagnosefindung, sondern in der prognostischen Bewertung der Erkrankung: Ein normales

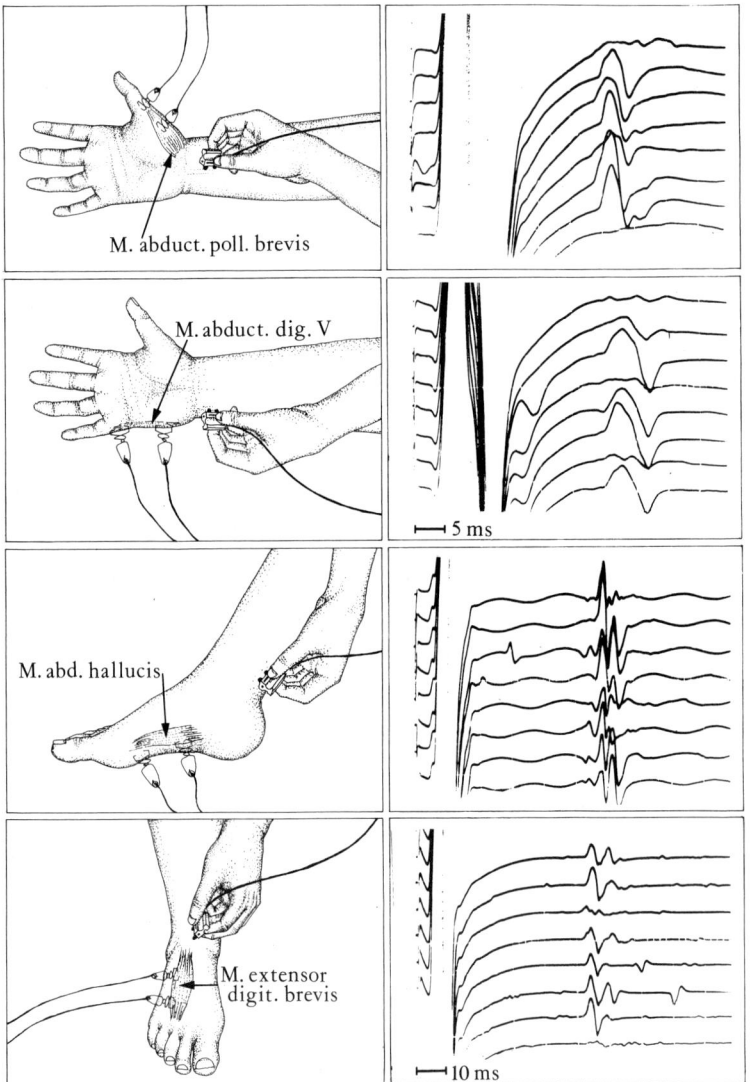

M. abduct. poll. brevis

M. abduct. dig. V

5 ms

M. abd. hallucis

M. extensor digit. brevis

10 ms

Abb. 42.1. Vorgehen bei der Bestimmung der F-Wellen-Latenzen im Bereich der oberen und unteren Extremität

Muskelantwortpotential und das Fehlen von Fibrillationspotentialen sind prognostisch günstige Indikatoren (damit Nachweis nur eines proximalen Leitungsblocks statt einer Axonotmesis). Im anderen Fall wäre die Prognose wesentlich ungünstiger, da auch bei spontaner Remission eine axonale Regeneration ein langwieriger Prozeß ist, der einen nur langsamen Rückgang der Parese zuläßt.

zu 5   Die Ableitung der F-Wellen kann mit demselben Arbeitsgang erfolgen, den die Erfassung der DML für die NLG-Messung erfordert. Ein Unterschied besteht darin, daß mit einer langsameren Kippgeschwindigkeit (Arm: 5 ms/cm; Bein: 10 ms/cm) abgeleitet werden muß (Abb. 42.1).

Ein anderer Unterschied ist, daß mindestens 8 Reizdurchgänge registriert werden sollten, um daraus die kürzeste Latenz der F-Welle ermitteln zu können (s. Abb. 42.1).

zu 6   Das bei Reizung des N. medianus vom Thenar mit Oberflächenelektroden abgeleitete MSAP zeigt eine verlängerte Latenz und eine hochgradige Aufsplitterung bei Amplitudenminderung. Diese Potentialkonfiguration resultiert aus dem unterschiedlichen Ausmaß von De- und Remyelinisierung einzelner Nervenfasern innerhalb der distalen peripheren Nerven (Abb. 42.2).

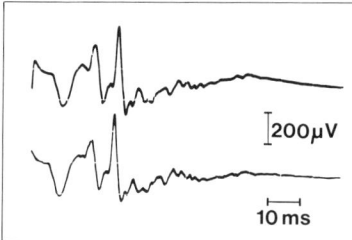

Abb. 42.2.   Amplitudenminderung, Latenzverzögerung und Aufsplitterung des MSAP bei einem Patienten mit Polyradikulitis

Diagnose   Verdacht auf akute Polyradikulitis (Guillain-Barré)

Fall Nr. 43

Schwäche und Atrophie der Handmuskeln beidseitig

(Dystrophische Myotonie)

Anamnese

Die 44jährige untergewichtige Fabrikarbeiterin wurde von der chirurgischen Abteilung zur Abklärung der dort bemerkten Verschmächtigung der kleinen Handmuskeln überwiesen. Sie wurde seit 3 Wochen dort wegen einer Oberarmfraktur rechts stationär behandelt. Auf Befragen gibt die Patientin an, daß sie schon seit einigen Jahren eine gewisse Kraftlosigkeit in den Händen bemerkt habe. Vor 3 Jahren sei sie am Auge wegen eines grauen Stars operiert worden. Die Mutter und eine Schwester leiden ebenfalls an grauem Star.

Klinisch-neurologischer Befund

Bei Inspektion der indolent wirkenden Patientin zeigt sich eine deutliche Atrophie im Spatium interosseum I, geringer auch des Thenars bds. Leichte Verschmächtigung der Fingerflexoren bds. Anteversion des Kopfs paretisch; Atrophie des M. sternocleidomastoideus; PSR mittellebhaft, ASR bds. schwach; Faustschluß ebenso wie Fingerspreizen und Fingerflexion mit verminderter Kraftleistung; Fersengang erschwert, Zehengang möglich; Armeigenreflexe mäßig lebhaft, symmetrisch; etwas verzögerte Muskelentspannung nach Faustschluß bds.; Koordination und Sensibilität intakt.

Fragen zur Arbeitshypothese

1. Welche anamnestischen Angaben und klinischen Befunde erscheinen wegweisend für die Diagnosestellung?

2. Welches ist das häufigste Erstsymptom, wegen dem Patienten mit einer dystrophischen Myotonie einen Arzt aufsuchen?

Antworten

zu 1 Distale Paresen, Katarakt und verzögerte Erschlaffung der Muskulatur lassen an eine dystrophische Myotonie denken. Ein andersartiger myopathischer Prozeß ist aber nicht ausgeschlossen.

zu 2 Die Patienten werden überwiegend durch die Muskelschwäche (häufiger distal als proximal) und nur selten durch die myotone Reaktion mit einer verzögerten Muskelerschlaffung auffällig. Die Diagnose wird bei Frauen häufig später gestellt als bei Männern, da zusätzliche typische Merkmale (Stirnglatze, Hodenatrophie, Gynäkomastie) fehlen.

Ziele der EMG-Untersuchung

1. Suche nach myotonen Entladungen.
2. Nachweis eines myopathischen Prozesses.
3. Ausschluß eines neurogenen Prozesses.

Elektrophysiologischer Untersuchungsbefund
(Abkürzungen und Symbole s. S. XIII)

Elektroneurographie

Motorisch

	DML	NLG	MSAP
N. medianus re.	3,8 ms	49 m/s	16 mV
N. ulnaris li.	2,9 ms	52 m/s	14 mV
N. peronaeus re.	4,2 ms	48 m/s	9 mV

Elektromyographie

	Spontan-aktivität Ruhe/ Insertion	Mot. Einheiten (leichte Innervation) Dauer Ampl. Form	Interferenzbild (max. Innervation)
M. interosseus bds.	Myotone	nicht sicher beurteilbar	dicht
M. abd. poll. brev. bds.	Entladun-	durch ständig unterlagerte	dicht
M. brachiorad. bds.	gen nach	myotone Entladg.	dicht
M. deltoideus bds.	Insertion		dicht
M. tibialis ant. bds.	u. Willkür-		dicht
M. ext. dig. brev. bds.	innervat.,		dicht
	gering auch		
	spontan		

Fragen zur EMG-Untersuchung

1. Wie sind die myotonen Entladungen von den sog. pseudomyotonen Entladungen (Synonym: bizarre hochfrequente Entladung) zu unterscheiden?
2. Bei welchen Erkrankungen werden myotone Entladungsserien nachgewiesen?
3. Warum ist es häufig schwierig, bei dystrophischen Myotonien eine pathologische Spontanaktivität (Fibrillationspotentiale und positive scharfe Wellen) zu objektivieren?
4. Welcher Befund kann die dystrophische (myopathische) Komponente belegen?
5. Gibt es EMG-Unterschiede zwischen Myotonia congenita und dystrophischer Myotonie?

Antworten

zu 1 Bei myotonen Entladungen ist weder die Amplitude noch die Frequenz der repetitiv auftretenden Potentiale stabil (Abb. 43.1). Beide Parameter zeigen im Verlauf jeder Entladungsserie kontinuierliche Änderungen − häufiger im Sinne der Amplitudenabnahme und Frequenzzunahme (bis zu 150/s). Dies führt auch akustisch zu einer meist unverkennbaren Entladungscharakteristik (anschwellendes oder abschwellendes heulendes Motorengeräusch). Die Entladungsserien sind durch Insertion, Muskelperkussion und Willkürinnervation zu provozieren und repräsentieren das elektrophysiologische Korrelat der klinisch faßbaren verzögerten Erschlaffung des Muskels.

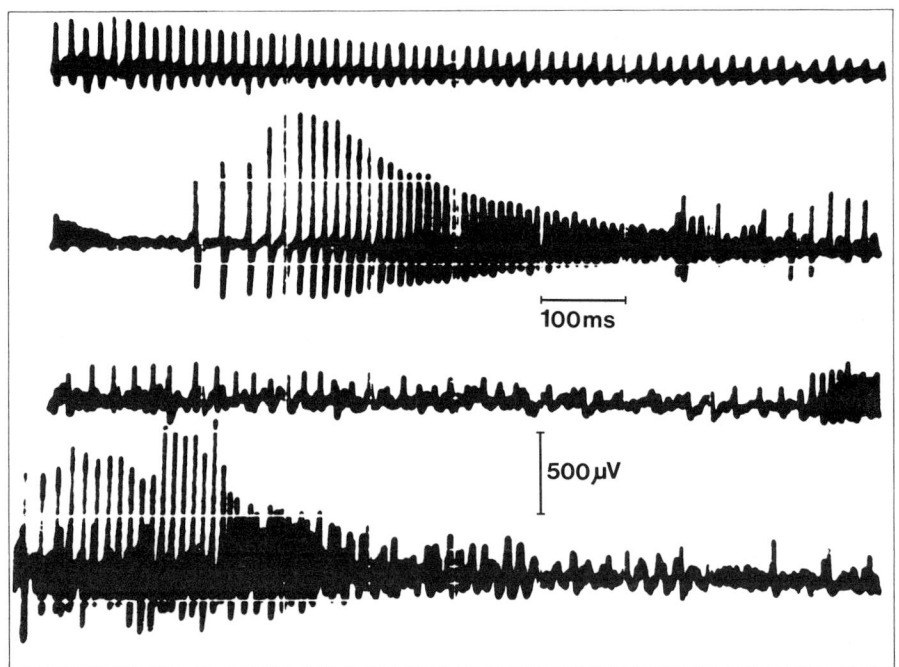

Abb. 43.1. Beispiele myotoner Entladungsserien bei einer Patientin mit dystrophischer Myotonie. Beachte die Amplituden- und Frequenzmodulation innerhalb der Serien

zu 2 Myotone Entladungsserien werden bei Myotonia congenita, bei dystrophischer Myotonie, bei Paramyotonia congenita und bei der hyperkaliämischen periodischen Paralyse beobachtet. Selten werden sie auch bei Polymyositiden, Glykogenspeicherkrankheiten (Typ II) und Erkrankungen mit chronischer Denervation festgestellt.

zu 3 Die Einzelpotentiale der oft lang anhaltenden myotonen Entladungsserien haben die Form von PSW und Fi (d. h. bi- oder triphasisch, initial negative Potentiale).

zu 4 Verkürzte, polyphasische Potentiale als Ausdruck eines myopathischen Prozesses, eine erniedrigte Amplitude des (z. T. auch gelichteten) Interferenzmusters als Ausdruck einer fortgeschrittenen Reduktion funktionstüchtiger motorischer Einheiten.

zu 5   Bei der Myotonia congenita (Thomsen) werden die myotonen Entladungsserien konstant und nahezu ubiquitär angetroffen. Bei der dystrophischen Myotonie entwickeln sich häufig die Entladungsserien erst im Laufe des Lebens zunehmend und können anfangs spärlich sein; bei der kongenitalen Form der dystrophischen Myotonie sind sie jedoch auch schon im Kindesalter (ab dem 5. Lebensjahr) nachweisbar. Eine eindeutige Abgrenzung der beiden Myotonieformen aufgrund von Form und Zahl der Entladungsserien ist nicht möglich. Bei der Myotonia congenita liegt kein dystrophischer Prozeß vor. Entsprechend kommt es nicht zu Atrophien und Paresen. Bei der dystrophischen Myotonie ist der zusätzliche Nachweis einer Katarakt und endokrinologischer Störungen fast pathognomonisch.

Diagnose Dystrophische Myotonie

Fall Nr. 44

Rasch aufsteigende Lähmung

(Polyneuropathie vom axonalen Läsionstyp – Porphyrie)

Anamnese

Der 22jährige Student berichtet über vor ca. 2 Monaten intermittierend aufgetretene schmerzhafte Bauchkrämpfe bzw. Bauchkoliken; damals unauffällige Röntgenaufnahme des Abdomens. Seit 2 Wochen bemerke er ein Schwäche- und Taubheitsgefühl in den Fingern, das rasch auf die Oberarme und Schultern bzw. Beine übergegriffen habe, so daß er jetzt nicht mehr stehen bzw. gehen könne. Auch klagt er über leichte Schluckstörungen; auf Befragen gibt er an, daß er wegen Schlafstörungen mehrfach Schlafmittel eingenommen habe.

Klinisch-neurologischer Befund

Guter Allgemeinzustand; leichte Affektinkontinenz; ausgeprägte proximal betonte Paresen im Bereich der oberen Extremitäten; mäßiggradige diffuse Paresen der unteren Extremitäten; ebenfalls Schwäche der Fazialismuskulatur bds.; bis auf relativ lebhafte ASR bds. fehlende Eigenreflexe; Sensibilität bis auf diskrete Pallhypästhesie distal intakt. Routinemäßige Serum- und Liquoruntersuchung bei Aufnahme unauffällig.

Fragen zur Arbeitshypothese

1. Welche Diagnosen sind zu vermuten?
2. An welche Ursachen bei Vorliegen einer toxischen, subakuten Neuropathie wäre vorrangig zu denken?

3. Medikamentös induzierte Neuropathien können oft leicht durch die Anamnese ausgeschlossen werden. Warum kann der Ausschluß einer Bleiintoxikation ein schwieriges Problem darstellen?

Antworten

zu 1   Die Differentialdiagnose erstreckt sich vor allem auf 2 Syndrome: a) Polyradikulitis (Guillain-Barré-Syndrom), b) toxische Neuropathie.

zu 2   Toxische Neuropathien mit subakutem Beginn können durch exogene Noxen wie Thallium, Blei, Nitrofuran, Dapson, Organophosphate hervorgerufen sein.

zu 3   Die Unterscheidung einer Bleiintoxikation von einer akuten intermittierenden Porphyrie kann schwierig sein, da auch bei der Bleiintoxikation gastrointestinale Beschwerden, gestörter Porphyrinmetabolismus und proximale Paresen dominieren. Die Unterscheidung erfolgt über Laborbefunde: So sind bei der Porphyrie die Bleiwerte im Urin normal; bei der Bleineuropathie ist die Erythrozyten-Urobilinogen-1-Synthetase normal.

Ziele der EMG-Untersuchung

1. Abklärung von Ausmaß und Verteilung einer peripher neurogenen Schädigung.
2. Differenzierung zwischen Ausmaß einer Demyelinisierung und einer axonalen Schädigungskomponente.
3. Differenzierung der Affektion motorischer und sensibler Leitfunktionen.

Elektrophysiologischer Untersuchungsbefund
(Abkürzungen und Symbole s. S. XIII)

Elektroneurographie

Motorisch

	DML	NLG	MSAP
N. medianus re.	3,9 ms	46 m/s	8 mV (P)
N. ulnaris re.	2,8 ms	49 m/s	8 mV (P)
N. peronaeus li.	3,9 ms	45 m/s	5 mV (P)

Sensibel

	Dist. Latenz	NLG	SNAP
N. medianus re.	3,1 ms	49 m/s	2 µV (P)
N. suralis re.	3,4 ms	46 m/s	4 µV

Elektromyographie

	Spontan-aktivität Ruhe/ Insertion	*Mot. Einheiten* (leichte Innervation) Dauer	Ampl.	Form	*Interferenzbild* (max. Innerva-tion)
M. deltoideus bds.	+ +	n	n	n	Einzel-potentiale
M. biceps bds.	+	n	n	n	gelichtet
N. brachioradialis bds.	+	n	n	n	gelichtet
M. interosseus bds.	+	n	n	n	gelichtet
M. quadriceps bds.	+ +	n	n	n	Einzel-potentiale
M. tibialis ant. bds.	+	n	n	n	gelichtet
M. gastrocnemius bds.	+	n	n	n	gelichtet
M. ext. dig. brevis bds.	+	n	n	n	gelichtet

Fragen zur EMG-Untersuchung

1. Wie ist der EMG-Befund zu interpretieren?
2. Welches sind typische Repräsentanten für eine Polyneuropathie vom axo-nalen Schädigungstyp?
3. Warum läßt sich eine axonale Schädigung bei Neuropathien nicht mit der sog. Waller-Degeneration bei Durchtrennung eines Axons gleichsetzen?
4. Welche elektroneurographischen Parameter sind bei primär axonalen Neuropathien verändert?
5. Worin besteht für die klinische Bewertung der grundsätzliche Unterschied zwischen Fi und PSW?

Antworten

zu 1 Auffällig ist die Dissoziation zwischen Ausmaß der pathologischen Spon-tanaktivität (Fi und PSW) bei noch normalen NLGs. Dieser Befund ist am besten im Sinne einer Neuropathie vom primär axonalen Schädigungstyp verwertbar. Ein Guillain-Barré-Syndrom als Prototyp einer Neuropathie vom demyelinisierenden Typ wäre aufgrund der normalen Leitfunktionsparameter weniger wahrscheinlich.

zu 2 Die urämische und alkoholische Polyneuropathie, die Polyneuropathie bei Panarteriitis nodosa und bei Porphyrie sowie die meisten toxischen Neuropathien.

zu 3 Bei der Waller-Degeneration kommt es zum Zusammenbruch aller metabolischen und strukturellen Prozesse im distalen Nervenanteil. Bei Axonopathien liegen oft nur Teilstörungen metabolischer oder struktureller axonaler Prozesse vor.

zu 4 Der Funktionsausfall von Axonen macht sich in erster Linie in einer Verminderung der Amplitude des motorischen bzw. sensiblen Antwortpotentials be-

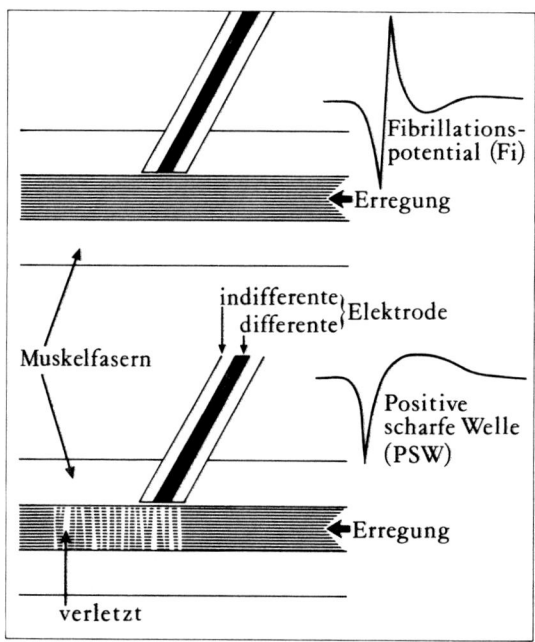

Abb. 44.1. Entstehungsmechanismus von Fibrillationspotentialen und positiven scharfen Wellen bei spontaner Erregungsbildung in denervierten Muskelfasern. Die biphasische Konfiguration des Fibrillationspotentials geht auf eine unbeeinträchtigte Erregungsfortleitung an der Ableitelektrode vorbei zurück. Positive scharfe Wellen werden dann beobachtet, wenn durch einen Erregungsblock im Bereich der Muskelfaser die Erregung die Ableitelektrode nicht passiert

merkbar. Die motorischen NLGs sind normal oder nur gering reduziert (s. auch Abb. 54.1). Daneben werden häufiger überproportionale Verlangsamungen distal motorischer Überleitungszeiten beobachtet sowie bei chronifizierteren Formen wechselnde Zeichen von Denervation und Reinnervation, stärker in distalen als in proximalen Muskeln (Abb. 44.1).

zu 5 Es gibt für die klinische Bewertung keinen grundsätzlichen Unterschied zwischen Fi und PSW. Sie stellen zwei Erscheinungsformen des gleichen Phänomens dar. Bei einer PSW ist infolge Verletzung der Muskelfaser (zumeist durch die Insertion!) die Erregungsfortleitung an der differenten Elektrode vorbei nicht mehr ableitbar.

Diagnose Polyneuropathie vom axonalen Läsionstyp (akute intermittierende Porphyrie)

Fall Nr. 45

Doppelsehen und Schluckstörungen

(Myasthenia gravis)

Anamnese

Eine 26jährige Kosmetikerin wurde zur Abklärung von seit ca. 2 1/2–3 Monaten bestehenden intermittierenden Doppelbildern vom Augenarzt überwiesen. Die Doppelbilder traten besonders abends nach längerem Lesen und Fernsehen auf. Seit einiger Zeit meint sie, eine allgemeine Kraftlosigkeit und Abgeschlagenheit mit abendlicher Intensivierung zu bemerken; in den letzten Wochen gelegentliche Schluckbeschwerden.

Klinisch-neurologischer Befund

Bei Inspektion diskrete Ptosis rechts; beim Blick nach rechts Angabe von parallel stehenden Doppelbildern; Struma; neurologischer Status ansonsten unauffällig; Simpson-Test (2minütiger Blick nach oben): Zunahme der Ptosis; Vitalkapazität, Testung mit Handgriffdynamometer und Durchführung einer verlängerten Armabduktion unauffällig. Tensilontest (10 mg i. v.) ohne eindeutigen Effekt auf Diplopie und Ptosis.

Fragen zur Arbeitshypothese

1. Welche Diagnosen erscheinen möglich?
2. Wie wird der Tensilontest durchgeführt?
3. Worin besteht über die Diagnosesicherung hinaus der Wert einer elektrophysiologischen Untersuchung bei Myasthenia gravis?

Antworten

zu 1 Die Differentialdiagnose ist im vorliegenden Fall vielschichtig. Sie umfaßt im Grunde alle Erkrankungen, die mit einer Parese der Augenmuskeln, der bulbären Muskeln (evtl. auch der Extremitätenmuskeln) einhergehen können, wie Muskeldystrophien, Vorderhornerkrankungen, Bulbärparalyse, multiple Sklerose, Ophthalmoplegie etc.

zu 2 Zuerst werden 2 mg als Testdosis i. v. appliziert; bei Ausbleiben von Überempfindlichkeitsreaktionen werden 1–2 min später die restlichen 8 mg nachgespritzt. Etwa 1–2 min nach applizierter Gesamtdosis ist der Effekt am stärksten ausgeprägt.

zu 3 Elektrodiagnostische Untersuchungen sind zur objektiven und quantifizierbaren Verlaufsbeschreibung geeignet und stellen oft einen brauchbaren prognostischen Indikator für die Wirksamkeit einer Thymektomie dar. Nach Thymektomie besteht nämlich eine hohe Korrelation zwischen elektrodiagnostischer Besserung und anschließender klinischer Besserung.

Ziele der EMG-Untersuchung

1. Fahndung nach einer myasthenen Reaktion.
2. Gegebenenfalls Fahndung nach Vorderhornprozeß, polyneuropathischem oder myopathischem Syndrom.

Elektrophysiologischer Untersuchungsbefund
(Abkürzungen und Symbole s. S. XIII)

Elektroneurographie

Motorisch

	DML	NLG	MSAP
N. medianus re.	3,6 ms	55 m/s	20 mV
N. ulnaris re.	2,8 ms	52 m/s	18 mV

Elektromyographie

	Spontan-aktivität Ruhe/ Insertion	Mot. Einheiten (leichte Innervation)			Interferenzbild (max. Innerva-tion)
		Dauer	Ampl.	Form	
M. deltoideus bds.	∅	n	n	n	dicht
M. brachioradialis bds.	∅	n	n	n	dicht
M. interosseus bds.	∅	n	n	n	dicht
M. tib. ant. bds.	∅	n	n	n	dicht

Endplattenbelastungsteste

Repetitive supramaximale Stimulation (Reizfrequenz 3/s, insgesamt 5 Reize)

	Reizort	Ableitort	Dekrement
			(1. vs. 5. MSAP)
N. ulnaris	Handgelenk	Hypothenar	5%
N. axillaris	Erb-Punkt Fossa supra-clavicularis	M. deltoideus	20%
N. accessorius	lateral des M sternocleido-mastoideus	M. trapezius	30%

Fragen zur EMG-Untersuchung

1. Wie sind die elektrophysiologischen Befunde zu interpretieren?
2. Wie geht man bei dem Endplattenbelastungstest (Myasthenietest) vor und welche methodischen Schwierigkeiten muß man unbedingt beherrschen?
3. Wann ist ein Myasthenietest als positiv anzusehen?
4. Welches ist die optimale Reizfrequenz?
5. Wie läßt sich eine pathologische neuromuskuläre Übertragung von einer artefaktbedingten Ableitung abgrenzen?
6. Welche Muskeln sind für die Myasthenietestung geeignet?
7. Wann ist die Durchführung eines Tensilontests unter elektrophysiolo-gischer Kontrolle sinnvoll?

Antworten

zu 1 Das pathologische Dekrement in den proximalen Muskeln spricht für eine myasthene Reaktion.

zu 2 Die Methode der Nervenreizung und Ableitung des MSAP ist die gleiche wie bei der Bestimmung der Nervenleitgeschwindigkeit (Abb. 45.1).
Es werden mindestens 5 Reize mit einer Reizfrequenz von 2–3/s appliziert. Die Nervenreizung muß supramaximal sein, und der Abgriff vom Muskel muß mit Oberflächenelektroden erfolgen. Die größte Schwierigkeit bei der sachgemäßen

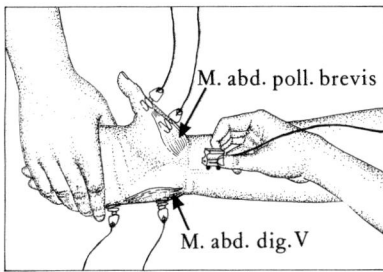

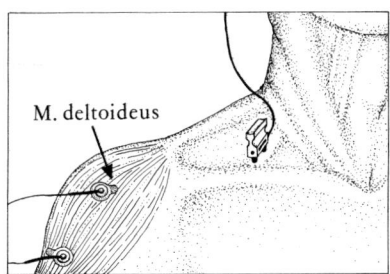

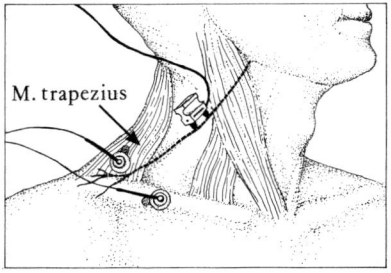

Abb. 45.1. Reiz- und Ableitanordnung bei Durchführung der Endplattenbelastung im distalen und proximalen Bereich (oben: N. ulnaris, N. medianus (Reizung dargestellt) Mitte: N. axillaris, Erb-Punkt; unten: N. accessorius)

Durchführung eines Myasthenietests ist die Vermeidung von bewegungsinduzier-
ten Artefakten: Sowohl die Ableit- als auch die Reizelektroden können sich infolge von kontraktionsbedingten Bewegungseffekten verschieben und dadurch ar-
tefizielle Veränderungen der zu messenden Muskelamplitude bewirken. Es ist deshalb äußerst wichtig, die Extremität bzw. den zu untersuchenden Muskel so weit
wie möglich zu fixieren (s. Abb. 45.1). Man muß während der Reizung kontrollie-
ren, daß keinerlei Bewegungseffekt (isometrische Kontraktion!) zustande kommt.
Bei Ableitung von den Handmuskeln ist die Ableitung vom Hypothenar (Reizung
des N. ulnaris) der Ableitung vom Thenar (Reizung des N. medianus) vorzuzie-
hen! Zum andern kann eine Reizausbreitung weitere Nerven bei der Stimulation
einbeziehen, deren Muskelantworten zum abgeleiteten Potential beitragen können. Dieses Problem kann insbesondere bei Reizung des Armplexus über dem
Erb-Punkt auftreten. Es ist deshalb sinnvoll, den N. accessorius zu reizen und das
MSAP vom M. trapezius abzuleiten (s. Abb. 45.1).

zu 3 Gemessen wird der prozentuale Amplitudenabfall zwischen der 1. Reizantwort und derjenigen mit niedrigster Amplitude innerhalb der ersten 5 Reizantworten. Die nachfolgenden Reizantworten zeigen häufig variabel entweder einen

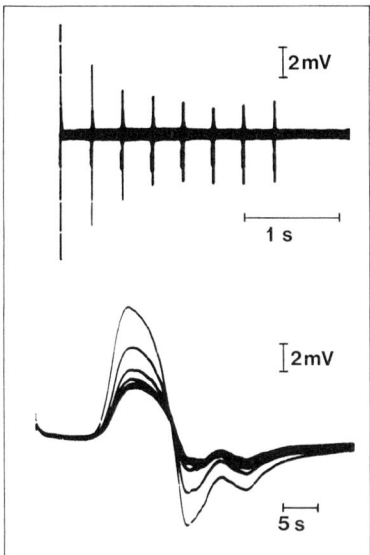

Abb. 45.2. Pathologisches Dekrement der Muskelsummenaktionspotentiale (MSAP) bei
Myasthenia gravis. Oben sind die Antwortpotentiale bei langsamer Kippgeschwindigkeit
dargestellt, unten sind mit rascher Kippgeschwindigkeit die Muskelantwortpotentiale su-
perponiert worden

teilweise weiteren Amplitudenabfall oder eine leichte Erhöhung der Amplitude (Abb. 45.2).

Ein Mysthenietest kann als eindeutig pathologisch angesehen werden, wenn bei sachgemäßer Durchführung eine Amplitudenreduktion zwischen dem 1. und dem 5. Muskelantwortpotential von mindestens 10% für mindestens 2 unterschiedliche Muskeln beobachtet wird.

zu 4   Die effektivste Reizfrequenz liegt bei 2–3/s.

zu 5   Kurzdauernde Willkürkontraktionen (5–10 s Dauer) normalisieren das myasthene Dekrement teilweise oder sogar vollständig. Wenn unter dieser Testung das Dekrement vollständig persistiert, muß man einen technischen Fehler diskutieren.

zu 6   Insgesamt ist bei der Myasthenia gravis in proximalen Muskeln (M. trapezius, M. deltoideus) und in der fazialen Muskulatur häufiger ein Dekrement abzuleiten als in den distalen Muskeln (Hypothenar, M. abd. poll. brev., M. ext. dig. brev., Abb. 45.3).

Da die Nervenreizung und Ableitung in den distalen Muskeln technisch einfacher ist, ist es daher sinnvoll, mit einem distalen Handmuskel zu beginnen (am besten Reizung des N. ulnaris, Ableitung vom Hypothenar). Bei negativem Be-

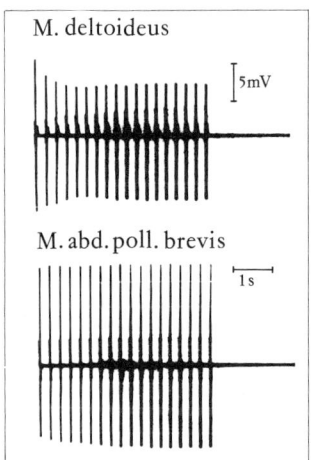

Abb. 45.3. Dissoziiertes Verhalten der Muskelsummenaktionspotentiale bei Ableitung vom M. deltoideus und vom M. abductor poll. brevis. Während bei Ableitung vom M. deltoideus ein pathologisches Dekrement sichtbar wird, zeigt sich die Situation distal unauffällig

fund empfiehlt sich als nächster Schritt der M. trapezius (in zweiter Linie der M. deltoideus) und schließlich die faziale Muskulatur.

zu 7   Die objektive elektrophysiologische Verifizierung eines positiven Tensilontests ist nur angezeigt, wenn ein eindeutiges reproduzierbares Dekrement vorliegt (Abb. 45.4).

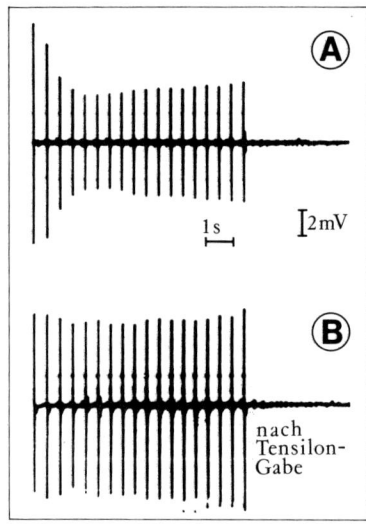

Abb. 45.4.   Normalisierung (A versus B) der Übertragungseigenschaften an der muskulären Endplatte nach Gabe von Tensilon. Reizung des N. ulnaris und Ableitung vom Hypothenar

Diagnose Myasthenia gravis

Fall Nr. 46

Brennende Parästhesien im Bereich der Füße

(Distal-symmetrische Polyneuropathie)

Anamnese

Bei der jetzt 60jährigen Rentnerin wurde vor 18 Jahren ein Diabetes mellitus aufgedeckt, der seit 5 Jahren insulinpflichtig ist. Seit einem Jahr klagt sie über einen unangenehmen brennenden Schmerz im Bereich beider Fußsohlen, besonders in Ruhe und nachts. Seit kurzem hierdurch Schlafprobleme; das Tragen von Schuhen ist ihr unangenehm, so daß sie es zu Hause vorzieht, auf Strümpfen zu laufen; häufig kalte Füße.

Klinisch-neurologischer Befund

Keine Atrophien oder Paresen; PSR mäßig lebhaft symmetrisch; ASR bds. nicht auslösbar; Pallhypästhesie im Bereich der Zehen und der Malleoli (2/8) und der Tuberositas tibiae (5/8). Diskrete Minderung des Lagesinns der Zehen; Spitz-stumpf-Erkennen sowie feine Berührung im Bereich von Fuß und unterem Drittel des Unterschenkels ebenfalls gering reduziert; Koordination intakt; keine Blasenstörungen.

Fragen zur Arbeitshypothese

1. Welche Diagnose ist zu vermuten?
2. Welche Manifestationstypen innerhalb der diabetischen Neuropathien lassen sich klinisch abgrenzen?
3. Wie sind Parästhesien und Dysästhesien definiert und welche pathophysiologischen Mechanismen liegen ihnen zugrunde?

Antworten

zu 1 Anamnese, ASR-Ausfall, symmetrische distale Sensibilitätsstörungen sprechen am ehesten für eine distale symmetrische Polyneuropathie.

zu 2 Es lassen sich die symmetrischen Polyneuropathiesyndrome (distale, primär sensorische Polyneuropathie, autonome Polyneuropathie) von den asymmetrischen Mononeuropathien bzw. multiplen Mononeuropathiesyndromen (proximale motorische Neuropathie der unteren Extremitäten, thorakoabdominelle Form, Hirnnervenneuropathien) abgrenzen. Es ist sehr wichtig, darauf hinzuweisen, daß alle Unterformen in Kombination miteinander auftreten können.

zu 3 Parästhesien sind spontan auftretende Mißempfindungen, während Dysästhesien Mißempfindungen darstellen, die in Verbindung mit exogenen Reizen (vor allem Berührung) auftreten. Parästhesien gehen von spontanen Erregungen geschädigter sensibler Nervenfasern aus, während Dysästhesien Ausdruck einer gestörten Reizverarbeitung innerhalb des ZNS sind.

Ziele der EMG-Untersuchung

1. Fahndung nach einem polyneuropathischen Syndrom; Abschätzung des Ausmaßes der Leitungsverlangsamung (Demyelinisierung) und der Denervation (axonale Läsion).
2. Abklärung des Verteilungsmusters (distal-proximal, Arm-Bein, sensorisch-motorisch, symmetrisch-asymmetrisch).

Elektrophysiologischer Untersuchungsbefund
(Abkürzungen und Symbole s. S. XIII)

Elektroneurographie

Motorisch

	DML	NLG	MSAP
N. medianus re.	4,9 ms (P)	43 m/s (P)	14 mV
N. medianus li.	4,5 ms (P)	46 m/s (P)	12 mV
N. peronaeus re.	5,7 ms (P)	37 m/s (P)	4 mV (P)
N. peronaeus li.	6,1 ms (P)	39 m/s (P)	4 mV (P)
N. tibialis re.	6,6 ms (P)	34 m/s (P)	8 mV

Sensibel

	Dist. Latenz	NLG	SNAP
N. radialis re.	2,4 ms	48 m/s	11 μV
N. suralis re.	5,0 ms (P)	31 m/s (P)	5 μV (P)
N. suralis li.	5,4 ms (P) (nur mit averaging)	29 m/s (P)	2 μV (P)

Elektromyographie

	Spontan- aktivität Ruhe/ Insertion	Mot. Einheiten (leichte Innervation) Dauer Ampl. Form			Interferenzbild (max. Innerva- tion)
M. quadriceps fem. re.	∅	n	n	n	dicht
M. tibialis ant. bds.	∅	N	N	P	dicht
M. gastroc. bds.	∅	n	n	n	gelichtet
M. ext. dig. brev. bds.	∅	n	n	n	dicht
M. abd. hall. bds.	+	n	n	n	dicht
M. interosseus I–III re. (pes)	+	n	n	n	gelichtet

Fragen zur EMG-Untersuchung

1. Welche Schlußfolgerungen ergeben sich aus den elektrophysiologischen Befunden?
2. Wie wäre ein isoliertes Auftreten von Fi bzw. PSW im M. ext. dig. brev. zu bewerten?
3. Warum ist für das Ablesen der distalen motorischen Latenz (DML) eine standardisierte Verstärkung unbedingt notwendig?
4. Reizartefakte können die Ableitung eines Antwortpotentials (insbesondere den Beginn) nicht selten erschweren. Welche Möglichkeiten sollten zur Reduzierung eines Reizartefakts erwogen werden?
5. Wie beeinflußt die Hauttemperatur die Nervenleitgeschwindigkeiten und welche praktischen Konsequenzen ergeben sich daraus?
6. Welchen Stellenwert hat der Befund einer Lichtung des Interferenzmusters im M. gastrocnemius?

Antworten

zu 1 Es liegt eine generalisierte, beinbetonte Verlangsamung der motorischen und stärker der sensiblen NLG vor, ohne daß Hinweise für einen schwereren axonalen Degenerationsprozeß bestehen. Dieser Befund spricht für einen demyelinisierenden, die Leitfunktion beeinträchtigenden Prozeß mit Betonung der distalen Abschnitte der unteren Extremitäten. Die Denervation in den kleinen Fußmuskeln zeigt eine zusätzliche diskrete axonale Schädigung in den distalen Nervenabschnitten an.

zu 2 Es kann zuweilen bei alten Menschen in geringer Form beobachtet werden, ohne daß andere Befunde für das Vorliegen einer Polyneuropathie sprechen. In diesen Fällen ist diesem Befund kein hoher diagnostischer Stellenwert beizumessen.

zu 3 Weil die DML bei geringerer Verstärkung deutlich zunimmt (Abb. 46.1). Eine standardisierte Verstärkung von 100 µV/Einheit ist anzustreben. Biologische Parameter sind durch technische Faktoren manipulierbar!

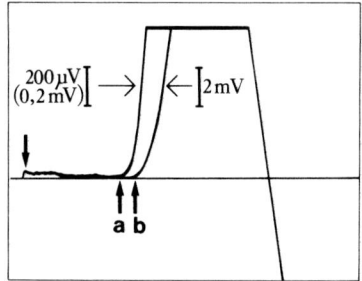

Abb. 46.1. Einfluß der Verstärkung auf die Bestimmung der distalen motorischen Latenz

zu 4 Folgende Möglichkeiten sind zu erwägen:
  a) Reduktion der Impedanz von Reiz- und Ableitelektroden:
      – die Elektroden sollten frei von Korrosion oder Verschmutzung sein,
      – Verminderung des Übergangswiderstands durch Elektrodenpaste.
  b) So kurze Kabel wie möglich verwenden!
  c) Benutzen einer großen Erdelektrode!
  d) Reiz- und Ableitkabel nicht in unmittelbarer Nähe belassen.
  e) Verringerung der Reizstärke, z. B. durch optimale Plazierung der Kathode am Nerv.

f) Vergrößerung der Entfernung zwischen Reiz- und Ableitelektroden!

g) Vermeidung von Kriechströmen zwischen Reiz-, Erd- und Ableitelektrode durch Feuchtigkeit, Kontaktpaste (Trocknen der Haut).

h) Plazierung der Erdelektrode zwischen Reiz- und Ableitelektrode.

zu 5 Die Leitgeschwindigkeiten nehmen annähernd linear um 2 m/s pro Grad Celsius zu. Die distal motorischen Latenzen am Arm nehmen entsprechend um ca. 0,3 ms pro Grad Celsius zu. Ausreichend lange Vorwärmung (längeres Warten in ausreichend warmem (23°) Wartezimmer ist notwendig. Beträgt die Hauttemperatur 34°, so kann man von einer Muskeltemperatur von ca. 37° ausgehen. Für jedes Grad weniger als 34° Hauttemperatur kann man schätzungsweise 5% der gemessenen NLG addieren, um so die tatsächliche NLG zu extrapolieren. Man muß aber wissen, daß das Rechnen mit derartigen Umrechnungsfaktoren mit Fehlermöglichkeiten behaftet ist.

zu 6 Ein dichtes Interferenzmuster ist im M. gastrocnemius auch beim Gesunden häufig nicht zu erreichen (s. auch S. 259 ad 4).

Diagnose Distal-symmetrische Polyneuropathie

Fall Nr. 47

Schwierigkeiten beim Treppensteigen

(Polymyositis)

Anamnese

Die 52jährige Raumpflegerin bemerkt seit einigen Wochen, daß sie Schwierigkeiten beim Aufstehen aus einem Sessel und beim Treppensteigen hat. Außerdem ist ihr aufgefallen, daß sie es kaum noch schafft, schwere Wassereimer zu heben. Keine nennenswerten Schmerzen; vor 5 Jahren Mammaamputation wegen Mammakarzinoms; seit dieser Zeit Hypertonus bekannt; Familienanamnese leer.

Klinisch-neurologischer Befund

Keine sicheren Muskelatrophien; Trendelenburg bds. positiv; beim Aufstehen von einem Stuhl Zuhilfenahme der Arme; proximale Paresen im Bereich der oberen und unteren Extremitäten (KG 3), diskret auch distal (KG 4–5); schwache Arm- und Beineigenreflexe; Koordination und Sensibilität intakt; LDH und CK leicht erhöht; BKS deutlich erhöht (22/50 mm).

Fragen zur Arbeitshypothese

1. An welche Erkrankung läßt eine proximal betonte Muskelschwäche denken?
2. Wenn eine Myopathie hier vorliegt, welche Erkrankung ist am wahrscheinlichsten?
3. Ist ein Zusammenhang zwischen Anamnese (Mammakarzinom) und Muskelschwäche denkbar?

Antworten

zu 1 Eine Schwäche proximaler Muskelgruppen läßt besonders an einen myopathischen Prozeß denken. Allerdings können auch Störungen der neuromuskulären Übertragung (z. B. Myasthenia gravis), selten auch eine spinale Muskelatrophie oder eine beginnende amyotrophische Lateralsklerose dieses klinische Bild zeigen.

zu 2 Bei Auftreten einer Myopathie jenseits des 40. Lebensjahres ist vor allem an eine chronische Polymyositis zu denken. Im vorliegenden Fall sprechen das Alter der Patientin und die subakute Entwicklung eher gegen eine hereditäre Myopathie. Darüber hinaus weisen auch die Laborbefunde in Richtung einer Polymyositis.

Andere erworbene Myopathien (z. B. endokrin bzw. exogen bedingt) sowie eine Myasthenie sind jedoch in jedem Falle auszuschließen, da die pathologische BKS auch Ausdruck einer andersartigen Begleiterkrankung sein kann. Erhöhungen von LDH und CK haben eine geringe differentialdiagnostische Validität.

zu 3 Bei jeder Polymyositis im höheren Lebensalter ist eine Assoziation mit einer Karzinomerkrankung zu erwägen.

Ziele der EMG-Untersuchung

1. Suche nach myopathischem Prozeß.
2. Ausschluß eines neuropathischen Prozesses.
3. Gegebenenfalls Fahndung nach Störung der neuromuskulären Übertragung.

Elektrophysiologischer Untersuchungsbefund
(Abkürzungen und Symbole s. S. XIII)

Elektroneurographie

Motorisch

	DML	NLG	MSAP
N. medianus	3,6 ms	49 m/s	16 mV
N. peronaeus	4,1 ms	47 m/s	11 mV

Sensibel

	Dist. Latenz	NLG	SNAP
N. medianus	2,9 ms	50 m/s	26 µV
N. suralis	3,4 ms	47 m/s	12 µV

Elektromyographie

	Spontan-aktivität Ruhe/ Insertion	Mot. Einheiten (leichte Innervation)			Interferenzbild (max. Innerva-tion)
		Dauer	Ampl.	Form	
M. supraspin. bds.	∅	↓	↓	P	dicht
M. deltoideus bds.	+	↓	↓	P	dicht
M. biceps bds.	∅	N	N	N	dicht
M. brachiorad. bds.	∅	N	N	N	dicht
M. inteross. I bds.	∅	N	N	N	dicht
M. quadriceps bds.	+	↓	↓	P	dicht
M. iliopsoas bds.	+	↓	↓	P	dicht
M. tib. ant. bds.	∅	N	N	N	dicht
M. gastroc. bds.	∅	N	N	N	dicht

Fragen zur EMG-Untersuchung

1. Wie lassen sich die EMG-Befunde interpretieren?
2. Wodurch kann die Dauer der MUAPs artefiziell verändert werden?
3. Wie soll nadelelektromyographisch der Nachweis eines „myopathischen" Musters erfolgen und warum ist dieser Anspruch in der Praxis relativ schwierig zu erreichen?
4. Welche elektromyographischen Veränderungen werden bei einer Polymyositis beobachtet?
5. Sind diese Veränderungen (4) spezifisch für eine Polymyositis?
6. Welcher morphologische Prozeß liegt der Verkürzung und Polyphasie der MUAPs zugrunde?
7. Wie erklärt man das Auftreten von Fi und PSW bei Myopathien?

Antworten

zu 1 Die verkürzten und vermehrt polyphasischen Potentiale motorischer Einheiten legen eine myogene Schädigung nahe. In Verbindung mit der Klinik ist eine Polymyositis am wahrscheinlichsten. Andere erworbene Myopathien müssen aber ausgeschlossen werden.

zu 2 Die Dauer eines MUAPs kann durch eine unterschiedliche Verstärkung „manipuliert" werden. Die zumeist vorgeschlagene Standardverstärkung von 100 μV/cm kann in der Praxis dann Schwierigkeiten bereiten, wenn die Potentiale bei (unbedingt notwendiger) Mehrfachdarstellung zu groß sind (Abb. 47.1).

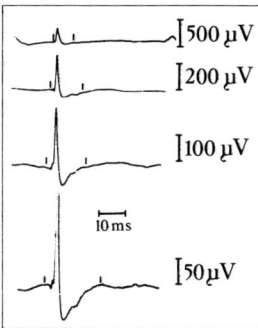

Abb. 47.1. Der Einfluß der Verstärkung auf die Bestimmung der Dauer eines MUAP. Beachte, daß die kleinamplitudigen initialen und terminalen Komponenten bei geringer Verstärkung nicht mehr sichtbar werden und dann die Dauer ausschließlich unter Zugrundelegung des Spitzenpotentials gemessen wird

zu 3 Um präzise nachzuweisen, ob das motorische Einheitspotential verkürzt ist, wird die Ableitung von 20 Potentialen pro Muskel an zumindest 10 verschiedenen Stellen gefordert. Dies ist viel leichter gesagt als getan:

a) Zwei oder mehr abgeleitete MUAPs an verschiedenen Stellen des Muskels könnten die gleiche motorische Einheit darstellen, wenn die Nadel nicht mindestens 20 mm entfernt ist.

b) Die Durchführung von 20 Insertionen ist nicht allen Patienten (Kindern!) zuzumuten.

c) Die Darstellung und Ausmessung einzelner MUAPs ist bei Myopathien zusätzlich dadurch erschwert, daß schon bei leichter Willkürinnervation die Potentiale interferieren. (Eine bestimmte Potentialkonfiguration kann nur als individuelles MUAP anerkannt werden, wenn sie völlig identisch mindestens ein zweites

Mal zur Darstellung kommt!). Eine verkürzte Untersuchung ist möglich, wenn in den am deutlichsten paretischen Muskeln bereits bei wenigen Insertionen ein für den Erfahrenen typisches Muster mit verkürzten MUAPs (< 5 ms) und niedrigamplitudigen polyphasischen MUAPs erkennbar ist.

zu 4 Entzündliche Muskelerkrankungen können eine große Vielfalt abnormer elektromyographischer Befunde bieten. Als pathologische Spontanaktivität ist das Auftreten von Fi und PSW häufiger als bei anderen Myopathien, aber keineswegs obligat. Wenn Denervationsaktivität deutlich vorhanden ist, so ist die Diagnose einer entzündlichen Muskelerkrankung bei ansonsten „myopathischem" Muster statistisch etwas wahrscheinlicher. Das gleiche gilt für „hochfrequente bizarre Entladungen". Seltener werden auch myotone Entladungen beobachtet. Die Aktionspotentiale motorischer Einheiten sind entsprechend dem Ausmaß und der Schwere des entzündlichen Prozesses verändert, d. h. die Veränderungen reichen von normalen MUAPs über verkürzte MUAPs, verkürzte polyphasische MUAPs bis zu polyphasischen MUAPs normaler Dauer und polyphasischen MUAPs verlängerter Dauer (bei chronischen Myositiden).

zu 5 Die pathologischen Befunde sind durchweg unspezifisch und können nur unter Kenntnis der klinischen und übrigen Laborbefunde weitergehend interpretiert werden (Muskelbiopsie).

zu 6 Die Verkürzung und Polyphasie der MUAPs resultiert aus einem Ausfall zahlreicher Muskelfasern innerhalb einer motorischen Einheit.

zu 7 Bei Myopathien gehen Fi bzw. PSW wahrscheinlich von durch segmentale Muskelnekrose abgetrennten distalen Muskelfaserfragmenten, die sich wie denervierte Muskelfasern verhalten, aus.

Diagnose Verdacht auf Polymyositis

Fall Nr. 48

Schwierigkeiten beim Gehen

(Spinale Muskelatrophie — Kugelberg-Welander)

Anamnese

Ein 19jähriger Lehrling wurde, da während der Musterung ein abnormer Gang aufgefallen war, zur neurologischen Untersuchung überwiesen. Er gab an, seit einigen Jahren eine vorzeitige Ermüdung beim Gehen zu beobachten. Er habe insbesondere Schwierigkeiten, zu rennen und längere Wegstrecken zurückzulegen. Die Eltern und ein 14jähriger Bruder seien gesund.

Klinisch-neurologischer Befund

Verstärkte Lendenlordose; allgemein schmächtiges Muskelrelief; vereinzelt Verdacht auf Faszikulieren im Bereich der Waden; beim Gehen erschwerter Zehengang; Trendelenburg bds. positiv; diskrete Schwäche der Schulterabduktion; Hüftbeugung und Hüftstreckung mittelgradig paretisch; Kniestreckung geringgradig paretisch, durchweg rechtsbetont; Beineigenreflexe nicht auslösbar; Bizepssehnenreflex bds. schwach, Trizepssehnenreflex nicht sicher auslösbar; keine Sensibilitätsstörungen; Babinski negativ; CK gering erhöht; BKS unauffällig.

Fragen zur Arbeitshypothese

1. Welche Differentialdiagnosen sind generell zu erwägen?
2. Welche spezielle Differentialdiagnose wäre unter Annahme a) eines neurogenen oder b) eines myogenen Grundprozesses zu diskutieren?

Antworten

zu 1 Bei langsam progredienten, proximal betonten, rein motorischen Paresen ist in erster Linie eine Differenzierung zwischen einer Myopathie und einer Vorderhornerkrankung notwendig. Diese Differenzierung ist durch eine klinische Untersuchung allein oft nicht möglich und auch elektromyographisch häufig nicht leicht.

zu 2 a) Bei Annahme einer Vorderhornerkrankung wäre aufgrund des Manifestationsalters und der Verteilung der Parese in erster Linie eine spinale Muskelatrophie (Typ Kugelberg-Welander) zu vermuten. Eine amyotrophe Lateralsklerose ist aufgrund des mehrjährigen Verlaufs und des Alters unwahrscheinlich.

b) Bei Annahme eines myopathischen Prozesses müssen vor allem eine progressive Muskeldystrophie (Gliedergürteltyp) und eine Polymyositis erwogen werden.

Ziele der EMG-Untersuchung

1. Abklärung eines neurogenen bzw. myogenen Prozesses.
2. Verteilungsmuster des Prozesses (obere-untere Extremitäten, proximaldistal).
3. Funktionsstatus der peripheren Nerven.

Elektrophysiologischer Untersuchungsbefund
(Abkürzungen und Symbole s. S. XIII)

Elektroneurographie

Motorisch

	DML	NLG	MSAP
N. medianus re.	3,2 ms	56 m/s	12 mV
N. peronaeus re.	4,7 ms	52 m/s	10 mV

Sensibel

	Dist. Latenz	NLG	SNAP
N. ulnaris re.	2,4 ms	57 m/s	22 µV
N. suralis re.	2,9 ms	55 m/s	16 µV

Elektromyographie

	Spontan-aktivität Ruhe/ Insertion	Mot. Einheiten (leichte Innervation)			Interferenzbild (max. Innerva-tion)
		Dauer	Ampl.	Form	
M. glutaeus med. re.	+ FA	↑	↑	P	gelichtet
M. quadriceps re.	+ FA	↑	↑	P	gelichtet
M. tibialis ant. re.	∅ FA	N	N	N	dicht
M. gastrocnemius bds.	∅ FA	N	N	N	gelichtet
M. ext. dig. brev. bds.	∅	N	N	N	dicht
M. deltoideus bds.	+ FA	↑	↑	P	gelichtet
M. biceps bds.	∅	N	N	P	dicht
M. triceps bds.	∅	N	↑	P	dicht
M. brachioradialis li.	∅	N	N	P	dicht
M. interosseus I li.	∅	N	N	P	dicht

Fragen zur EMG-Untersuchung

1. Welche diagnostischen Rückschlüsse lassen die EMG-Befunde zu?
2. Sind die EMG-Befunde beweisend für eine Vorderhornerkrankung?
3. Welches sind nadelelektromyographisch die wichtigsten Kriterien für einen chronisch-neurogenen Grundprozeß?
4. Welche EMG-Befunde sind differentialdiagnostisch für die Differenzierung „peripher-neurogene Läsion" versus „Motoneuronerkrankung" verwertbar?
5. Wie ist der bei diesem Patienten beobachtete Befund eines MUAP in Abb. 48.2 zu interpretieren?
6. Wäre der fehlende Nachweis von Fi bzw. PSW ein sicherer Beweis gegen das Vorliegen eines Vorderhornprozesses?
7. Wie würde sich die Darstellung des MUAP in Abb. 48.3 ohne Triggerung, also bei freiem Lauf des Oszillographen, auswirken?

Antworten

zu 1 Der Nachweis der Kombination von Faszikulationspotentialen und pathologischer Spontanaktivität, die Verteilung dieser Veränderungen auf obere und untere Extremitäten, die proximal vermehrt nachweisbaren polyphasischen Einheiten und das gelichtete Interferenzmuster sprechen für das Vorliegen einer chronischen Schädigung des 2. motorischen Neurons (Abb. 48.1).

zu 2   Keinesfalls. In Zusammenhang mit der Klinik und den normalen Leitfunktionsparametern ist allerdings die Differentialdiagnose (axonale Polyneuropathie oder Vorderhornerkrankung) zugunsten eines Vorderhornprozesses wahrscheinlich.

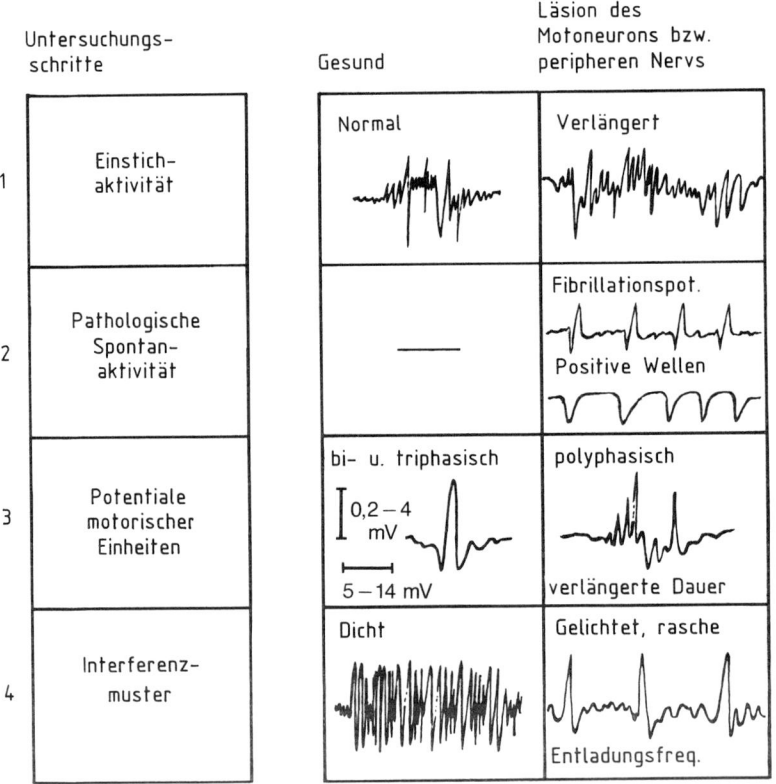

Abb. 48.1. Elektromyographische Charakteristika bei chronisch-neurogenen Prozessen

zu 3

1. Abnorme Spontanaktivität
    a) Faszikulieren
    b) Fi/PSW
    c) Pseudomyotone Entladungen

2. Veränderung der motorischen Einheiten
   a) Verlängerte mittlere Potentialdauer
   b) Erhöhte mittlere Potentialamplituden
   c) Gehäuftes Vorkommen von Spätpotentialkomponenten
3. Rekrutierung
   Gelichtetes Interferenzmuster bei maximaler Kontraktion
   Erhöhte Entladungsfrequenz der motorischen Einheiten

zu 4 Bei Motoneuronerkrankungen (vor allem mit chronisch-progredientem Verlauf, z.B. spinale Muskelatrophie Kugelberg-Welander) kommt es in der Regel zu einer stärkeren Zunahme der mittleren Dauer des MUAP (bis zu 20 ms, bei Gesunden im Mittel 10 ms) und der Amplitude des MUAP (bis zu 20 mV, bei Gesunden im Mittel bis zu 3 mV) als bei peripher-neurogenen Nervenläsionen. Dies wird

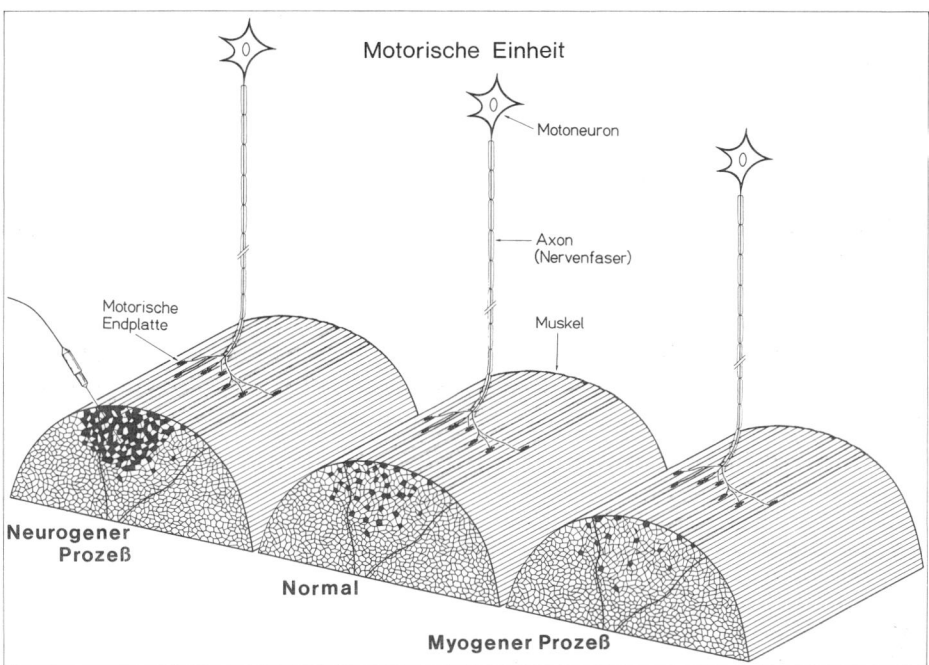

Abb. 48.2. Veränderung der Architektonik einer motorischen Einheit bei chronisch-neurogenen und bei myogenen Prozessen im Vergleich mit einer Normalsituation. Die schwarz ausgefüllten Muskelfasern werden jeweils von einer motorischen Vorderhornzelle innerviert. Bei chronisch-neurogenen Prozessen kommt es als Folge der kollateralen Aussprossung intakter Axone zu einer Zunahme der Faserdichte. Ein gegensätzlicher Prozeß spielt sich bei einer Myopathie ab

durch kollaterales Aussprossen von intakten Axonen im partiell denervierten Muskel erklärt, was zu einer „Verdichtung" und Vergrößerung des Territoriums einer motorischen Einheit führt (Abb. 48.2). Der „Verdichtungsprozeß" ist im Lichte der normalen Architektur einer motorischen Einheit und der Beziehung zum Abgriff der Ableitelektrode zu sehen (Abb. 48.3).

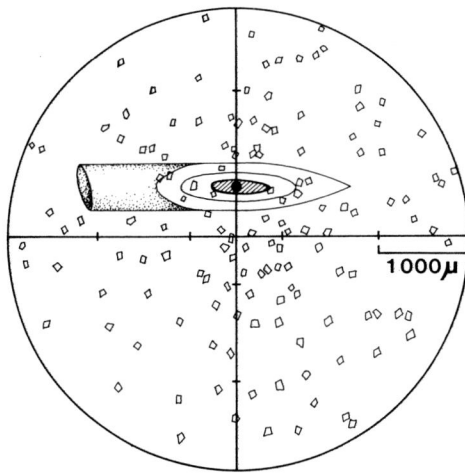

Abb. 48.3. Größenrelation zwischen EMG-Nadelelektrode, Muskelfaserdurchmesser und Areal einer motorischen Einheit

zu 5   Das mit konzentrischen Nadelelektroden 8mal registrierte MUAP (die Auslösung der Sweeps wurde jeweils durch das MUAP selbst getriggert) in Abb. 48.4 zeigt, daß zahlreiche Spätpotentialkomponenten zu diesem MUAP eine feste zeitliche Beziehung haben (sog. „linked potentials"). Sie zeigen eine ausgeprägte

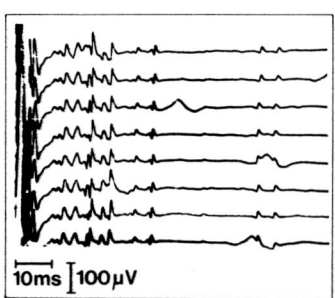

Abb. 48.4. Pathologisch konfiguriertes MUAP bei einer chronischen Vorderhornerkrankung

„kollaterale Reinnervation" denervierter Muskelfasern durch Aussprossung intakter Axone an und geben uns einen Einblick in die dynamischen Veränderungen motorischer Einheiten.

zu 6 Der fehlende Nachweis von Fi/PSW wäre noch kein völlig sicherer Beweis gegen eine spinale Muskelatrophie, Typ Kugelberg-Welander, da (vor allem in Frühstadien) eine ausgeprägte kollaterale Reinnervationstendenz ein Auftreten von Fi/PSW effektiv reduzieren kann.

zu 7 Man kann dann wegen der zahlreichen, ungeordnet erscheinenden, kurzdauernden, niederamplitudigen Potentialanteile leicht den Eindruck eines myopathischen Prozesses gewinnen.

Diagnose Verdacht auf spinale Muskelatrophie (Typ Kugelberg-Welander)

Fall Nr. 49

Schmerzen und Schwäche in den Oberschenkeln

(Polyneuropathisches Syndrom bei Diabetes mellitus)

Anamnese

Eine 52jährige Verkäuferin wurde zur stationären Behandlung aufgenommen, nachdem sich in den letzten Monaten eine allmählich zunehmende Schwäche und erhebliche Schmerzen mit nächtlicher Intensivierung (vor allem im Bereich der Hüften und Oberschenkel, gelegentlich auch der Waden) entwickelt hatten. Die Beschwerden seien links stärker als rechts ausgeprägt. Sie konnte bei Einweisung nur mit Unterstützung gehen. Sie gab an, daß bei ihr vor 6 Jahren ein Diabetes mellitus festgestellt worden sei, der diätetisch gut zu beherrschen sei. Sie habe im letzten Jahr erheblich an Gewicht verloren. Die Schmerzen habe der Hausarzt auf ein chronisches Bandscheibenleiden zurückgeführt, eine konservative physikalische Therapie blieb bisher erfolglos.

Klinisch-neurologischer Befund

Bei Inspektion deutliche Atrophie der Beinmuskulatur beidseitig, proximal betont; Linksbetonung; Schwäche der Hüftbeuger, geringer auch der Kniestrecker und Adduktoren. Schwache Eigenreflexe an den Armen, fehlende Beineigenreflexe; Minderung des Vibrationsempfindens distal (Malleoli 4/8, Zehen 2/8); Lagesinn im Bereich beider Großzehen intakt, der Liquor zeigt eine Erhöhung des Gesamteiweißes (580 mg/l) bei normaler Zellzahl.

Fragen zur Arbeitshypothese

1. Welche Diagnosen sind zu erwägen?
2. Welche unterschiedlichen pathogenetischen Vorstellungen bestehen hinsichtlich der symmetrischen distalen und asymmetrischen proximalen diabetischen Neuropathie?
3. Wie können die diabetischen Neuropathien pathohistologisch klassifiziert werden?

Antworten

zu 1 Atrophien, Reflexausfälle, Schmerzen und Diabetes mellitus legen den Verdacht auf eine proximal betonte, asymmetrische diabetische Neuropathie nahe. Als Differentialdiagnosen sind u. a. ein Kaudasyndrom, eine Panarteriitis nodosa und eine idiopathische lumbale Plexusneuritis zu erwägen.

zu 2 Während bei der symmetrisch-distalen Polyneuropathie eine primär metabolische Störung angenommen wird, werden bei der Mononeuropathie primär vaskuläre Faktoren diskutiert.

zu 3 a) Läsion vorherrschend großkalibriger, dicker Nervenfasern mit Dominieren einer segmentalen Demyelinisierung (oft bei spätmanifestem Diabetes; häufiger mit Parästhesien, Minderung des Vibrationsempfindens); b) Läsion vorherrschend kleinkalibriger, dünner Nervenfasern mit Dominieren einer axonalen Degeneration (juveniler Diabetes; oft brennende Schmerzen und Dysästhesie, Dysautonomie).

Ziele der EMG-Untersuchung

1. Erfassung der Leitfunktionsparameter.
2. Fahndung nach axonalen Schädigungszeichen.
3. Topische Diagnostik.

Elektrophysiologischer Untersuchungsbefund
(Abkürzungen und Symbole s. S. XIII)

Elektroneurographie

Motorisch

	DML	NLG	MSAP
N. medianus re.	4,2 ms	49 m/s	13 mV
N. ulnaris re.	3,9 ms	48 m/s	14 mV
N. peronaeus re.	6,5 ms (P)	39 m/s (P)	3 mV (P)
N. femoralis li.	8,2 ms (P)	–	–
N. femoralis re.	7,5 ms (P)	–	–

Sensibel

	Dist. Latenz	NLG	SNAP
N. medianus li.	3,5 ms	46 m/s	10 µV
N. suralis li.	3,7 ms	32 m/s (P)	4 µV (P)

Elektromyographie

	Spontan-aktivität Ruhe/ Insertion	Mot. Einheiten (leichte Innervation)			Interferenzbild (max. Innerva-tion)
		Dauer	Ampl.	Form	
M. iliopsoas re.	+ + HF	n	n	p	dicht
M. quadriceps re.	+	n	n	p	dicht
M. add. magnus re.	+	n	n	n	gelichtet
M. tib. ant. re.	∅	n	n	p	dicht
M. gastrocnemius re.	∅	n	n	n	dicht
Paravertebr. Musk. re.					
L_3, L_4 re.	+	n	n	n	−
L_5, S_1 re.	∅	n	n	n	−
M. iliopsoas li.	+	n	n	p	dicht
M. quadriceps li.	∅	n	n	p	dicht
M. add. magnus li.	∅	n	n	n	gelichtet
M. tib. ant. li.	∅	n	n	p	dicht
M. gastrocnemius li.	∅	n	n	n	gelichtet
Paravertebr. Musk. li					
L_3, L_4 li.	∅	n	n	n	−
L_5, S_1 li.	∅	n	n	n	−

Fragen zur EMG-Untersuchung

1. Welche diagnostischen Rückschlüsse läßt das Ergebnis der elektrophysiologischen Untersuchung zu?
2. Welche Wertigkeit ist den verschiedenen elektrophysiologischen Parametern bei den Polyneuropathien beizumessen?
3. Wie wird die Anzahl der Phasen eines MUAP bestimmt?

Antworten

zu 1 Die elektrophysiologische Untersuchung ergibt zum einen eine mäßiggradige pathologische Erniedrigung der sensiblen, geringer der motorischen NLG der unteren Extremitäten. Dieser Befund ist im Sinne einer symmetrisch-distalen Neuropathie zu werten. Zum andern ist aber eine stark linksbetonte axonale Schädigungskomponente in proximalen Muskeln der unteren Extremitäten nachzuweisen. Sie ist als proximale asymmetrische Neuropathie (Mononeuritis multiplex) aufzufassen und bestimmt derzeit vorrangig das Beschwerdebild.

zu 2   Der Bestimmung der sensiblen NLG und der Auswertung der SNAPs kommen die größte Bedeutung zu.

Danach folgen der Nachweis von Denervationspotentialen und einer herabgesetzten motorischen NLG.

zu 3   Die Bestimmung der Phasenzahl orientiert sich daran, wie häufig innerhalb des Potentials die Nullinie gekreuzt wird. Mehr als 4 Phasen gelten als pathologisch. Kommt es z. B. bei chronisch-neurogenen Prozessen zu einer Dispersion der Erregung von Muskelfasern, die zu einer motorischen Einheit gehören, so entsteht eine Verbreiterung und eine Zunahme der Phasenzahl (Abb. 49.1, s. polyphasisch A). Eine Dispersion, manchmal sogar größerer Ausprägung, kann lediglich zu einer vermehrten Aufsplitterung des Potentials führen, ohne daß die Nullinie vermehrt gekreuzt wird. Auch dieser Befund deutet auf eine pathologische Umorganisation der motorischen Einheit hin (Abb. 49.1, s. polyphasisch B).

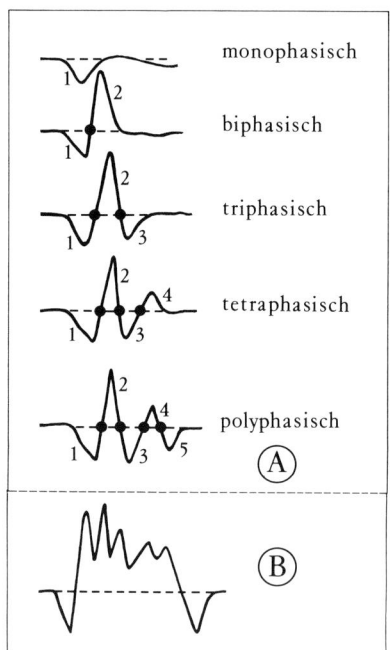

Abb. 49.1.   Bestimmung der Phasenzahl von MUAPs. Die Bestimmung der Phasenzahl orientiert sich daran, wie häufig die Nullinie gekreuzt wird

Es muß auch erwähnt werden, daß die bei der Ableitung benutzten Filter einen erheblichen Einfluß darauf haben, ob eine Teilkomponente des MUAP die Null-linie kreuzt oder nicht.

Diagnose Polyneuropathisches Syndrom bei Diabetes mellitus

Fall Nr. 50

Allgemeine Mattigkeit und Schwäche

(Endokrine Myopathie)

Anamnese

Die 66jährige, depressiv verstimmte Hausfrau klagt seit mehr als 6 Monaten über zunehmende Müdigkeit, Abgeschlagenheit und Schlaflosigkeit. Sie habe keinen Appetit, leide unter vermehrten Durchfällen und habe in den letzten 6 Monaten 8 kg an Gewicht verloren. Seit 2–3 Monaten bemerke sie eine vermehrte Kraftlosigkeit in den Armen (z. B. beim Haarkämmen) sowie beim Treppensteigen. Keine nennenswerten Schmerzen. Vor 8 Monaten sei wegen einer Cholelithiasis eine Gallenblasendarstellung mit Kontrastmittel durchgeführt worden.

Klinisch-neurologischer Befund

Allgemein schmächtiges Muskelrelief ohne isolierte Muskelatrophien; mittellebhaft symmetrisch auslösbare Arm- und Beineigenreflexe; mäßiggradige, aber signifikante Schwäche, insbesondere der Schulterabduktion, Seitwärtselevation und Außenrotation, fraglich auch der Ellbogenstrecker bds.; keine Sensibilitäts- oder Koordinationsstörungen.

Fragen zur Arbeitshypothese

1. An welche Diagnose bzw. Differentialdiagnose ist zu denken?
2. Ist die Angabe eines Fehlens von Schmerzen eine differentialdiagnostische Hilfe, z. B. zur Differenzierung zwischen Polymyositis und anderen Myopathien?
3. Welchen Einfluß hat eine nadelelektromyographische Untersuchung auf die Höhe der CK-Werte im Serum?

Antworten

zu 1 Die isolierte Schwäche mit proximaler Betonung läßt an einen myogenen Prozeß denken, wobei vor allem zwischen einer Polymyositis und einer Myopathie (endokrin?) zu differenzieren ist. Auch eine Myasthenia gravis ist auszuschließen.

zu 2 Muskelschmerzen sind bei der Polymyositis lange als diagnostisches Kriterium überinterpretiert worden. In der Mehrzahl sind sie weder ein häufiges noch ein primäres Symptom.

zu 3 Eine Nadelelektromyographie führt in der Regel zu einem geringen Anstieg der CK-Werte, zumeist erst nach einigen Stunden. Die Rückbildung erfolgt innerhalb von 48 h! Falls die CK-Bestimmung vorgesehen ist, ist zur Vermeidung einer Verfälschung des Ergebnisses die Blutabnahme vor der EMG-Untersuchung durchzuführen.

Ziele der EMG-Untersuchung

1. Fahndung nach myopathischen Schädigungszeichen.
2. Ausschluß einer Myasthenia gravis bzw. eines myasthenen Syndroms.
3. Ausschluß einer Polyneuropathie.

Elektrophysiologischer Untersuchungsbefund
(Abkürzungen und Symbole s. S. XIII)

Elektroneurographie

Motorisch

	DML	NLG	MSAP
N. medianus re.	3,7 ms	57 m/s	16 mV
N. ulnaris re.	2,9 ms	54 m/s	14 mV

Sensibel

	Dist. Latenz	NLG	SNAP
N. medianus re.	3,6 ms	51 m/s	16 μV
N. ulnaris re.	2,9 ms	52 m/s	12 μV

Elektromyographie (re.)

	Spontan- aktivität Ruhe/ Insertion	Mot. Einheiten (leichte Innervation)			Interferenzbild (max. Innerva- tion)
		Dauer	Ampl.	Form	
M. deltoideus	⊘ HF	↓	↓	P	dicht
M. triceps	⊘	N	N	P	dicht
M. biceps	⊘	↓	N	N	dicht
M. brachiorad.	⊘	N	N	N	dicht
M. inteross. I	⊘	N	N	N	dicht
M. glut. med.	⊘	↓	N	P	dicht
M. quadriceps	⊘ HF	↓	N	N	dicht
M. gastrocnemius	⊘	N	N	N	dicht
M. tib. ant.	⊘	N	N	N	dicht

Endplattenbelastungstest

Reizfrequenz	2/s	20/s
M. abd. dig. V (N. ulnaris)	kein Dekrement	kein Dekrement
M. trapezius (N. accesso- rius)	kein Dekrement	kein Dekrement

Fragen zur EMG-Untersuchung

1. Welche klinisch relevante Aussage läßt das Ergebnis der elektrophysiolo-gischen Untersuchung zu?
2. Erlaubt das EMG eine Unterscheidung zwischen einer Polymyositis und einer anderen Myopathie?
3. Welches sind elektromyographisch die kardinalen Kriterien, die zur An-nahme eines myopathischen Prozesses führen und wie kommen sie patho-genetisch zustande?
4. Woran ist ein „myopathisches" Muster akustisch erkennbar?
5. Kommt ein Funktionsverlust zahlreicher Muskelfasern innerhalb einer motorischen Einheit nur bei Myopathien vor?
6. Warum ist die Unterscheidung von myogenen und neurogen Prozessen mittels EMG in der Praxis keineswegs immer einfach?

7. Die Auswertung verkürzter polyphasischer Einheiten erfordert ein vielfaches Sondieren der Nadelelektroden. Wodurch läßt sich die damit verbundene Schmerzbelastung des Patienten reduzieren?

Antworten

zu 1 Als auffällige Befunde sind a) ein gehäuftes Auftreten verkürzter Aktionspotentiale motorischer Einheiten im M. deltoideus, M. biceps, M. glut. med., M. quadriceps, b) vermehrt polyphasische Potentiale sowie c) pseudomyotone Entladungen zu beobachten. Diese Befunde sind mit einem myopathischen Prozeß vereinbar.

zu 2 Diese Differenzierung kann in der Regel durch das EMG nicht erreicht werden. Sie muß klinisch erfolgen.

zu 3 Die wichtigsten Kriterien sind eine Verkürzung der Potentialdauer und eine vermehrte Polyphasie der MUAPs, daneben häufig auch eine frühzeitige Rekrutierung einer hohen Zahl motorischer Einheiten bei noch geringer Kraftentfaltung (s. auch Abb. 41.1). Die Veränderungen erklären sich aus der Tatsache eines Unterganges (Degeneration) einzelner Muskelfasern für jede motorische Einheit (s. auch Abb. 48.2).

zu 4 Die kurzen Potentiale bzw. Potentialanteile (1–5 ms) bewirken eine Frequenzverschiebung des akustischen Signals in Richtung höherer Frequenzen. Der Erfahrene kann diese akustische Information differentialdiagnostisch mit Gewinn einbeziehen. Eine Beschreibung dieses akustischen Signals ist schwer möglich und kann dem Lernenden nur allmählich vermittelt werden.

zu 5 Dies kommt sowohl bei den primären myopathischen Erkrankungen (Muskeldystrophien, kongenitale und erworbene Myopathien) als auch bei der periodischen Paralyse, der Polymyositis und bei Störungen der neuromuskulären Übertragung (Myasthenia gravis, myasthenes Syndrom, Botulismus) vor.

zu 6 a) Bei neurogenen Prozessen kann sich der pathologische Prozeß an den Axonterminalen abspielen, was zu einer selektiven Denervation einzelner Muskelfasern einer motorischen Einheit führen kann. b) Im Rahmen von Reinnervationsprozessen, z.B. nach traumatischer Nervenläsion, kann eine motorische Einheit zunächst nur aus wenigen Muskelfasern bestehen. Dies bedeutet verkürzte Potentialdauer und polyphasische Potentialkonfiguration. In beiden Fällen verursacht also ein primär neurogener Prozeß Veränderungen der motorischen Einheit, die typischerweise mit einer Myopathie assoziiert sind.

zu 7 Es ist empfehlenswert, die Nadel von einer Punktionsstelle aus in verschiedene Richtungen zu sondieren, da hierdurch die mehrfache Erregung der Schmerzafferenzen in der Haut reduziert wird (Abb. 50.1).

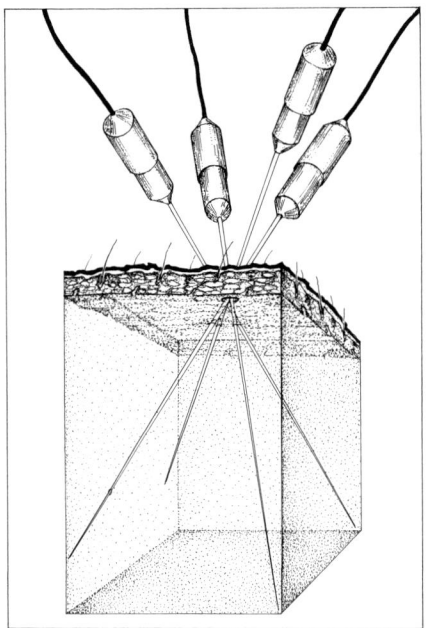

Abb. 50.1. Punktion verschiedener Muskelanteile über eine Hautperforation

Diagnose Endokrine Myopathie bei Altershyperthyreose
(Die Labordiagnostik ergab eine ausgeprägte hyperthyreote Stoffwechsellage)

Fall Nr. 51

Verwaschene Sprache und Schwäche beim Gehen

(Amyotrophe Lateralsklerose)

Anamnese

Der 52jährige Matrose wurde von seinem Hausarzt zur Abklärung einer allgemeinen Schwäche eingewiesen. Erst auf Befragen räumte er ein, daß er seit einigen Monaten undeutlicher spreche (seine Frau habe ihn darauf aufmerksam gemacht!). Er sei vor 2 Jahren an der Bandscheibe operiert worden, sei aber trotz dieser Operation nie beschwerdefrei gewesen. Er glaube, daß seine Gangstörung damit zu tun habe. Er könne nicht mehr auf den Zehen gehen, auch habe er eine Schwäche in den Händen, besonders beim Türaufschließen.

Klinisch-neurologischer Befund

Leichte Dysarthrie mit Verschlucken von Silben; keine Zungenatrophie; deutliche Atrophie der kleinen Handmuskeln (rechtsbetont); Faszikulationen im Bereich der oberen und unteren Extremitäten (vom Patienten nicht wahrgenommen); schmächtige Schultermuskulatur; Paresen der kleinen Handmuskeln bds., besonders der Mm. interossei; diskrete Absinktendenz des rechten Arms im Vorhalteversuch; Zehengang und Fersengang möglich; Einbeinhüpfen bds. nicht möglich; Armeigenreflexe symmetrisch mittellebhaft; Beineigenreflexe lebhaft mit verbreiterter Reflexzone des PSR und erschöpflichem PSR-Klonus rechts; ASR bds. sehr lebhaft; Babinski rechts positiv; Sensibilität und Koordination intakt.

Fragen zur Arbeitshypothese

1. Welche Bedeutung ist im vorliegenden Fall den Faszikulation beizumessen?

2. Welche Erkrankung kann eine amyotrophe Lateralsklerose vortäuschen?
3. Ist eine elektrophysiologische Untersuchung überhaupt notwendig?

Antworten

zu 1 Den Faszikulationen ist eine um so stärkere Bedeutung beizumessen, je eindeutiger zusätzliche Zeichen einer neurogenen Schädigung (z. B. Atrophien, Paresen) vorliegen. Dies ist hier der Fall. Zusammen mit der Hyperreflexie und den Pyramidenbahnzeichen ist eine amyotrophe Lateralsklerose wahrscheinlich.

zu 2 Eine zervikale Myelopathie bei Spondylose und Entwicklungsanomalien im kraniozervikalen Übergang kann wegen der peripheren Schädigungszeichen im Bereich der Hirnnerven bzw. der oberen Extremitäten und der zentralen Schädigungszeichen, insbesondere im Bereich der unteren Extremitäten, eine amyotrophe Lateralsklerose imitieren.

zu 3 Eine EMG-Untersuchung ist für die Diagnosestellung und zur prognostischen Beurteilung (Ausmaß von Denervation und Reinnervation) wertvoll. Ein generalisierter Vorderhornprozeß kann häufig nur elektromyographisch nachgewiesen werden!

Ziele der EMG-Untersuchung

1. Fahndung nach peripher-neurogenen Schädigungszeichen im Bereich der oberen und unteren Extremitäten, um zwischen einem zervikalen und einem generalisierten neurogenen Schädigungsprozeß zu differenzieren.
2. Fahndung nach peripheren Schädigungszeichen im Bereich der bulbären Muskulatur (z. B. M. masseter).
3. Ausschluß eines polyneuropathischen Prozesses.

Elektrophysiologischer Untersuchungsbefund
(Abkürzungen und Symbole s. S. XIII)

Elektroneurographie

Motorisch

	DML	NLG	MSAP
N. medianus re.	4,1 ms	56 m/s	8 mV (P)
N. ulnaris re.	2,5 ms	53 m/s	6 mV (P)
N. peronaeus re.	5,2 ms	42 m/s	9 mV

Sensibel

	Dist. Latenz	NLG	SNAP
N. medianus	2,8 ms	51 m/s	16 μV
N. ulnaris	2,6 ms	49 m/s	10 μV
N. suralis	3,5 ms	46 m/s	11 μV

Elektromyographie

	Spontan-aktivität Ruhe/ Insertion	Mot. Einheiten (leichte Innervation) Dauer	Ampl.	Form	Interferenzbild (max. Innervation)
M. masseter re.	∅	n	n	n	dicht
Zungenmuskulatur	∅	n	n	n	dicht
M. deltoideus re.	+ FA	↑	↑	P	dicht
M. biceps re.	+ FA	↑	n	P	dicht
M. brachioradialis re.	+ FA	n	n	n	gelichtet
M. interosseus re.	+ + FA	↑	↑	P	Einzelpotentiale
M. abd. poll. brev. re.	+ + FA	↑	n	P	gelichtet
M. quadriceps li.	+ FA	n	n	n	dicht
M. tibialis ant.	+ + FA	↑	↑	P	gelichtet
M. gastrocnemius	+ FA	n	n	n	dicht
M. inteross. I (pes)	+ + FA	n	n	n	dicht
M. ext. dig. brev.	+ FA	n	n	n	gelichtet

Fragen zur EMG-Untersuchung

1. Wie sind die elektrophysiologischen Befunde zu interpretieren?
2. Welche elektrophysiologischen Befunde werden als Ausdruck eines langsam fortschreitenden und damit prognostisch günstigeren Prozesses angesehen?
3. Welche Abnormalitäten sind generell bei einer chronischen Vorderhornerkrankung zu erwarten?
4. a) Wo entstehen Faszikulationspotentiale? b) Wie lassen sich Faszikulationspotentiale bei amyotropher Lateralsklerose von benignen FA unterscheiden?
5. Welche elektrophysiologischen Kriterien sollten vorhanden sein, um eine amyotrophe Lateralsklerose anzunehmen?
6. Welche Aussagen erlaubt die Analyse des Rekrutierungsmusters motorischer Einheiten (Interferenz) bei der Aufforderung zur Maximalinnervation?
7. Worin bestehen die Schwierigkeiten bei der objektiven Bewertung des Interferenzmusters?

Antworten

zu 1 Vom EMG-Befund her (ausgedehnter Denervationsprozeß, ubiquitäres Faszikulieren) liegt ein ausgedehnter, diffuser neurogener Schädigungsprozeß im Bereich der oberen und unteren Extremitäten vor; zusammen mit den klinischen Befunden ist damit eine amyotrophe Lateralsklerose sehr wahrscheinlich.

zu 2 Polyphasische motorische Einheiten mit sog. Spätpotentialkomponenten signalisieren Reinnervationsphänomene (sog. kollaterales „Sprouting").

zu 3
  a) Denervation und Reinnervation
  b) Normale oder nur leicht herabgesetzte motorische NLG
  c) Normale sensible NLG
  d) Spontane Impulsgeneration in motorischen Axonen

zu 4 a) Auf jedem Niveau des peripheren Nervs können Faszikulationspotentiale (FA) „ektopisch" entstehen, wahrscheinlich aber überwiegend in den motorischen Axonterminalen oder Präterminalen (s. auch Abb. 35.1). b) Es gibt keine verläßliche Methode, benigne von malignen FA zu unterscheiden. Je mehr ein FA

Fall Nr. 52

Unsicherer, breitbeiniger Gang

(Alkoholische Polyneuropathie)

Anamnese

Ein 42jähriger Lehrer wurde überwiesen zur Abklärung einer fraglichen Commotio cerebri. Er trinke seit Jahren täglich 1/2 l Rotwein und einige Schnäpse. Wegen eines Unterschenkelbruchs sei er seit 3 Monaten krank geschrieben. Er sei seit 3 Jahren geschieden, lebe deswegen allein und koche für sich selbst. In den letzten Wochen sei er häufiger gestürzt. Die Einweisung erfolgte nach Sturz auf einer Treppe und fraglicher Benommenheit.

Klinisch-neurologischer Befund

Breitbeiniger, unsicherer Gang; Angabe eines Wadendruckschmerzes bds.; Zehen- oder Fersenstand nicht möglich; Fuß- und Zehenhebung mäßiggradig paretisch; Armeigenreflexe schwach symmetrisch, Beineigenreflexe nicht auslösbar; Romberg unsicher; Knie-Hacken-Versuch dysmetrisch; FNV ausreichend zielsicher; Haltetremor der Arme; Schmerz und Berührungsempfindung im Fußbereich herabgesetzt; Vibrationsempfinden im Zehen- und Fußbereich reduziert; Lagesinn intakt; deutliches Untergewicht.

Fragen zur Arbeitshypothese

1. Welche Diagnose ist klinisch zu vermuten?
2. Welche Charakteristika zeigt eine alkoholbedingte Polyneuropathie?
3. Wie ist der Begriff „Dying-back"-Neuropathie zu verstehen?
4. Welche Neuropathien vom axonalen Schädigungstyp zeigen weniger häufig den „Dying-back"-Typ?

Antworten

zu 1 Unter Berücksichtigung der Alkoholanamnese und des klinischen Befundes ergibt sich der Verdacht a) auf eine Gangataxie (Atrophie des Lobus anterior cerebelli) und b) auf eine alkoholbedingte Polyneuropathie.

zu 2 Die Unterteilung der symmetrischen Polyneuropathien in Polyneuropathien vom axonalen und demyelinisierenden Typ (s. auch Fall 54) ist zwar im Einzelfall oft nicht befriedigend, aber dennoch (nicht nur aus didaktischen Gründen) sinnvoll. Bei der alkoholbedingten Polyneuropathie liegt in der Mehrzahl der Fälle eine distale Axonopathie vor, die in den unteren Extremitäten dominiert.

zu 3 Bei einigen Formen der Polyneuropathie vom axonalen Schädigungstyp (chronischer Alkoholismus, Urämie, Karzinom) betrifft die axonale Degeneration initial die distalsten Segmente der längsten Nervenfasern. Die distale Dominanz und das zentripetale Fortschreiten der Degeneration gab ihr den Namen „Dying-back"-Neuropathie unter der Vorstellung, daß der „axonale Flow" in den am weitesten vom Neuron entfernten Abschnitten am frühesten betroffen ist. Das Konzept der „Dying-back"-Neuropathie ist nicht völlig unumstritten.

zu 4 Akute intermittierende Porphyrie, Thiaminmangel, Trikresylphosphatintoxikation.

Ziele der EMG-Untersuchung

1. Fahndung nach Polyneuropathie.
2. Abklärung des Ausmaßes des axonalen Schädigungsprozesses.

Elektrophysiologischer Untersuchungsbefund
(Abkürzungen und Symbole s. S. XIII)

Elektroneurographie

Motorisch (re.)

	DML	NLG	MSAP
N. peronaeus	5,0 ms	49 m/s	6 mV
N. tibialis	5,6 ms	48 m/s	4 mV (P)

Sensibel (re.)

	Dist. Latenz	NLG	SNAP
N. suralis	5,1 ms	40 m/s	5 μV (P) (Averaging)

Elektromyographie

	Spontan- aktivität Ruhe/ Insertion	*Mot. Einheiten* (leichte Innervation) Dauer	Ampl.	Form	*Interferenzbild* (max. Innerva- tion)
M. tibialis ant. bds.	+ +	↑	↑	p	gelichtet
M. gastrocnemius bds.	+	n	n	n	gelichtet
M. ext. dig. brev. bds.	+	n	n	n	gelichtet
M. quadriceps bds.	∅	n	n	p	dicht
M. iliopsoas bds.	∅	n	n	p	dicht
M. interosseus I bds.	+ +	n	n	n	gelichtet

Fragen zur EMG-Untersuchung

1. Welche Diagnose wird durch die elektrophysiologische Untersuchung ge- stützt?
2. Welche Bedeutungen haben die Leitfunktionsuntersuchungen bei der al- koholischen Polyneuropathie?
3. Im M. tibialis bds. wurden mehrere Potentiale wie in Abb. 52.1 beobach- tet. Wie ist dieser Befund zu interpretieren?

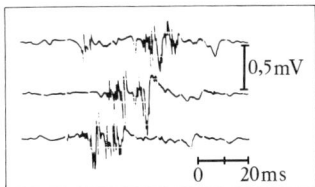

Abb. 52.1. Darstellung von MUAPs, abgeleitet aus dem M. tibialis ant., bei einem Patien- ten mit einer alkoholischen Polyneuropathie. Die Dauer ist verlängert und die Konfigura- tion im Sinne einer pathologischen Polyphasie verändert

Antworten

zu 1   Im Vordergrund steht eine Denervation in den Unterschenkelmuskeln, die unter Berücksichtigung der Anamnese und Klinik (Sensibilität, Reflexe) als Polyneuropathie vom axonalen Schädigungstyp zu werten ist.

zu 2   Wie auch bei anderen axonalen Polyneuropathien ist eine verlangsamte Leitfunktion kein vorrangiges Symptom bei der alkoholischen Neuropathie und wenn, nur in sehr fortgeschrittenen Stadien zu beobachten. Hingegen ist eine reduzierte Amplitude des sensiblen Nerven-, weniger häufig auch des motorischen Antwortpotentials oft schon frühzeitig erfaßbar. Auch eine Verlängerung der DML wird selten beobachtet.

zu 3   Es handelt sich um stark polyphasisch aufgesplitterte, verbreiterte Potentiale. Sie belegen a) einen chronischen Prozeß und sprechen b) für ein verändertes Territorium motorischer Einheiten als Folge einer vermehrten initialen axonalen Degeneration und späteren Regeneration.

Diagnose   Alkoholische Polyneuropathie

Fall Nr. 53

Mißempfindungen an den Akren

(Tetanie)

Anamnese

Die 23jährige, depressiv wirkende Sekretärin berichtet über anfallsartige Zustände mit Schwindelgefühlen, schmerzhaften Parästhesien in beiden Händen mit gelegentlicher Muskelverkrampfung. Zweimal ist es beim Einkaufen in einem Supermarkt zu diesen Anfällen gekommen.

Neurologischer Befund

Unauffälliger neurologischer Status. Trousseau-Phänomen negativ (keine Karpalspasmen bei Oberarmstauung). Chvostek-Phänomen positiv.

Fragen zur Arbeitshypothese

1. Warum ist die klinische Diagnosestellung bei einer Tetanie bzw. tetanischen Anfällen oft schwierig?
2. Welche differentialdiagnostischen Überlegungen sind anzustellen?
3. Welche klinischen Testverfahren helfen im Intervall, eine tetanische Anfallsbereitschaft nachzuweisen?
4. Welche Ursache ist bei tetanischen Anfällen am häufigsten?

Antworten

zu 1 Da in der Mehrzahl der Fälle im „anfallsfreien Intervall" die Symptomenkonstellation mit häufig unklaren „vegetativen" Symptomen eher uncharakteristisch ist.

zu 2   Die Akroparästhesien lassen an eine Neuropathie oder an ein Karpaltunnelsyndrom denken.

zu 3   Nachweis a) des Chvostek-Phänomens (bei Beklopfen des Fazialisstamms Zuckungen des M. orbicularis oculi, des Nasenflügels und des Mundwinkels, b) des Trousseau-Phänomens (bei Stauung des Oberarms mit einer Blutdruckmanschette Auftreten von Karpalspasmen), c) des Lust-Zeichens (bei Beklopfen des N. peronaeus communis am Fibulaköpfchen kommt es zu einer Hebung des äußeren Fußrandes (R. superficialis).

zu 4   Die Hyperventilationstetanie (normokalzämisch) steht hinsichtlich Häufigkeit an erster Stelle aller Tetanieformen.

Ziele der EMG-Untersuchung

1. Nachweis einer latenten Tetanie.
2. Ausschluß eines Karpaltunnelsyndroms.
3. Abklärung einer Polyneuropathie.

Elektrophysiologischer Untersuchungsbefund
(Abkürzungen und Symbole s. S. XIII)

Elektroneurographie

Motorisch

	DML	NLG	MSAP
N. medianus re.	3,4 ms	56 m/s	20 mV
N. ulnaris re.	2,9 ms	54 m/s	18 mV

Sensibel

	Dist. Latenz	NLG	SNAP
N. medianus re.	3,2 ms	58 m/s	42 µV
N. ulnaris re.	2,6 ms	55 m/s	35 µV

Elektromyographie

Tetanietest	Nadel-EMG
M. interosseus I re.	
Schritt 1: Insertion	normal
Schritt 2: 3 min Oberarmstauung re.	keine Spontanaktivität
Schritt 3: 3 min Kontrolle	nach 1 min Dupletten während 2 min
Schritt 4: 3 min Hyperventilation	nach 2 min Dupletten und Multipletten
Schritt 5: 3 min Kontrolle	Rückbildung nach 2 min

Fragen zur EMG-Untersuchung

1. Wie ist der EMG-Befund zu interpretieren?
2. Wie wird die Tetanietestung durchgeführt und worin besteht die generelle Schwierigkeit?
3. Wodurch unterscheidet sich die tetanische Spontanaktivität von anderen, nicht tetanisch gruppierten Serienentladungen?
4. Sind Dupletten, Tripletten oder Multipletten spezifisch für eine Tetanie?

Antworten

zu 1 Die typischen, gruppierten, spontanen Doppel-, Dreifach- oder Mehrfachentladungen (sog. Duplets, Triplets oder Multiplets) belegen das Vorliegen einer latenten Tetanie.

zu 2 Der Tetanietest sollte grundsätzlich in einer standardisierten Form in mehreren Schritten durchgeführt werden.

Schritt 1: Insertion der Nadel (am besten kleine Handmuskeln wie M. interosseus I oder M. abd. dig. V). Beobachtung der Spontanaktivität in Ruhe.

Schritt 2: 3minütiges Anlegen einer Oberarmmanschette mit suprasystolischer Drosselung der Blutzufuhr (Trousseau). Beobachtung der Spontanaktivität.

Schritt 3: Lösen der Blutdruckmanschette. Beobachten der Spontanaktivität für mindestens 3 min! Das Einsetzen der Spontanaktivität kann verspätet auftreten!

Schritt 4: Bei fehlendem Nachweis von repetitiven Entladungsserien 3 min Hyperventilation (ca. 20 tiefe Atemzüge/min).

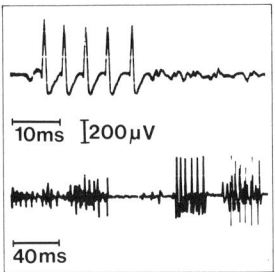

Abb. 53.1. Multiplets im EMG bei latenter Tetanie. Bei rascher Kippgeschwindigkeit (oben) läßt sich erkennen, daß die Konfiguration der Einzelkomponenten sehr ähnlich ist und die Intervalle zwischen den Komponenten sehr stabil sind

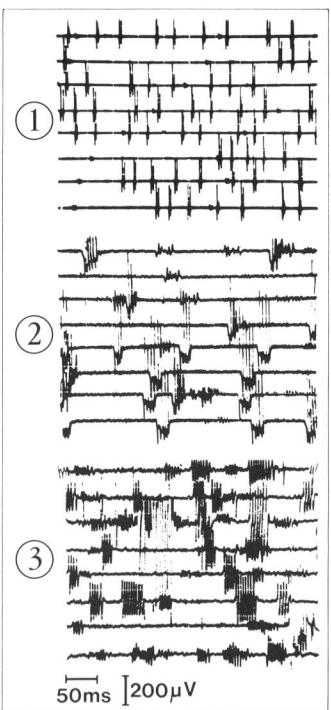

Abb. 53.2. Beispiele postischämischer tetanischer Aktivität. 1. Gruppen von 2–3 Dupletten in nahezu rhythmischer Entladungsfolge. 2. Multipletten (5- bis 10fach) in unregelmäßiger Entladungsfolge und wechselnder Amplitude. 3. Dichte Folge von Multipletten (bis 11fach). Ableitung mit konzentrischer Nadelelektrode aus dem re. M. interosseus dorsalis I

Schritt 5: Bei fehlendem Nachweis von Spontanentladungsserien: 3 min lang Oberarmkompression (Trousseau) mit gleichzeitiger Hyperventilation.

Die generelle Schwierigkeit des EMG-Tetanietests besteht in einer unzureichenden Quantifizierbarkeit. Die Festlegung der Dauer der standardisierten Testverfahren (Trousseau, Hyperventilation) ist willkürlich, eine präzise Abgrenzung zwischen „gesund" und „pathologisch" manchmal schwierig.

zu 3 Bei den gruppierten tetanischen Spontanentladungen (Dupletten, Tripletten, Multipletten) sind die Einzelkomponenten innerhalb einer Gruppe sehr ähnlich und die Intervalle zwischen den einzelnen Potentialen stabil; zumeist zwischen 2 und 20 ms, das Intervall zwischen Potential 1 und 2 ist fast immer kleiner als zwischen Potential 2 und 3 (Abb. 53.1 u. 53.2).

zu 4 Sie können (allerdings selten!) auch bei Vorderhornerkrankungen, Guillain-Barré-Syndrom, Neuropathien, Neuromyotonie und Radikulopathien beobachtet werden.

Diagnose Tetanie

Fall Nr. 54

Unklare Gangstörung

(Neurale Muskelatrophie, HSMN I)

Anamnese

Ein 19jähriger Lehrling wurde zur Abklärung einer Gangstörung eingewiesen. Der Mutter war schon vor Jahren ein etwas merkwürdiger Gang − eine Art Watschelgang − aufgefallen. In der Schule bemerkte der junge Patient, daß er nicht so schnell wie seine Mitschüler rennen konnte. In den letzten 2 Jahren fiel ihm eine zunehmende Ungeschicklichkeit der Hände auf. Ein 6 Jahre älterer Bruder sei von der Bundeswehr zurückgestellt, da bei ihm eine Nervenstörung festgestellt worden sei.

Klinisch-neurologischer Befund

Bei Inspektion schmächtiges Muskelrelief der Ober- und Unterschenkel bds.; Atrophie des M. ext. dig. brevis bds.; Hohlfüße; diskrete Parese der kleinen Handmuskeln (Fingerspreizen, Daumenopposition und -abduktion leicht paretisch); beidseitig deutliche Fußheber- und diskrete -senkerparese (insgesamt rechtsbetont); Armeigenreflexe und Patellarsehnenreflex schwach symmetrisch vorhanden; ASR bds. erloschen; Pallhypästhesie im Bereich der Zehen (5/8); Koordination intakt; keine verdickten Nerven tastbar.

Fragen zur Arbeitshypothese

1. Welche (Differential-)Diagnose steht zur Diskussion?
2. Welche Einteilung der hereditären sensomotorischen Neuropathien wird bevorzugt?

3. Mit welcher Form der neuralen Muskelatrophie werden die sog. „Storchenbeine" assoziiert? Welche Unterschiede ermöglichen die Abgrenzung der neuralen Muskelatrophie (Charcot-Marie-Tooth) von der hereditären Neuropathie, Typ Déjerine-Sottas?

Antworten

zu 1 Die Fußheberschwäche, die erloschenen ASR und das herabgesetzte Vibrationsempfinden lassen an eine Polyneuropathie denken. Die Familienanamnese spricht für eine erbliche Form einer Neuropathie. Der Hohlfuß ließe auch einen Morbus Friedreich vermuten.

zu 2 P. J. Dyck hat 7 Typen einer hereditären sensomotorischen Neuropathie (HSMN) beschrieben. Typ I und II sind 2 Subtypen der Charcot-Marie-Tooth-Erkrankung, Typ 3 entspricht der Variante Déjerine-Sottas, bei dem Typ 4 handelt es sich nach alter Nomenklatur um den Morbus Refsum, Typ 5 beschreibt eine spastische Paraparese mit Neuropathie, Typ 6 und 7 sind Neuropathien mit Optikusatrophie bzw. Retinitis pigmentosa.

zu 3 Innerhalb der neuralen Muskelatrophie (Charcot-Marie-Tooth) lassen sich 2 verschiedene (autosomal-dominant vererbte) Subtypen unterscheiden: a) eine hypertrophische Form (HSMN I) mit starken Leitverzögerungen, b) eine neuronale Form (HSMN II) mit nur geringen Leitverzögerungen und späterer Manifestation (frühes Erwachsenenalter). „Storchenbeine" sind typisch für HSMN II, weniger für HSMN I.
  Die sog. hypertrophische Neuropathie (HSMN III, Déjerine-Sottas) wird autosomal-rezessiv vererbt, beginnt bereits in der Kindheit und zeigt die stärksten Leitverzögerungen überhaupt.

Elektrophysiologischer Untersuchungsbefund
(Abkürzungen und Symbole s. S. XIII)

Elektroneurographie
Motorisch

	Distale mot. Latenz	NLG	MSAP
N. medianus re.	7,5 ms (P)	24 m/s (P)	10 mV
N. ulnaris re.	6,9 ms (P)	23 m/s (P)	7 mV (P)
N. peronaeus	8,2 ms (P)	15 m/s (P)	5 mV (P)
N. tibialis re.	10,2 ms (P)	12 m/s (P)	6 mV (P)

Sensibel

	Dist. Latenz	NLG	SNAP
N. medianus li.	5,1 ms (P)	27 m/s (P)	4 μV (P)
N. suralis li.	nicht bestimmbar		

Elektromyographie (re.)

	Spontan-aktivität Ruhe/ Insertion	Mot. Einheiten (leichte Innervation) Dauer	Ampl.	Form	Interferenzbild (max. Innerva-tion)
M. quadriceps fem.	∅	n	n	n	dicht
M. tib. ant.	+ FA	N	↑	P	gelichtet
M. gastrocnemius	∅	↑	↑	P	gelichtet
M. ext. dig. brev.	∅	↑	↑	P	gelichtet
M. deltoideus	∅	n	n	n	dicht
M. biceps brachii	∅	n	n	n	dicht
M. brachioradialis	∅	n	n	n	dicht
M. interosseus I	+	↑	↑	P	gelichtet
M. abd. poll. brev.	+ +	↑	↑	P	gelichtet

Fragen zur EMG-Untersuchung

1. Wie sind die elektrophysiologischen Befunde interpretierbar?
2. Wie ist die Tatsache zu erklären, daß trotz der stark verlangsamten NLG keine nennenswerte Aufsplitterung bzw. Verbreiterung der Amplitude der abgeleiteten MSAPs vorliegt?
3. Welcher elektrophysiologische Befund ist ein differentialdiagnostisches Argument gegen eine chronische Polyradikulitis?
4. Welche grobe Einteilung der Neuropathien ist für jede differentialdiagnostische Überlegung von großer Bedeutung? Welche unterschiedlichen EMG- und NLG-Veränderungen sind dabei zu beobachten?
5. Welche elektrophysiologischen Unterschiede sind zwischen HSMN I und HSMN II festzustellen?

Antworten

zu 1 Abnorm reduzierte motorische bzw. sensible Leitgeschwindigkeiten unter 25 m/s sollten immer den Verdacht auf eine hereditäre Neuropathie oder Polyneuropathie bei Paraproteinämien (sog. Gammopathien) aufkommen lassen. Das gleiche gilt für eine ubiquitäre hochgradige Verlangsamung der DML. In Verbindung mit der Anamnese und den klinischen Befunden ist im vorliegenden Fall somit eine neurale Muskelatrophie (Typ HSMN I) wahrscheinlich.

zu 2 Dies weist darauf hin, daß die verschiedenen Nervenfaseranteile sehr gleichförmig betroffen sind und deshalb keine Dispersion zur Entstehung kommt.

zu 3 Bei hereditären Neuropathien ist − anders als bei entzündlichen Neuropathien − das Ausmaß der Erniedrigung der Leitgeschwindigkeiten bei einem Patienten von einem Nerv zum andern ähnlich, auch innerhalb verschiedener erkrankter Mitglieder der Familie.

zu 4 Die grobe Einteilung der Polyneuropathie in a) den primär demyelinisierenden Läsionstyp und b) den primär axonal degenerativen Läsionstyp hat sich als sehr brauchbar erwiesen, auch wenn die Realität zeigt, daß es häufig Überschneidungen gibt (Abb. 54.1); ausgeprägte Demyelinisierung führt oft sekundär zu axonaler Degeneration, und axonale Neuropathien können umgekehrt sekundär paranodale Demyelinisierungen verursachen.

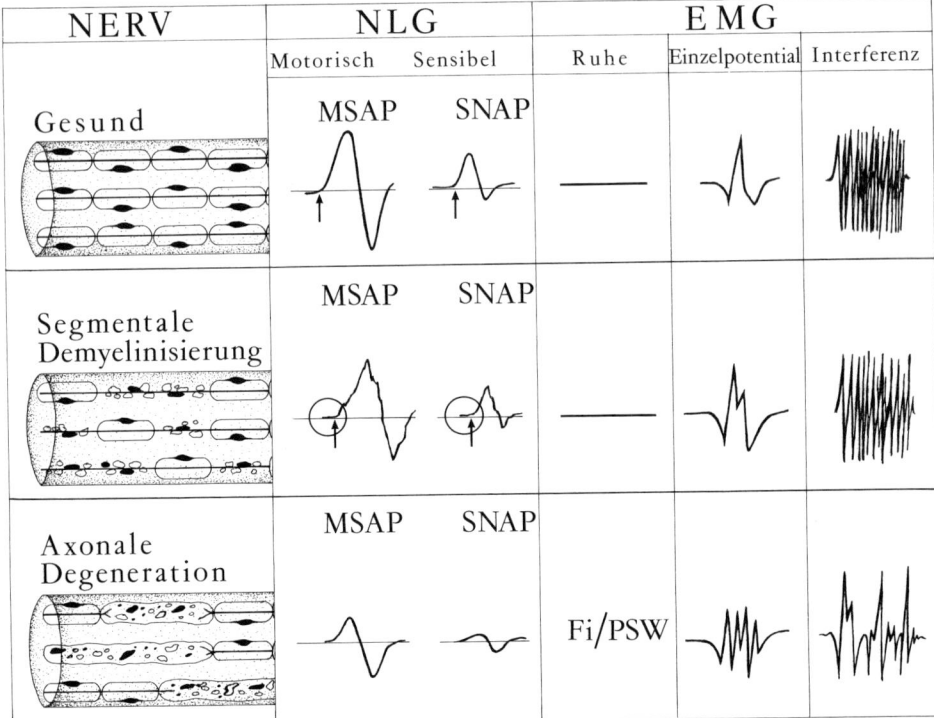

NERV	NLG		EMG		
	Motorisch	Sensibel	Ruhe	Einzelpotential	Interferenz
Gesund	MSAP	SNAP			
Segmentale Demyelinisierung	MSAP	SNAP			
Axonale Degeneration	MSAP	SNAP	Fi/PSW		

Abb. 54.1. Elektromyographische und elektroneurographische Befunde bei Polyneuropathien mit dominierender segmentaler Demyelinisierung bzw. axonaler Degeneration

Bei der axonalen Degeneration kommt es zum Verlust vor allem der dicken,
schnelleitenden Fasern; dies kann bei ausgeprägten Formen zu einer leichten Reduktion der NLG führen (<20%). Die Amplitude des Muskelantwortpotentials
jedoch ist stark reduziert. Das EMG zeigt im akuten Stadium eine Reduktion motorischer Einheiten, im chronischen Stadium zusätzlich polyphasische Aktionspotentiale (verbreitert) sowie Fi und PSW (s. Abb. 54.1).

Bei der segmentalen Demyelinisierung tritt in erster Linie eine deutliche Erniedrigung der Leitfunktionsparameter auf (gelegentlich auch eine Reduktion der
Amplitude des MSAP − bei Leitungsblock von Nervenfasern − und eine Verbreiterung des MSAP infolge einer vermehrten zeitlichen Streuung) (s. Abb. 54.1).

zu 5 Bei der HSMN I (hypertrophische Form) steht die segmentale Demyelinisa-
tion und damit die deutliche motorische und sensible Leitverzögerung (inkl.
DML) im Vordergrund.

Bei der HSMN II (neuronale Form) überwiegt die (chronische!) axonale Schädigungskomponente. Es kommt a) zu einer Amplitudenreduktion des sensiblen bzw. motorischen Antwortpotentials und b) zu verbreiterten Potentialen motorischer Einheiten, Faszikulationspotentialen sowie Fi und PSW.

Diagnose

Verdacht auf neurale Muskelatrophie (Charcot-Marie-Tooth); HSMN I

Fall Nr. 55

Allgemeine Steifigkeit der Muskulatur

(Myotonia congenita)

Anamnese

Der 17jährige Schüler gibt an, daß er schon seit der Kindheit bemerkt habe, daß er nach längerer Ruhe Schwierigkeiten habe, „in Gang zu kommen". Seine Muskeln seien dann völlig verkrampft. Es falle ihm auch generell schwer, seine Muskeln völlig zu entspannen. Nach mehrfacher Durchbewegung, z. B. nach dem Aufstehen von einem Stuhl, normalisiere sich der Zustand. Wegen der Verkrampfungen habe er nie richtig schwimmen können. Die Eltern und 2 Geschwister seien gesund.

Klinisch-neurologischer Befund

Athletischer Habitus; gut entwickelte Schulter- und Oberschenkelmuskulatur; keine Parese; unauffälliger Reflexstatus an Armen und Beinen; keine Sensibilitäts- und Koordinationsstörungen; verlangsamtes Öffnen der Hand nach forciertem Faustschluß; nach Beklopfen der Zunge, geringer auch des Thenars, Dellenbildung mit verzögerter Rückbildung.

Fragen zur Arbeitshypothese

1. An welches Syndrom ist bei Angabe einer erschwerten Relaxation zu denken?
2. Bei welchen Erkrankungen wird eine erschwerte Muskelrelaxation beobachtet und welche ist im vorliegenden Fall anzunehmen?

3. Bei Myotonia congenita werden 2 klinische Formen unterschieden. Welche?

4. Ist die Abgrenzung der Myotonia congenita von der dystrophischen Myotonie einfach?

Antworten

zu 1   An ein myotones Syndrom.

zu 2   Eine myotone Reaktion kommt sowohl bei kongenitaler Myotonie, bei dystrophischer Myotonie als auch bei Paramyotonia congenita, gelegentlich auch bei Adynamia episodica hereditaria vor.

zu 3   a) Eine dominante Form (Thomsen) mit frühkindlichem Beginn und mildem Verlauf; b) eine rezessive Form (Becker) mit späterem Erkrankungsbeginn und stärkerer Beeinträchtigung.

zu 4   Diese Differentialdiagnose ist gelegentlich nicht ganz einfach, da die rezessive Form einer kongenitalen Myotonie mit distaler Schwäche einhergehen kann. Der Nachweis des Fehlens von Katarakt, endokrinen Symptomen und Stirnglatze ist häufig hilfreich.

Ziele der EMG-Untersuchung

1. Fahndung nach myotonen Reaktionen.
2. Ausschluß myopathischer Veränderungen.
3. Ausschluß einer Paramyotonia congenita.

Elektrophysiologischer Untersuchungsbefund
(Abkürzungen und Symbole s. S. XIII)

Elektroneurographie

nicht durchgeführt

Elektromyographie (bds.)

	Spontan- aktivität Ruhe/ Insertion	Mot. Einheiten (leichte Innervation)			Interferenzbild (max. Innerva- tion)
		Dauer	Ampl.	Form	
M. deltoideus	myotone Serien	n	n	n*	dicht
M. brachioradialis	myotone Serien	n	n	n	dicht
M. interosseus I	myotone Serien	n	n	n	dicht
M. tibialis anterior	myotone Serien	n	n	n	dicht

* wegen myotoner Serien erschwert beurteilbar

Kältetest (M. flex. dig. prof.)

keine Zunahme der myotonen Serien, keine Kälteparese

Fragen zur EMG-Untersuchung

1. Wie sind die myotonen Entladungen im EMG charakterisiert?
2. Warum ist die Analyse von Einzelpotentialen motorischer Einheiten bei dieser Erkrankung oft schwierig?
3. Welche Potentialkonfiguration haben die Einzelpotentiale myotoner Entladungsserien?
4. Wie lassen sich myotone von sog. pseudomyotonen Entladungen abgrenzen?
5. Wie wird der „Kältetest" durchgeführt und welche Befunde zeigen sich bei Paramyotonia congenita?
6. Warum ist eine Unterscheidung zwischen Paramyotonia congenita und Myotonia congenita sinnvoll?
7. Wie kommt die typisch triphasische Potentialkonfiguration (positiv-negativ-positiv) des MUAP zustande? Und unter welchen Umständen beginnt das Potential mit einer initial negativen Auslenkung?

Antworten

zu 1 Typisch ist, a) daß die Entladungsserien eine ständige Frequenz- und Amplitudenänderung erfahren, wobei die Frequenzänderungen akustisch besser erfaßbar sind als optisch, b) daß jede mechanische Manipulation an der Nadel oder am Muskel die Entladungsserie auslöst bzw. verstärkt (Abb. 55.1).

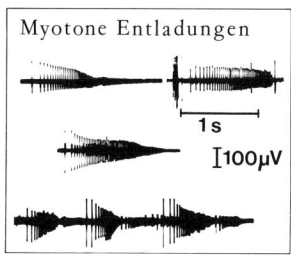

Abb. 55.1. Myotone Serien bei einem Patienten mit Myotonia congenita. Beachte die Frequenz und Amplitudenänderung der Potentiale innerhalb der Serie

zu 2 Zur Analyse von Potentialen motorischer Einheiten muß eine leichte Innervation durchgeführt werden. Diese reicht häufig aus, ein so hohes Ausmaß von spontanen myotonen Entladungen auszulösen, daß eine präzise Analyse motorischer Einheiten schwierig werden kann.

zu 3 Innerhalb der myotonen Entladungen zeigen sich Potentiale, die eine ähnliche Konfiguration wie PSW und Fi haben.

zu 4 (s. Tabelle 5)

Tabelle 5. Unterscheidung zwischen myotonen und pseudomyotonen Entladungen

	Myotone Entladungen	Pseudomyotone Entladungen
Entladungsfrequenz	Kontinuierl. Änderung	Relativ stabil
Amplitude	Kontinuierl. Änderung	Relativ stabil
Potentialkonfiguration	Mono-, bi- oder triphasisch	Bizarr zusammengesetzte Potentialkonfiguration
Entladungsdauer	Kürzer	Länger
Entladungsbeginn und -ende	Verzögert	Abrupt
Entladungsort	Ubiquitär	Lokalisiert

zu 5   Der Unterarm wird im Eiswasserbad bis auf mindestens 30 °C abgekühlt. Abgeleitet wird in der Regel vom M. flex. dig. prof. Während der Abkühlung soll ständig die Hand kräftig geschlossen und geöffnet werden. Bei der Paramyotonia congenita nimmt das Ausmaß der myotonen Aktivität zunächst zu, sistiert jedoch dann bei Eintreten einer schlaffen Kälteparese.

zu 6   Die Paramyotonie läßt sich im Gegensatz zur Myotonia congenita erfolgreich mit Tocainid behandeln.

zu 7   Bei der elektromyographischen Untersuchung handelt es sich ausschließlich um extrazelluläre Ableitungen. Eine Erregungswelle entlang der Muskelfasermembran, die sich der Elektrode nähert bzw. sich auf sie zu bewegt, erzeugt zunächst eine Positivität (Ziffer 1 in Abb. 55.2), dann eine Negativität (Ziffer 2) und schließlich erneut eine (geringere) Positivität (Ziffer 3). Hierdurch entsteht ein triphasisches Aktionspotential.

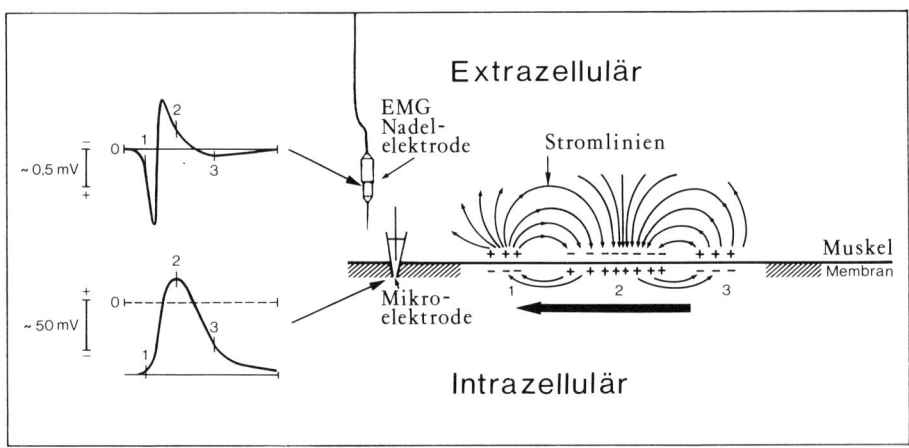

Abb. 55.2.   Schematische Darstellung der Potentialgenese und -konfiguration bei extrazellulärer und intrazellulärer Ableitung

Nur wenn die Erregung in unmittelbarer Nähe der Elektrode beginnt (Beispiel: Endplattenpotentiale, s. Fall Nr. 12), ist die initiale Auslenkung negativ! Die nur tierexperimentell durchführbare intrazelluläre Ableitung eines Aktionspotentials hat eine monophasische Potentialkonfiguration.

Diagnose   Myotonia congenita

Fall Nr. 56

Schmerzen und Morgensteifigkeit im Schulter- und Beckenbereich

(Polymyalgia rheumatica)

Anamnese

Die 63jährige Hausfrau klagt seit einigen Wochen über eine allgemeine Abgeschlagenheit. Vor einer Woche kam es zusätzlich zu relativ akuten, morgendlich betonten Schmerzen und Steifigkeit im Bereich der Nacken-, Schulter- und Beckenmuskeln. Nach aktiven Bewegungsübungen komme es zu einer Abnahme des Steifigkeitsgefühls und der Schmerzen.

Klinisch-neurologischer Befund

Auffällig langsamer, steif wirkender Gang; die Arme werden in angebeugter Stellung eng an den Brustkorb gehalten, um ein vermehrtes Schwingen zu vermeiden. Palpation der proximalen Muskeln ohne wesentlichen Schmerz; passive Beweglichkeit der Schulter- und Hüftmuskeln im Vergleich zu aktiven Bewegungen weitgehend unauffällig; fragliche Paresen der Schultermuskeln; Reflexstatus an Armen und Beinen unauffällig; Sensibilität und Koordination intakt. BSG 70/105 mm; CK im Normbereich.

Fragen zur Arbeitshypothese

1. Welche Diagnose ist zu vermuten?
2. Welche Zusatzuntersuchung zur Klärung der Diagnose gilt als vorrangig?
3. Welche Hilfestellung kann die EMG-Untersuchung geben?

Antworten

zu 1   Es ist eine Polymyalgia rheumatica zu vermuten: Die morgendliche Betonung der Schmerzen und Steifigkeit und die Linderung nach Bewegung kann als ein differentialdiagnostisches Kriterium für die Abgrenzung gegen eine Polymyositis gewertet werden. Bei der Polymyositis wird der Schmerz oft durch Bewegungsübungen verstärkt!

zu 2   Nicht die EMG-Untersuchung, sondern eine Biopsie der A. temporalis. In die Polymyalgia rheumatica ist häufig eine Arteriitis temporalis eingebettet.

zu 3   Obwohl die Angaben über die EMG-Befunde bei Polymyalgia rheumatica bisher nicht übereinstimmend sind, scheinen doch myopathische Veränderungen geringfügig (im Vergleich zur Polymyositis) zu sein.

Ziele der EMG-Untersuchung

1. Fahndung nach myogenem Prozeß.
2. Ausschluß eines neurogenen Prozesses.

Elektrophysiologischer Untersuchungsbefund
(Abkürzungen und Symbole s. S. XIII)

Elektroneurographie

Motorisch

	DML	NLG	MSAP
N. medianus re.	3,7 ms	52 m/s	14 mV
N. ulnaris re.	2,8 ms	51 m/s	12 mV

Sensibel

	Dist. Latenz	NLG	SNAP
N. medianus li.	3,3 ms	49 m/s	15 µV
N. ulnaris li.	2,8 ms	48 m/s	20 µV

Elektromyographie

	Spontan-aktivität Ruhe/ Insertion	*Mot. Einheiten* (leichte Innervation) Dauer Ampl. Form			*Interferenzbild* (max. Innervation)
M. deltoideus bds.	∅	N	N	N	dicht
M. supraspin. bds.	∅	n	n	n	dicht
M. biceps bds.	∅	n	n	n	dicht
M. triceps re.	∅	n	n	n	dicht
M. brachiorad. re.	∅	n	n	n	dicht
M. iliopsoas re.	∅ HF	N	N	P	dicht
M. quadriceps bds.	∅	N	N	N	dicht
M. glut. med. bds.	∅	n	n	n	dicht
M. tib. ant. re.	∅	n	n	n	dicht

Fragen zur EMG-Untersuchung

1. Welche diagnostisch verwertbaren Informationen erbrachte die elektromyographische Untersuchung?
2. Welcher Fehler kann dazu beitragen, daß ein myopathischer Prozeß (z. B. bei Polymyositis) übersehen wird?
3. Die Auswertung der Potentialkonfiguration motorischer Aktionspotentiale (Potentialdauer, -form, -amplitude) gibt uns wichtige Einblicke in die Morphologie der motorischen Einheit. Welche allgemeinen Fehlermöglichkeiten sind zu beachten?
4. Wie ist das isolierte Auftreten von polyphasischen Potentialen und HF im M. iliopsoas zu bewerten?

Antworten

zu 1 Die elektroneurographische und elektromyographische Untersuchung ergab — abgesehen vom EMG des M. iliopsoas re. — durchweg Normalbefunde. Damit ist insbesondere die differentialdiagnostisch zu erwägende Polymyositis unwahrscheinlich.

zu 2 Eine zu geringe Zahl von Nadelinsertionen pro Muskel. Ein myositischer Prozeß kann in einem Muskel u. U. fokal verbreitet sein. Nur durch mehrfache Insertionen in verschiedenen Tiefen ist gewährleistet, daß ein solcher myopathischer Prozeß nicht übersehen wird.

zu 3   Das Territorium einer motorischen Einheit kann einen Durchmesser von mehreren Zentimetern haben. Bei Nadelinsertion verändert sich die Potentialkonfiguration mit zunehmender Eindringtiefe, obwohl es sich immer um die gleiche motorische Einheit handelt (Abb. 56.1). Eine motorische Einheit hat also in Abhängigkeit von der Nadellage sehr viele unterschiedliche Potentialprofile!

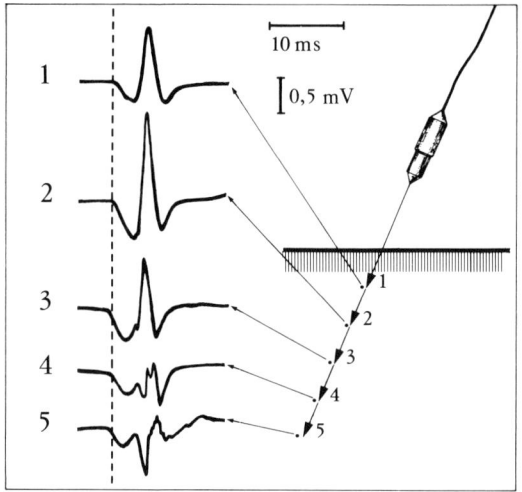

Abb. 56.1.   Die Modifikation der Potentialkonfiguration eines MUAP in Abhängigkeit von der Nadelposition

Es kann der Fehler entstehen, a) dasselbe motorische Einheitspotential mehrfach auszuwerten und b) fälschlich von einer niedrigen Amplitude des Potentials auszugehen.

zu 4   Wenn es isoliert auftritt, besitzt es bei älteren Menschen oft keinen hohen pathologischen Stellenwert, da der N. femoralis offensichtlich häufiger im Rahmen mechanischer Belastung oder ischämischer Affektionen lädiert sein kann.

Diagnose   Verdacht auf Polymyalgia rheumatica

Fall Nr. 57

Allgemeine Müdigkeit, Schwäche beim Treppensteigen

(Myasthenes Syndrom – Lambert-Eaton)

Anamnese

Der 61jährige Hausmeister wurde wegen einer allmählich zunehmenden Müdigkeit und Schwäche beim Gehen zur neurologischen Konsiliaruntersuchung überwiesen. Die Schwäche äußere sich insbesondere darin, daß er morgens Schwierigkeiten beim Aufrichten aus einem Stuhl bzw. beim Treppensteigen haben. Nach kurzen gymnastischen Übungen bemerke er eine Besserung. Tagsüber seien diese Beschwerden häufig geringer. Bei dem Patienten war vor einem Jahr die Teilresektion eines Lungenkarzinoms erfolgt; häufig Mundtrockenheit.

Klinisch-neurologischer Befund

Hirnnerven unauffällig. Keine Muskelatrophien. Leicht verminderte Kraftleistung der Hüftstrecker und Kniebeuger. Aufrichten aus der Hocke möglich. Geringe Parese bei der Schulterabduktion und der Ellbogenbeugung und -streckung. Armeigenreflex schwach, Beineigenreflexe nicht auslösbar. Vibrationserkennen im Fußbereich deutlich reduziert. Koordination intakt. Laborbefunde (CK, Aldolase) im Normbereich.

Fragen zur Arbeitshypothese

1. Welche diagnostischen Überlegungen sind anzustellen?
2. Welche klinischen Unterschiede bestehen zwischen einer Myasthenia gravis und einem myasthenen Syndrom (Lambert-Eaton)?

3. Bei welchen Tumoren — außer dem Bronchialkarzinom — sind myasthene Syndrome beschrieben worden?
4. Welche pathophysiologischen Prozesse liegen einerseits bei der Myasthenia gravis und andererseits beim myasthenen Syndrom (Lambert-Eaton) vor?
5. Warum ist der elektrophysiologische Nachweis eines myasthenen Syndroms klinisch bedeutsam?

Antworten

zu 1   Die Differentialdiagnose ist vielschichtig. Neben einem polyneuropathischen Syndrom (Beineigenreflexe, Vibration) sind sowohl ein myopathisches Syndrom (proximale Schwäche), eine Vorderhornerkrankung als auch ein myasthenes Syndrom (Ermüdung!) zu diskutieren.

zu 2   Im Gegensatz zur Myasthenia gravis ist bei myasthenen Syndromen die Schwäche in Ruhe und am frühen Morgen am stärksten. Beim myasthenen Syndrom sind Nackenmuskeln, bulbäre und extraokuläre Muskeln in der Regel nicht mitbetroffen. Selten können jedoch Ptosis, Diplopie und Dysarthrie vorkommen. Bevorzugt sind die unteren Extremitäten mit Beckengürtel- und Oberschenkelmuskeln betroffen.

zu 3   Das kleinzellige Bronchialkarzinom ist zwar der häufigste Tumor, der im Rahmen eines myasthenen Syndroms beobachtet wird, aber bei zahlreichen anderen malignen Tumoren (z. B. Retikulumzellsarkom, Rektumkarzinom, Nierenkarzinom, Basaliom der Haut, Leukämie, malignes Thymom) und auch bei anderen systemischen Störungen (Thyreotoxikose, Sjögren-Syndrom, rheumatoide Arthritis, andere Autoimmunerkrankungen) ist ein myasthenes Syndrom beschrieben worden.

zu 4   Während bei der Myasthenia gravis eine verringerte Anzahl postsynaptischer Rezeptoren an der Endplatte vorliegt, befindet sich beim myasthenen Syndrom der Defekt auf der präsynaptischen Seite (verminderte Freisetzung von Acetylcholinquanten per Nervenimpuls).

zu 5   a) Weil fast 50% aller Patienten mit Bronchialkarzinom dieses Syndrom zeigen und b) weil das myasthene Syndrom der klinischen Manifestation eines Malignoms um Monate (bis Jahre!) vorausgehen kann.

Ziele der EMG-Untersuchung

1. Fahndung nach Polyneuropathie.
2. Untersuchung auf Myasthenia gravis bzw. myasthenes Syndrom.
3. Ausschluß einer Myopathie.

Elektrophysiologischer Untersuchungsbefund
(Abkürzungen und Symbole s. S. XIII)

Elektroneurographie

Motorisch

	DML	NLG	MSAP
N. medianus re.	3,6 ms	51 m/s	4 mV (P)
N. ulnaris re.	2,9 ms	50 m/s	3 mV (P)
N. peronaeus re.	7,8 ms (P)	32 m/s (P)	2 mV (P)
N. tibialis li.	8,2 ms (P)	31 m/s (P)	4 mV (P)

Sensibel

	Dist. Latenz	NLG	SNAP
N. suralis re.	4,8 ms (P)	38 m/s (P)	3 µV (P)
N. suralis li.	4,7 ms (P)	37 m/s (P)	4 µV (P)

Elektromyographie

	Spontan-aktivität Ruhe/ Insertion	Mot. Einheiten (leichte Innervation) Dauer	Ampl.	Form	Interferenzbild (max. Innerva- tion)
M. deltoideus li.	∅	N	N	P	dicht
M. biceps li.	∅	N	N	N	dicht
M. interosseus li. (manus)	∅	n	n	n	dicht
M. glut. med. li.	∅	n	n	n	dicht
M. quadriceps li.	∅	N	N	P	dicht
M. ext. dig. brev. bds.	+ +	↑	↑	P	gelichtet
M. tib. ant. bds.	+	N	N	N	gelichtet

Endplattenbelastungstest

	Reizfrequenz	MSAP-Dynamik
N. medianus	3/s	Amplitudendekrement
(M. abd. poll. brev.)	30/s	Amplitudenzunahme

Fragen zur EMG-Untersuchung

1. Wie läßt sich der elektrophysiologische Befund interpretieren?
2. Welche Befunde sind zum Nachweis eines myasthenen Syndroms (Lambert-Eaton-Syndrom) unerläßlich?
3. Welche elektrophysiologischen Befunde sind bei Myasthenia gravis und myasthenem Syndrom ähnlich?
4. Wie wird der elektrophysiologische Test zum Nachweis eines myasthenen Syndroms durchgeführt und welche methodischen Probleme sind unbedingt zu beachten?
5. Welcher wenig aufwendige Screening-Test zum Nachweis eines myasthenen Syndroms läßt sich rasch durchführen?

Antworten

zu 1 Das Amplitudendekrement bei niederfrequenter Reizung (3/s), die Amplitudenzunahme bei hochfrequenter Reizung (30/s) sowie die niedrigen Amplituden des MSAP nach Nervenstimulation sprechen für ein myasthenes Syndrom. Die pathologisch herabgesetzten NLGs und die pathologische Spontanaktivität in distalen Beinmuskeln geben in Verbindung mit dem klinischen Befund Hinweise auf eine zusätzliche Polyneuropathie. Offensichtlich handelt es sich dabei um eine weitere Manifestation eines paraneoplastischen Syndroms.

zu 2 Die 2 herausragenden Befunde beim myasthenen Syndrom sind: a) Eine starke Amplitudenerniedrigung des motorischen Antwortpotentials (bei normalen sensiblen Antwortpotentialen!) bei Einzelreizen (< 5–6 mV).

b) Bei Reizfrequenzen zwischen 10 und 50 Hz (ebenso nach kurzer, 20 s dauernder Willkürkontraktion) kommt es zu einer Zunahme der Amplitude des motorischen Antwortpotentials um den Faktor 2–4. Die Diagnose eines myasthenen Syndroms (Lambert-Eaton) ist unwahrscheinlich, wenn die Amplitude des motorischen Muskelsummenpotentials, ausgelöst durch einen Einzelreiz, eine normale Amplitude aufweist (Abb. 57.1).

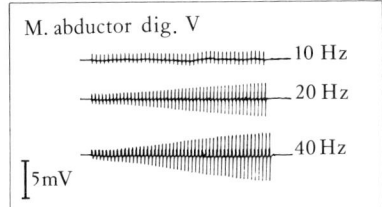

Abb. 57.1. Zunahme des MSAP in Abhängigkeit von der Reizfrequenz bei einem Patienten mit myasthenem Syndrom

zu 3 Wie bei der Myasthenia gravis kommt es zu einem Amplitudendekrement bei langsamer Reizfrequenz von 2–3/s (Abb. 57.2).

zu 4 Das methodische Vorgehen entspricht dem bei der Myasthenia gravis (s. auch Fall Nr. 45). Der Nerv (z. B. N. ulnaris, N. medianus, N. accessorius) wird perkutan supramaximal repetitiv gereizt und die Muskelantwort mit Oberflächenelektroden (nie mit Nadeln!) in „Belly-tendon"-Ableitung registriert. Brauchbare Ergebnisse sind nur dann gewährleistet, wenn die Extremität bzw. der Muskel, der untersucht wird, vollständig fixiert wird, um eine Bewegung, d. h. (isotonische)

	Muskelsummenpotential (MSAP) bei repetitiver Reizung		
	Reizfrequenz 2-3/s	Reizfrequenz 20/s	Amplitude der ersten Antwort
Gesund	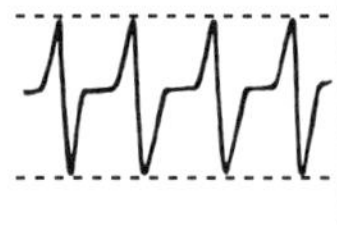	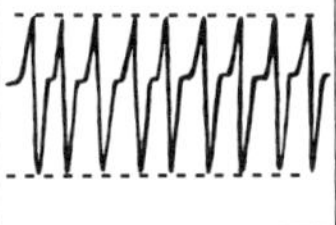	> 10 mV
Myasthenia gravis	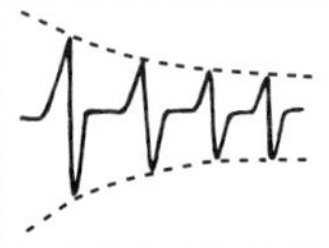	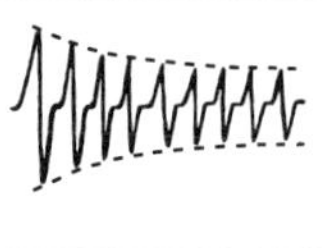	Normal bis reduziert
Myasthenes Syndrom	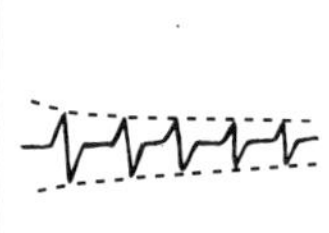	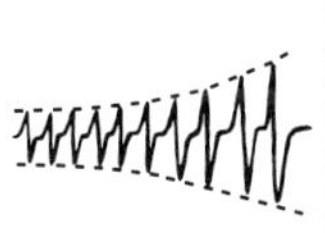	Immer reduziert

Abb. 57.2. Schematische Darstellung des Verhaltens der Amplitude der Muskelsummenaktionspotentiale bei repetitiver Nervenreizung mit einer niedrigen und einer hohen Reizfrequenz. Im Vergleich sind die Verhältnisse bei einem Gesunden, bei Myasthenia gravis und bei einem myasthenen Syndrom dargestellt

Kontraktion, zu vermeiden. Bewegungsartefakte können sowohl die Muskelantwort (Verschiebung der Elektrode gegenüber dem Muskel!) als auch die Nervenreizung (Verschiebung des Nervs, dadurch u.U. submaximale Reizung) beeinflussen.

zu 5   Der Vergleich eines einzelnen MSAP (z.B. vom Hypothenar bei distaler Reizung des N. ulnaris) vor und nach kräftiger Willkürkontraktion (20 s) ergibt eine erhebliche Zunahme der Amplitude des MSAP nach Willkürinnervation (Unterschied zur Myasthenia gravis!).

Diagnose Myasthenes Syndrom (Lambert-Eaton)

Fall Nr. 58

Rechtsseitige Gesichtslähmung

(Periphere Fazialisparese)

Anamnese

Zwei Wochen vor der jetzigen Untersuchung kam es bei der 36jährigen medizinisch-technischen Assistentin innerhalb von einigen Stunden zum Auftreten einer Lähmung im Bereich der rechten Gesichtshälfte. Auf Befragen gibt die Patientin an, daß einen Tag zuvor ein unbestimmter Schmerz hinter der rechten Ohrregion vorgelegen habe. Eine Geschmacksstörung oder eine Hyperakusis sei ihr nicht aufgefallen.

Klinisch-neurologischer Befund

Klinisch vollständige Parese der rechtsseitigen Fazialismuskulatur: 1. Stirnrunzeln rechts nicht möglich; 2. fehlender Augen- und Lidschluß rechts; 3. Herabhängen des rechten Mundwinkels; 4. Mundspitzen rechts nicht möglich; Kornealreflex bds. nicht auslösbar; übrige Hirnnerven intakt; Reflexstatus, Motorik, Koordination und Sensibilität intakt.

Fragen zur Arbeitshypothese

1. Welche Diagnose liegt vor?
2. Welche Gründe rechtfertigen eine elektrophysiologische Untersuchung?
3. Warum sollte man bei akuten beidseitigen Gesichtslähmungen eine idiopathische Fazialisparese zunächst immer in Frage stellen?
4. Welche nicht akuten (langsam progredienten) Fazialisparesen entgehen oft der klinischen Beobachtung?

Antworten

zu 1   Die akut aufgetretene isolierte Gesichtslähmung spricht für eine idiopathische Fazialisparese. Spezifische Infektionen (z. B. Herpes zoster) sind jedoch immer zu bedenken (Lumbalpunktion!).

zu 2   Die elektrophysiologische Untersuchung ist für eine prognostische Aussage von erheblichem Wert (axonale Degeneration).

zu 3   Da bei zahlreichen Fällen von akuten bilateralen Fazialisparesen häufig spezifische Ursachen aufgedeckt werden können wie Polyradikulitis (Guillain-Barré), Leukämie, Sarkoidose, Meningitis etc.

zu 4   Zum Beispiel Fazialisparese bei der neuralen Muskelatrophie (HSMN I, Charcot-Marie-Tooth). Hier imponiert häufig eine klinisch nur gering erkennbare Fazialisparese bei ausgeprägten Verlängerungen der sog. distalen motorischen Latenz.

Ziele der EMG-Untersuchung

1. Erhebung eines Funktionsstatus des N. facialis.
2. Erarbeitung prognostischer Indizes zur Abschätzung der Schwere der Affektion und der Rückbildungsfähigkeit!

Elektrophysiologischer Untersuchungsbefund
(Abkürzungen und Symbole s. S. XIII)

Elektroneurographie

Motorisch

	DML	NLG	MSAP
N. facialis rechts			
M. orbicul. oculi	keine Antwort		nicht bestimmbar
M. orbicul. oris	keine Antwort		nicht bestimmbar

Elektromyographie rechts

	Spontan-aktivität Ruhe/ Insertion	Mot. Einheiten (leichte Innervation)			Interferenzbild (max. Innerva-tion)
		Dauer	Ampl.	Form	
M. frontalis	+ +		fehlend		∅
M. orbicularis	+ +		fehlend		∅
M. orbicularis oris	+ +		fehlend		∅

Fragen zur EMG-Untersuchung

1. Welche Schlüsse lassen die Ergebnisse der elektrophysiologischen Unter-suchung zu?
2. Welche EMG-Befunde lassen (zu welchem Zeitpunkt) eine günstige Pro-gnose hinsichtlich Rückbildungsfähigkeit der Parese erwarten?
3. Wie wird die Bestimmung der DML des N. facialis durchgeführt? Welche Bedeutung haben die Amplituden der MSAPs?
4. Welche methodischen Schwierigkeiten können beim Nadel-EMG der Fa-zialismuskulatur auftreten und wie sind sie zu vermeiden?
5. Welche Muskeln sollten im Minimalfall stets untersucht werden? Welche zusätzlichen Muskeln bieten sich gelegentlich an?
6. Welche Validität besitzt die Ableitung des Blinkreflexes bei Fazialis-paresen?

Antworten

zu 1   Die elektrophysiologischen Befunde sprechen für eine komplette axonale Läsion des N. facialis (sog. Waller-Degeneration): Die fehlende Muskelantwort bei Reizung des N. facialis, die fehlende Willküraktivität sowie die Denervations-aktivität sind Anzeichen für eine vollständige Degeneration des N. facialis.

zu 2   a) Im Falle einer kompletten axonalen (proximalen) Fazialisläsion bleibt der Nerv in den ersten 4 Tagen mit abnehmender Tendenz erregbar. Nach Ende der 1. Woche ist eine komplette Unerregbarkeit erreicht. Eine erhaltene Erregbar-keit des N. facialis nach dem 4.–5. Tag ist ein prognostisch günstiges Zeichen und spricht für eine Neurapraxie oder für eine inkomplette axonale Degeneration.

b) Der Nachweis einer innervierbaren motorischen Einheit (klinisch häufig nicht sichtbar!) in der Fazialismuskulatur beweist, daß die kompressive Komponente nicht extrem gewesen sein kann. Sie ist ebenfalls ein prognostisch günstiges Zeichen.

zu 3   Der N. facialis wird perkutan gereizt, die Kathode wird dabei unmittelbar vor dem Processus mastoideus unter dem Ohrläppchen plaziert (Abb. 58.1). Die Muskelantwort kann von jedem beliebigen, vom N. facialis versorgten Muskel registriert werden, am besten vom M. orbicularis oculi oder oris. Der Abgang des Muskelantwortpotentials von der Grundlinie beim M. orbicularis oculi ist nicht immer scharf (ggf. Nadelelektroden zur Ableitung).

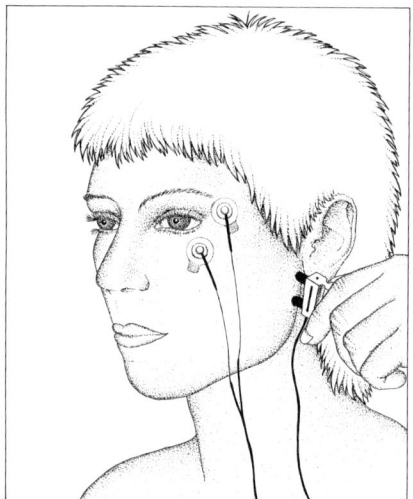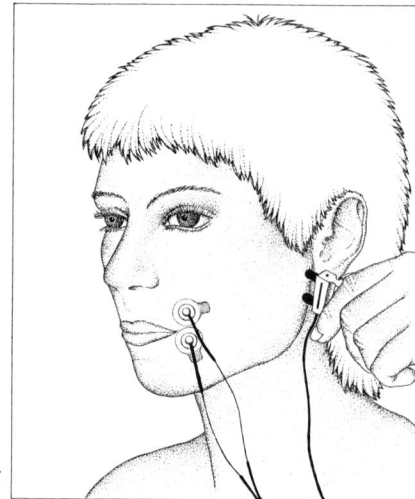

Abb. 58.1.   Plazierung der Reiz- und Ableitelektroden zur Bestimmung der Erregbarkeit des N. facialis

zu 4   Bei Plazierung der Nadelelektrode im M. orbicularis oris oder oculi kann eine Fernaktivität aus den anatomisch benachbarten Muskeln (M. masseter, M. temporalis) registriert werden. Dies sollte vermieden werden durch Aufforderung an den Patienten, den Mund leicht geöffnet zu halten.

zu 5   Es sollten stets zumindest der M. frontalis, M. orbicularis oculi und M. orbicularis oris untersucht werden (Abb. 58.2).

zu 6   Der (theoretische) Wert des Blinkreflexes bei der Bell-Parese besteht darin, daß der N. facialis proximal der Läsionsstelle über einen Reflex erregt werden

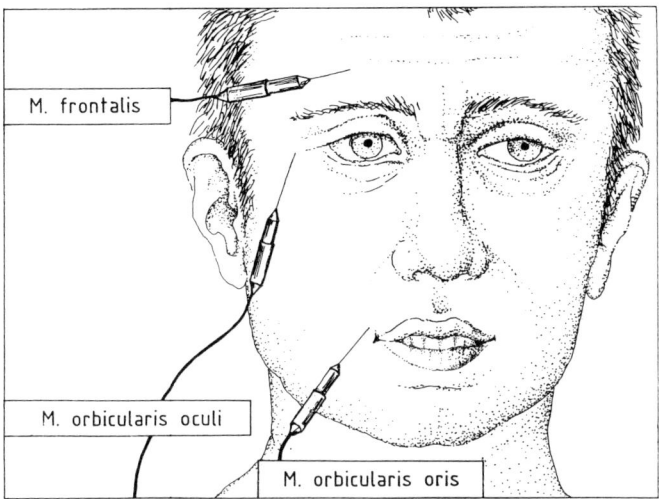

Abb. 58.2. Plazierung der Nadelelektroden bei der routinemäßig durchgeführten elektromyographischen Diagnostik bei peripheren Fazialisparesen

kann. Praktisch bringt die Analyse des Blinkreflexes aber gegenüber der fehlenden Willkürinnervation keine prinzipiell neue Information. Es lassen sich jedoch bei Rückbildung von Fazialisparesen Einblicke in die Dynamik von Regenerationsprozessen über die Messung der R_1-Latenz gewinnen. Der Blinkreflex ist das elektrische Analogon des Kornealreflexes. Wie bei diesem stellt der ophthalmische Anteil des N. trigeminus den afferenten Schenkel, der Fazialisnerv den efferenten Schenkel des Reflexes dar (Abb. 58.3).

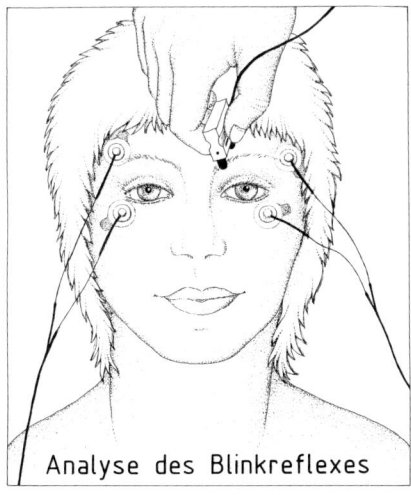

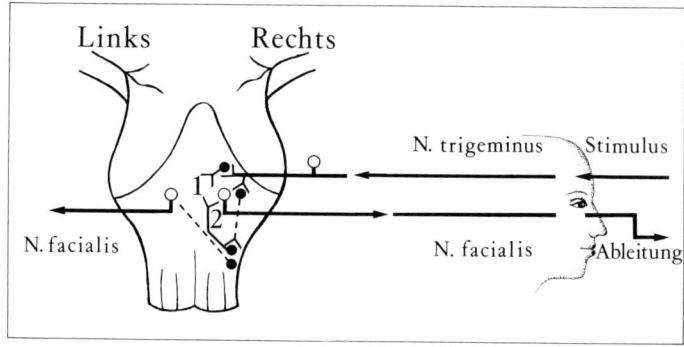

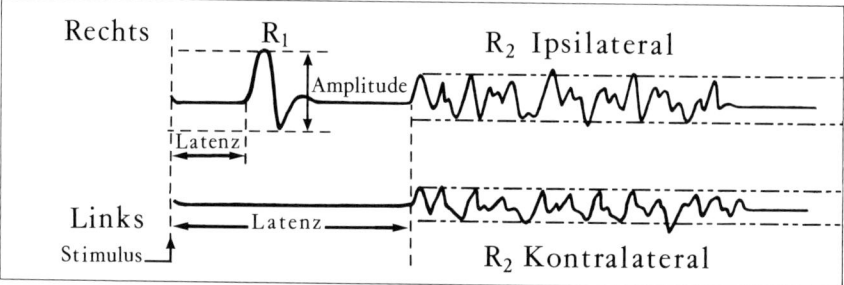

Abb. 58.3 A, B.   **A** Analyse des Blinkreflexes: Zur Auslösung des Blinkreflexes wird der N. supraorbitalis mit Oberflächenelektroden gereizt und der Blinkreflex vom M. orbicularis oculi bds. mit Oberflächenelektroden abgeleitet (s. Abb. 58.2). **B** Nach Reizung erhält man ipsilateral eine Antwort mit kurzer (R_1) und eine mit langer Latenz (R_2). Kontralateral ist lediglich die R_2-Komponente mit langer Latenz abzuleiten

Diagnose Periphere Fazialisparese

Fall Nr. 59

Hemiparese und
Schulter-Arm-Schmerz

(Ischämischer Insult)

Anamnese

Der 71jährige Pensionär erlitt vor 2 Monaten akut einen apoplektischen Insult im rechtsseitigen Gehirnbereich. Die bisher auswärts durchgeführte stationäre Behandlung erbrachte eine nur geringe Rückbildungstendenz der linksseitigen Hemiplegie. Seit 2–3 Wochen leidet er an vermehrten Schmerzen in der linken Schulterregion mit Einschränkung der passiven Beweglichkeit, z. T. mit Ausstrahlen in den Unterarm links. Die Vorstellung erfolgte, um eine zusätzliche periphere Läsion (z. B. Plexusaffektion) auszuschließen. Das Computertomogramm des Schädels zeigte einen typischen Mediainfarkt.

Klinisch-neurologischer Befund

71jähriger Patient in gutem Allgemeinzustand; ausgeprägte Hemiparese der linken Körperseite mit aktiver Restbeweglichkeit im linken Schultergelenk und im Bereich des linken Beins; deutliche Fazialismundastschwäche links; vermehrte Druckdolenz im Bereich der Rotatorenhaube des linken Schultergelenks; leichte Atrophie der kleinen Handmuskeln; Arm- und Beineigenreflexe links gesteigert; nur gering erhöhter Muskeltonus; Hemihypästhesie links; Babinski links positiv; bei passiver Bewegung im linken Schultergelenk Bewegungseinschränkung mit Angabe von Schmerzen.

Fragen zur Arbeitshypothese

1. Welche Ursachen der Schulterschmerzen kommen in Frage?
2. Wodurch wird die Beurteilung der klinischen Situation erschwert?

Antworten

zu 1   Die Zunahme der Schmerzen bei passiver Bewegung im Schultergelenk legt eine (als Sekundärfolge aufzufassende) Schultersteife bei Veränderung des immobilen Schultergelenks nahe. Schulter-Arm-Schmerzen werden bei 70% der Hemiplegiker beobachtet. Ätiologisch sind die habituelle Innenrotation und die spastische Tonussteigerung mit vermehrter Beanspruchung des M. supraspinatus bedeutsam. Differentialdiagnostisch ist eine Plexusaffektion (entzündliche Plexusneuritis, Lagerungsschaden) auszuschließen.

zu 2   Eine mögliche periphere Nervenläsion wird durch die zentrale Symptomatik (Sensibilitätsstörungen, zentrale Paresen) überlagert und ist damit der klinischen Untersuchung erschwert zugänglich.

Ziele der EMG-Untersuchung

1. Ausschluß peripher-neurogener Schädigungszeichen.

Elektrophysiologischer Untersuchungsbefund
(Abkürzungen und Symbole s. S. XIII)

Elektroneurographie

Motorisch

	DML	NLG	MSAP
N. medianus li.	4,1 ms	48 m/s	11 mV
N. peronaeus li.	5,5 ms	42 m/s	8 mV

Sensibel

	Dist. Latenz	NLG	SNAP
N. radialis li.	3,7 ms	49 m/s	12 μV

Elektromyographie

	Spontan-aktivität Ruhe/ Insertion	Mot. Einheiten (leichte Innervation) Dauer	Ampl.	Form	Interferenzbild (max. Innerva-tion)
M. deltoideus li.	+	n	n	n	gelichtet
M. biceps li.	∅	n	n	n	gelichtet
M. triceps li.	∅	n	n	n	gelichtet
M. brachioradialis li.	+	n	n	n	gelichtet
M. interosseus I li.	+ +	n	n	n	gelichtet
M. tib. ant. li.	+	n	n	n	gelichtet
M. tib. ant. re.	∅	n	n	n	dicht

Fragen zur EMG-Untersuchung

1. Welchen diagnostischen Stellenwert hat der Nachweis von Fi und PSW zur Erklärung der Schulterschmerzen im vorliegenden Fall? Wie wird das Entstehen von Fi und PSW bei zentralen Paresen erklärt?
2. Wann tritt pathologische Spontanaktivität (PSW und Fi) nach einem Insult auf und in welchen Muskeln kann sie beobachtet werden?

Antworten

zu 1 Im vorliegenden Fall (ausgeprägte Hemiparese) wäre das Fehlen von Fi und PSW einfacher zu interpretieren als deren Auftreten, da Fi und PSW auch in hemiparetischen Muskeln als Folge der zentralen Läsion (sog. transsynaptische Degeneration von Vorderhornzellen) vorkommen können. Da im vorliegenden Fall die Muskeleigenreflexe gesteigert sind und „zentrale" Denervation auch in Beinmuskeln zu beobachten war, ist eine isolierte Plexusläsion eher unwahrscheinlich, jedoch nicht mit Sicherheit auszuschließen.

zu 2 Ähnlich wie bei akuten peripheren Läsionen treten PSW und Fi etwa 10–14 Tage nach erlittenem apoplektischen Insult in plegischen Muskeln relativ häufig auf; PSW und Fi sind in distalen Muskeln häufiger als in proximalen Muskeln und häufiger am Arm als am Bein zu beobachten. Ihre Intensität nimmt im weiteren Verlauf jedoch meist parallel zur Entwicklung der spastischen Tonussteigerung wieder ab.

Diagnose Ischämischer Insult

Fall Nr. 60

Vermehrte Muskelsteifigkeit

(Neuromyotonie)

Anamnese

Der 53jährige Architekt gibt an, daß seine Beschwerden seit 1 1/2 Jahren bestünden und langsam zugenommen hätten. Zu Beginn habe er ein vermehrtes Muskelzucken in den Beinmuskeln beobachtet. Die Beine seien zunehmend steifer geworden. Er könne nicht mehr schnell laufen. Die Fähigkeit einer völligen Muskelentspannung nach einer Willkürkontraktion habe immer mehr nachgelassen. Daneben habe er eine zunehmende Neigung zum Schwitzen bemerkt, z.T. mit regelrechten Schweißausbrüchen. In den letzten Monaten seien auch die Arme von dieser Steifheit betroffen. Er habe keine nennenswerten Schmerzen. Bei passiver Durchbewegung im Handgelenk bzw. Ellbogen erhöhter Muskeltonus.

Klinisch-neurologischer Befund

Gangfunktion nicht sicher auffällig; keine Paresen; Bizeps- und Trizepsreflex bds. nicht auslösbar; Patellarsehnenreflex bds. schwach; Achillessehnenreflex bds. nicht auslösbar; rasches Öffnen der Faust nach Faustschluß initial deutlich verzögert, nach mehrfacher Übung gebessert; Koordination durch Muskelsteifigkeit beeinträchtigt (Bradydiadochokinese); keine Perkussionsmyotonie; Sensibilität diskret eingeschränkt (Vibration an Zehen 5/8).

Fragen zur Arbeitshypothese

1. Eine pathologische Muskelsteifigkeit kann pathogenetisch von sehr verschiedenen Strukturen des Nervensystems ausgehen. Von welchen?

2. Wie unterscheidet sich die abnorme Muskelaktivität der Myotonien von der sog. Neuromyotonie?
3. Wie ist der Begriff „Myokymie" definiert?
4. Wie ist das vermehrte Schwitzen zu erklären?

Antworten

zu 1   Eine pathologische Muskelsteifigkeit kann durch sehr unterschiedliche pathophysiologische Prozesse des Zentralnervensystems (Rigor, Spastik), der peripheren Nerven bzw. Axonterminale (Krampi, Myokymie, Neuromyotonie) oder der Muskelmembran (myotonische Dystrophie, kongenitale Myotonie, Paramyotonie) hervorgerufen werden.

zu 2   Bei der Myotonie tritt die abnorme Muskelaktivität nur während oder nach einer Willkürkontraktion des Muskels auf. Bei der Neuromyotonie (Isaacs-Syndrom) besteht zusätzlich eine kontinuierliche repetitive Spontanaktivität des Muskels auch in Ruhe.

zu 3   Der Begriff „Myokymie" („Muskelwogen") kennzeichnet kein spezifisches neurologisches Krankheitsbild, sondern ein bei verschiedenen Erkrankungen zu beobachtendes Phänomen von spontanen, repetitiven Muskelkontraktionen mehrerer Muskelbündel für mehrere Sekunden, oft im Wechsel mit benachbarten Muskelbündeln. Myokymien treten bei so heterogenen Krankheitsgruppen, wie z. B. Bleivergiftung, Thyreotoxikose, systemische Infektionen, Rückenmarkläsionen auf und repräsentieren wahrscheinlich eine unspezifische Antwort auf eine Irritation des Nervs.

zu 4   Das vermehrte Schwitzen kommt wahrscheinlich durch die kontinuierliche, unwillkürliche Muskelaktivität zustande.

Ziele der EMG-Untersuchung

1. Charakterisierung der Spontanaktivität im Muskel.
2. Fahndung nach einer Neuropathie.

Elektrophysiologischer Untersuchungsbefund
(Abkürzungen und Symbole s. S. XIII)

Elektroneurographie

Motorisch

	DML	NLG	MSAP
N. medianus re.	3,6 ms	51 m/s	12 mV
N. tibialis re.	5,7 ms	41 m/s	5 mV

Sensibel

	Dist. Latenz	NLG	SNAP
N. medianus re.	2,9 ms	49 m/s	18 μV
N. suralis re.	4,2 ms	37 m/s	7 μV

Elektromyographie

	Spontanaktivität Ruhe/Insertion	Mot. Einheiten (leichte Innervation) Dauer Ampl. Form	Interferenzbild (max. Innervation)
M. deltoideus	ständig 1–2 unregel-		dicht[a]
M. biceps re.	mäßig höherfrequent		dicht[a]
M. brachioradialis re.	entladende MUAPs,		dicht[a]
M. interosseus I re.	z.T. komplexe Konfi-	nicht auswertbar	dicht[a]
	gurat. (z.T. Duplets)		
M. quadriceps re.	hochfrequent entla-		dicht[a]
M. tibialis ant. re.	dende motorische Ein-		dicht[a]
M. gastrocnemius re.	heiten, z.T. mit Am-		dicht[a]
M. ext. dig. re.	plitudendekrement		dicht[a]

[a] Verzögertes Sistieren der EMG-Aktivität nach Beendigung der max. Kontraktion

Fragen zur EMG-Untersuchung

1. Welche Diagnose ist im vorliegenden Fall zu stellen?
2. Wie ist die Spontanaktivität zu bewerten und wie unterscheidet sich die Spontanaktivität der Neuromyotonie von den sog. „high frequency discharges" (syn.: pseudomyotone Entladungen) und von myotonen Entladungsserien?
3. Wo wird der Entstehungsort der abnormen Muskelaktivität bei der Neuromyotonie vermutet?
4. Wie läßt sich die Diagnose ex iuvantibus erhärten?

Antworten

zu 1 Das Auftreten einer generalisierten spontanen Aktivität von motorischen Einheiten sowie die Intensivierung dieser Aktivitäten nach Durchführung einer Willkürkontraktion in Kombination mit dem Fehlen eines Perkussionseffekts spricht für eine Neuromyotonie. Im vorliegenden Fall ergeben sich darüber hinaus Hinweise für eine Polyneuropathie. Eine kausale Beziehung zwischen Neuromyotonie und Polyneuropathie wird diskutiert.

zu 2 Die kontinuierliche Spontanaktivität im EMG zeigt unterschiedliche Potentialformen und eine unregelmäßige, z.T. hohe Entladungsfrequenz (Abb. 60.1). Die im vorliegenden Fall oft erkennbare Abnahme der Potentialamplitude ist nicht typisch für die sog. „pseudomyotonen" oder „high frequency discharges", ebenso das fehlende abrupte Sistieren der Entladung bei Änderung der Nadellage. Gegen eine myotone Entladung spricht das Fehlen des Perkussionseffekts.

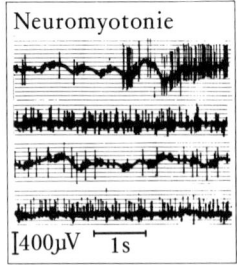

Abb. 60.1. Hochfrequente Spontanentladungen bei einem Fall von Neuromyotonie, abgeleitet im M. biceps brachii

zu 3   Wahrscheinlich entstehen die abnormen Entladungen im Bereich der terminalen Axonverzweigung im Muskel (s. Abb. 35.1 b). Nach Leitungsanästhesie im Nerv persistiert die Spontanentladung.

zu 4   Die kontinuierliche Muskelaktivität läßt sich durch Carbamazepin bzw. Phenytoin dramatisch reduzieren.

Diagnose   Neuromyotonie (Isaacs-Syndrom)

Fall Nr. 61

Einseitige Ptosis

(Parese des M. tarsalis superior)

Anamnese

Bei der 45jährigen Verkäuferin kam es vor ca. 6 Monaten zum Auftreten einer zunehmenden Senkung des linken Lides. Zuvor waren rezidivierende Konjunktivitiden abgelaufen. Die kosmetische Beeinträchtigung beunruhigte die Patientin erheblich. Sie wurde vom Ophthalmologen zum Neurologen überwiesen, um eine Myasthenia gravis bestätigen zu lassen.

Klinisch-neurologischer Befund

Der neurologische Untersuchungsbefund einschließlich Prüfung des Visus, der Okulomotorik und Pupillomotorik war unauffällig. Die Lidspaltendifferenz betrug 3 mm; Tensilontest negativ.

Fragen zur Arbeitshypothese

1. Welche Diagnose ist bei der vorliegenden linksseitigen Ptosis zu vermuten?
2. Welche Möglichkeiten einer nicht myasthenen Ptosis gibt es; wie sind sie klinisch zu prüfen?
3. Welche anamnestischen Hinweise unterstützen häufig die Annahme einer Läsion des sympathisch innervierten Lidhebers (M. tarsalis superior)?

Antworten

zu 1 Bei Patienten mit einer erworbenen, isolierten einseitigen oder beidseitigen Ptosis ohne sonstige neurologische Auffälligkeiten, insbesondere ohne Miosis oder Augenmuskelparesen, wird zumeist vorrangig die Diagnose einer Myasthenia gravis diskutiert.

zu 2 Andere differentialdiagnostisch in Frage kommende Ursachen einer erworbenen Ptosis, z.B. im Rahmen einer Muskeldystrophie, einer chronisch progressiven Ophthalmoplegie, eines Kearns-Sayre-Syndroms, einer Myositis etc., können zumeist durch Erfassung weiterer typischer Symptome leicht ausgeschlossen werden. Es wird allerdings häufig übersehen, daß auch eine isolierte einseitige (seltener auch beidseitige) Ptosis auf dem Boden einer distal gelegenen Schädigung von sympathischen Endästen zum M. tarsalis superior (Müller-Muskel) auftreten kann (Abb. 61.1). Formal handelt es sich in diesen Fällen um ein inkomplettes Horner-Syndrom (Ptosis ohne Miosis).

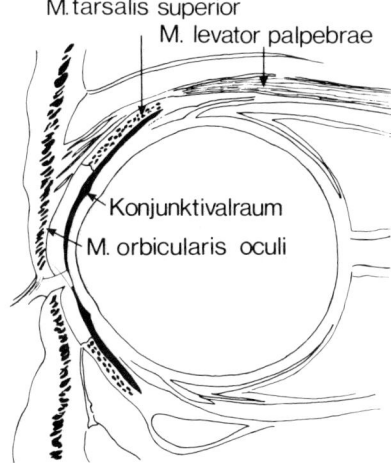

Abb. 61.1. Anatomische Beziehung der glatten Lidhebermuskulatur (M. tarsalis superior) zum Konjunktivalraum

Die isolierte „sympathische" Ptosis kann pharmakologisch einfach verifiziert werden. Applikation von 1 Tropfen Phenylephrin (10%) führt innerhalb von 1–2 min zu einer Rückbildung der Ptosis.

zu 3 Die Patienten berichten häufig über früher durchgemachte Bindehautentzündungen (z.B. beim Tragen von Haftschalen).

Ziele der EMG-Untersuchung

1. Ausschluß einer Myasthenia gravis.
2. Nachweis einer isolierten Läsion des sympathisch innervierten Lidhebers (M. tarsalis superior).

Elektrophysiologischer Untersuchungsbefund
(Abkürzungen und Symbole s. S. XIII)

Elektroneurographie

nicht durchgeführt

Elektromyographie

nicht durchgeführt

Endplattenbelastungstest

Stimulation	*Reizfrequenz 3/s*
N. ulnaris re.	kein Amplitudendekrement
N. accessorius re.	kein Amplitudendekrement

Instillation von Phenylephrin in den linken Konjunktivalsack
Rückbildung der Ptosis innerhalb von 1 min

Fragen zur EMG-Untersuchung

1. Welche diagnostischen Schlußfolgerungen lassen die durchgeführten Testverfahren zu?
2. Auf welcher pathophysiologischen Grundlage ist die Rückbildung der Ptosis unter Phenylephrin zu erklären?

Antworten

zu 1 Eine myasthene Reaktion ist vom EMG her nicht nachzuweisen, weiterhin zeigte die Applikation von Tensilon keinen Effekt.

zu 2 Eine Schädigung von sympathischen Nervenfasern, die den M. tarsalis superior versorgen, führt zu einer Denervation dieses Muskels. Die direkte Applikation des Sympathikomimetikums bewirkt eine rasche Kontraktion des Muskels, da die gesamte Muskelmembran nach Denervation hypersensitiv wird.

Diagnose Verdacht auf isolierte Läsion des M. tarsalis superior

Register